U0229335

CLINICAL HANDBOOK
OF NEUROMEDICINE
北 京 天 坛 医 院
神经医学临床工作手册

# 周围神经与肌肉疾病

**总 主 编** 赵继宗 王拥军

**主 编** 张在强 刘 松 王新高

**编 委**（以姓氏汉语拼音为序）
　　　　 陈 彬 神经病学中心 神经肌肉病科
　　　　 翦 凡 神经病学中心 神经肌肉病科
　　　　 李德志 神经外科学中心 周围神经外科
　　　　 刘 松 神经外科学中心 周围神经外科
　　　　 罗 芳 疼痛科
　　　　 牛松涛 神经病学中心 神经肌肉病科
　　　　 潘 华 神经病学中心 神经肌肉病科
　　　　 王新高 神经病学中心 神经肌肉病科
　　　　 杨岸超 神经外科学中心 功能神经外科
　　　　 张 亢 神经病学中心 神经肌肉病科
　　　　 张在强 神经病学中心 神经肌肉病科

**编委单位** 首都医科大学附属北京天坛医院

人民卫生出版社
·北京·

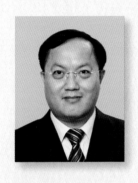

张在强 医学博士，主任医师，教授，博士研究生导师，首都医科大学附属北京天坛医院神经病学中心神经肌肉病科主任，国家神经系统疾病临床医学中心罕见病中心主任。兼任中华医学会神经病学分会神经肌肉疾病学组副组长，中华医学会神经病学分会神经病理学组委员，北京神经科学学会周围神经与相关疾病专业委员会副主任委员，北京医学会罕见病分会委员，中国罕见病联盟神经系统罕见病专业委员会常务委员，中国临床案例成果数据库学术委员会罕见病专业学组委员，中华志愿者协会医疗专家志愿组委员会副主任委员。

主要工作领域包括周围神经疾病、肌肉疾病、遗传代谢疾病、脑白质病、神经系统罕见病的诊断和治疗。带领的亚专科在神经肌肉疾病、神经系统疑难罕见疾病的诊断和治疗方面具有较高水平，获得良好的同行和社会认知度。

参与完成国家重点研究发展计划课题 2 项，主持完成北京市重大研究项目 1 项，主持完成省部级课题 3 项，完成北京市自然科学基金课题 1 项。目前在研国家自然科学基金 1 项。以第一作者或通信作者在 *Brain*、*Neurology* 等期刊发表 SCI 论文 40 余篇，核心期刊论文 60 余篇。获得北京市科学技术进步奖三等奖 1 项。

刘　松　医学博士，主任医师，教授，博士研究
生导师，北京市神经外科研究所研究员，首都医科大
学附属北京天坛医院周围神经外科病区主任，法国国
家健康与医学研究院研究员。1986 年毕业于中国人民
解放军第二军医大学医疗专业，1992 年起留学法国，
1994 年获得法国鲁昂大学医学院显微外科专业文凭，
1998 年获得鲁昂大学医学科学博士学位。博士毕业后
长期在法国国家健康与医学研究院及法国巴黎南大学
医学中心神经外科从事脊髓及周围神经外科疾病的临
床治疗及研究工作。

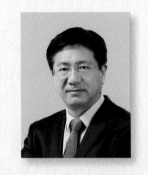

　　主要工作领域为周围神经和脊髓损伤的修复治疗。
擅长神经外科显微手术修复治疗各种原因引起的完全
性或不完全性面瘫（早期、晚期）；其他各种周围神经
（躯干及四肢）损伤及神经卡压综合征；各种周围神经
肿瘤（神经鞘瘤、神经纤维瘤）；各种原因引起的脊髓
损伤（肢体感觉、运动功能障碍等）。

　　2010 年入选北京市"海聚工程"人才，被聘为北
京市特聘专家。在国际相关领域发表 SCI 论文 40 篇；
曾获得国家自然科学基金国际合作研究基金、国家自
然科学基金专项研究基金、国家自然科学基金面上项
目基金及北京市自然科学基金面上项目基金。

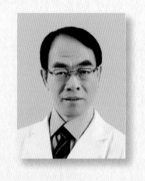

**王新高**　医学博士，首都医科大学附属北京天坛医院主任医师，副教授，硕士研究生导师。兼任中国卒中学会免疫分会委员，北京中西医结合学会神经内科专业委员会常务委员，北京脑血管病防治协会卒中与营养专业委员会常务委员，北京神经内科学会神经精神医学与临床心理分会常务委员。

主要工作领域为周围神经疾病、肌肉疾病、线粒体病和神经病理性疼痛等。

主持完成北京中医药管理局课题 2 项，目前在研国家重点研发计划"老年人多病共患临床大数据与生物样本库综合管理共享平台建设"（2020YFC200480）项目。以第一作者在 *CNS Neuroscience & Therapeutics*、*Frontier Neurology* 等期刊发表 SCI 及核心期刊论文 30 余篇。主编《神经内科医嘱速查手册》，副主编《急诊神经病学》和《北京天坛医院神经内科疑难病例》等。

# 丛书序言

　　2023 年 5 月，国家卫生健康委、国家中医药管理局联合印发《改善就医感受提升患者体验主题活动方案（2023—2025 年）》，要求进一步解决人民群众看病就医的急难愁盼问题，改善全过程的就医感受，保障人民群众享有公立医院高质量发展成果。其中，神经医学作为诊治发生在中枢、周围和植物神经系统，表现为感觉、运动、意识、植物神经功能障碍等疾病的学科，其诊疗模式与诊疗技术都得到了迅猛的发展，与人民群众的健康息息相关。神经医学相关临床科室主要包括神经内科和神经外科，主要诊治涉及神经系统（脑、脊髓和周围神经）及其附属机构（颅骨、脑膜、脑血管等）的损伤、炎症、肿瘤、畸形和某些功能紊乱疾患（如神经痛、癫痫等）的各类疾病，以及研究与病因、病理、症状、诊断与防治相关的各项理论和技术。

　　首都医科大学附属北京天坛医院是一所以神经外科为先导，以神经科学集群为特色，集医、教、研、防为一体的三级甲等综合医院，是亚洲神经外科临床、科研、教学基地，设立国家神经系统疾病临床医学研究中心等机构，是中国临床神经医学的引领者。在以患者为中心的服务理念的指导下，北京天坛医院打破原有的同一神经疾病分别在神经内科和神经外科诊治的状况，建立以神经系统疾病为中心的联合诊疗模式，整体提升医疗服务的舒适化、智慧化、数字化水平。

　　为了积极响应国家政策的导向、满足人民群众就医的需求和顺应神经医学的发展，北京天坛医院充分发挥在神经疾病联合诊疗领域的丰富经验以及居国内领先地位的各项诊疗技术水平的优势，举全院之力，组织神经内、外科一线专家联合撰写《北京天坛医院神经医学临床工作手册》系列丛书，以期充分体现目前国际推行的疾病新诊疗理念，展示北京天坛医院对神经系统疾病真实的诊治流程及诊治水平。

　　本系列丛书作为一套神经科的工具书，内容突出实用，撰写框架符合临床诊疗流程及习惯，贴近临床、实用性强，对临床实践的诊疗指导性强，相信对我国的神经内、外科临床医师全面掌握各种神经系统疾病的临床表现、诊断方法，以及治疗措施大有裨益。同时，希望本系列丛书能够对推进建立神经系统疾病为中心的联合诊疗模式发挥作用，改进诊疗流程，减少不必要的多次门诊就诊，提升患者门诊就诊的体验。

中国科学院　院士

国家神经系统疾病临床医学研究中心　主任

2023 年 9 月

# 丛书总前言

　　近年来，随着医学研究的进步与临床实践工作的发展，传统依靠单一学科的诊疗方式已无法满足许多疾病的临床需求，打破原有的同一疾病内外科分别治疗的现状，针对一个系统疾病，相关内外科（包括介入等）共同协作治疗的联合诊疗模式已越来越成为一种医疗趋势。神经系统疾病亦是如此，如脑血管病、癫痫、帕金森病等都越来越需要神经内外科的综合协作诊疗，发挥各自的优势，协同互补。因此，能够体现"联合诊疗"这一理念的神经医学临床工作手册具有重要的指导价值。

　　首都医科大学附属北京天坛医院的神经医学临床工作在国内一直稳居领先地位。神经外科学中心是国内规模最大、亚专科最齐全的神经外科临床诊疗、教学和科学研究中心，涵盖所有神经外科亚专科，包含脑血管病（开放及介入手术）、儿童神经外科、颅脑创伤、脊髓脊柱、颅内肿瘤、颅底脑干、颅内外沟通肿瘤、功能神经外科、神经内镜、周围神经外科、意识障碍等。神经病学中心是全国规模最大、学科建设最为齐全的神经内科学科之一，包括血管神经病学科、神经重症医学科、介入神经病学科、运动障碍性疾病科、认知障碍性疾病科、神经感染与免疫疾病科、神经肌肉病学科、癫痫科、头痛科九个亚专科。在神经系统疾病的联合诊疗领域，北京天坛医院具有丰富且处于国内领先水平的临床经验和工作基础。

　　在此背景下，我们组织了北京天坛医院神经内外科等专业的专家联合撰写了《北京天坛医院神经医学临床工作手册》丛书，希望能够突出北京天坛医院特色、反映北京天坛医院对神经系统疾病真实的诊治流程及诊治水平。本套丛书内容紧扣目前国际推行的疾病新诊疗理念撰写框架，同时注意符合临床诊疗流程及习惯，突出实用性，旨在对临床医生提供真正的帮助。本套丛书计划分为以下 12 个分册：脑血管病、脑肿瘤、运动障碍疾病、癫痫疾病、神经系统感染和自身免疫性疾病、脊髓脊柱疾病、周围神经与肌肉疾病、颅脑创伤、认知障碍性疾病、小儿神经系统疾病、头痛头晕和神经心理性疾病、神经心脏疾病，陆续出版。

希望本套丛书对全国从事神经医学相关临床工作的同道起到良好的参考指导作用，推动神经医学诊疗工作的进步。

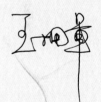

首都医科大学附属北京天坛医院　院长

2023 年 9 月 20 日

# 前　言

周围神经与肌肉疾病所涉病种众多，且多为神经系统罕见病，诊断与治疗均有一定难度，本分册选取了其中较为常见的疾病，邀请神经肌肉病科、周围神经外科和疼痛科的专家共同编写，着重介绍诊治方面的新进展和经验体会，体现了北京天坛医院在处理该类疾病的水平和高度。

由于周围神经病的病因过于复杂，表现形式也多种多样，很多医生接触此类疾病时经常发生诊治偏差，故本手册特增设"周围神经病的临床诊断思路"一章，以帮助医生理清思路，简化临床诊断过程，从而得出合理的临床诊断。

针对适宜神经外科治疗的疾病，如面肌痉挛、三叉神经痛、面神经瘫痪、卡压性周围神经病和周围神经肿瘤等，本手册详细介绍了手术方案及操作路径以及术后管理等内容，适合从事这方面工作的临床医师参考。

周围神经与肌肉疾病中很多是遗传性疾病，目前无有效治疗措施，这给患者及其家庭都带来极大的困惑。对于此类患者，遗传咨询显得尤为重要，特别是对于生育期患者，采取必要的预防措施，减少遗传病患儿的出生，对于提高人群的遗传素质和人口质量具有重要意义，基于此，本手册部分章节特增设"遗传咨询"方面的内容。

尽管我们做了最大的努力，限于编者水平，仍难免有不足之处，恳请各位同仁、读者不吝指正！

张左强　刘松　王嘉高

2023 年 9 月

# 目 录

1　　第 一 章　周围神经病的临床诊断思路

19　　第 二 章　吉兰 - 巴雷综合征

39　　第 三 章　慢性炎性脱髓鞘性多发性神经根神经病

51　　第 四 章　运动神经元病

69　　第 五 章　腓骨肌萎缩症

79　　第 六 章　糖尿病性周围神经病

91　　第 七 章　脊髓亚急性联合变性

97　　第 八 章　特发性炎性肌病

109　　第 九 章　肌营养不良

119　　第 十 章　线粒体肌病及线粒体脑肌病

133　　第十一章　原发性周期性瘫痪

151　　第十二章　面神经麻痹

169　　第十三章　面肌痉挛

181　　第十四章　三叉神经痛和舌咽神经痛

第一节 ｜ 三叉神经痛 ／ 182
第二节 ｜ 舌咽神经痛 ／ 192

199　　第十五章　卡压性周围神经病

第一节 ｜ 腕管综合征 ／ 200
第二节 ｜ 肘管综合征 ／ 204
第三节 ｜ 胸廓出口综合征 ／ 209
第四节 ｜ 腓总神经卡压综合征 ／ 211

第五节 | 梨状肌综合征 / 213

第六节 | 踝管综合征 / 216

221　第十六章　神经病理性疼痛

237　第十七章　遗传性痉挛性截瘫

249　第十八章　周围神经肿瘤

第一节 | 概论 / 250

第二节 | 神经鞘瘤 / 263

第三节 | 神经纤维瘤 / 269

第四节 | 恶性周围神经鞘膜肿瘤 / 276

第五节 | 1 型神经纤维瘤病 / 282

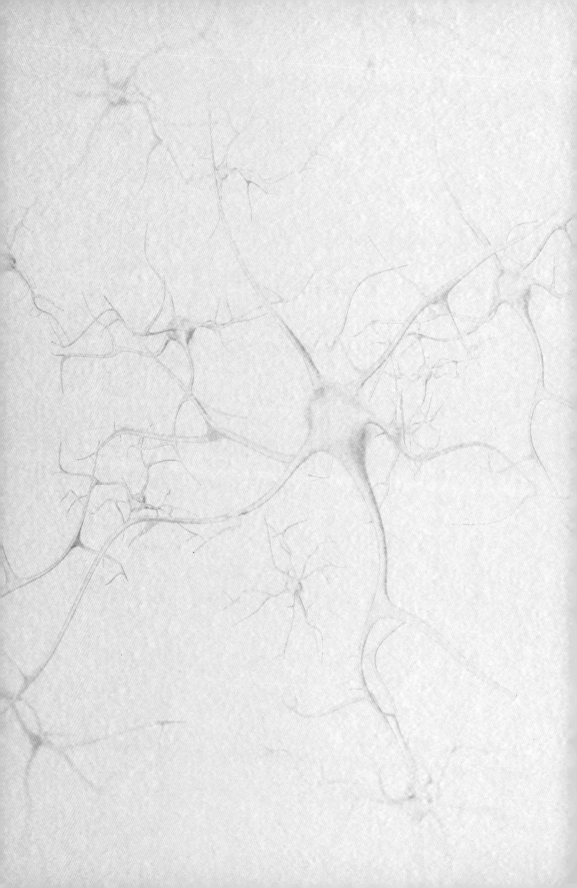

## 第一章

周围神经病的临床诊断思路

1

周围神经病是一类病因复杂、表现形式多样的临床疾病群，具有如下临床特征：①可仅有周围神经病变，但多为系统性疾病的表现之一；②累及的神经结构部位不同，临床表现存在显著的差异；③各种病变部位和 / 或形式，均存在一定的临床疾病谱；④检查技术的可及性。

周围神经包括脑神经与脊神经。每个神经元都包含神经细胞胞体及其突起（树突和轴突）两部分。运动神经元的胞体位于脑干运动神经核和脊髓灰质的前角，感觉神经元的胞体位于脑神经的感觉神经节及脊神经后根神经节，自主神经元的胞体在自主神经节。这些神经元的突起组成周围神经纤维。运动神经纤维终止于运动终板，与肌纤维连接。感觉神经的纤维始于各终末感受器。周围神经系统由神经元、神经根、神经丛、神经干、运动终板或感觉感受器组成。神经纤维由轴索及其鞘状被膜（施万细胞膜）构成，从功能上分为运动、感觉和自主神经纤维；显微结构上分为有髓神经纤维和无髓神经纤维；按照直径大小和神经传导速度可分为大纤维（包括运动、本体感觉和振动觉纤维，属于 Aα 和 Aβ 纤维）和小纤维（痛觉、温度觉、自主神经纤维，属于 Aδ 和 C 类纤维）。神经冲动的传导在无髓鞘纤维是沿着神经纤维连续依次前进，而在有髓鞘纤维内是由一个郎飞结到另一个郎飞结跳跃式前进的，通常神经纤维的直径越大，髓鞘越厚，传导速度越快。周围神经的病理变化可分为四种类型：①沃勒变性；②轴索变性；③节段性脱髓鞘；④神经元变性。

周围神经疾病的临床诊断可通过以下 8 个步骤，全面分析其结构与功能特征，结合疾病谱的规律和各种疾病的临床特点，从而简化临床诊断过程，得出合理的临床诊断。

## 一、判断临床综合征是否符合周围神经病

### （一）符合周围神经病的临床特征

1. 感觉障碍　刺激症状可有感觉异常、感觉过度、疼痛等。感觉异常可发生于各种感觉性或感觉运动性神经病。神经病理性疼痛是由于感觉神经

系统通路的病变和疾病所导致的异常感受和体验，常发生于小纤维或大小纤维受累的神经病，可为针刺样、烧灼样、刀割样和电击样疼痛，疼痛区域符合神经分布。感觉过度可见于部分性周围神经损伤或其恢复过程中。单神经病可有局部疼痛和压痛，有的可有放射痛。缺损性症状有感觉减退或丧失。痛觉或温度觉的早期丧失提示小纤维受损，大的有髓鞘纤维受损则出现深感觉丧失和感觉性共济失调。

2. 运动障碍　刺激性症状可有肌肉颤搐、肌束颤动、痉挛、肌肉痛性痉挛等。肌束颤动可见于正常人，伴有肌肉萎缩时则为异常，多见于运动神经元病，但任何下运动神经元疾病都可发生，特别是神经根受压时。痉挛可能为神经干的刺激性症状，多见于面神经。缺损性症状有肌力减退或丧失。此外，轴突变性或神经断伤后，由于肌肉失去神经的营养作用而肌肉萎缩。临床上数周内出现肌肉萎缩而进行性加重，如能在 12 个月内建立神经再支配，则有完全恢复的可能；否则恢复不完全。脱髓鞘性神经病虽有肌肉瘫痪，但一般无轴突变性，肌肉萎缩不明显。

3. 自主神经障碍　刺激症状可有多汗、高血压。缺损性症状有皮肤少汗或无汗、直立性低血压、心动过缓、腹泻或便秘，甚至肠梗阻、阳痿、膀胱功能障碍等。

4. 反射减低或丧失　通常腱反射的减低或丧失为周围神经病的早期表现，尤以踝反射丧失为常见。

（二）需要排除其他部位病变

需要排除的病变部位，包括大脑、脑干、脊髓、前角细胞、神经肌肉接头、肌肉。

1. 病变在大脑（大脑皮质、皮质下、内囊）的临床特征　运动障碍表现为单肢或偏侧肢体瘫痪，上运动神经元损害的体征，感觉障碍表现为单肢或偏侧传导束型感觉缺损。

2. 病变在脑干的临床特征　表现为交叉性运动、感觉障碍，即病变节段同侧运动神经核团（如面神经核）和感觉核团（如三叉神经脊束核和脊束）损害，病变对侧肢体锥体束和脊髓丘脑束、内侧丘系损害的临床表现。

3. 病变在脊髓的临床特征　典型临床表现为病变水平前角细胞、神经根性损害，病变水平以下上运动神经元性瘫痪、传导束型感觉障碍和自主神经功能障碍。临床上能够进行横向和纵向定位诊断。

4. 病变在前角细胞的临床特征　临床表现为肌肉萎缩、肌束震颤、肌无力，腱反射减低或消失，不能引出病理征，针极肌电图发现失神经电位（自发电位和运动单位电位异常），募集电位数量减少。

5. 病变在神经肌肉接头的临床特征　表现为运动不耐受、病态疲劳，无感觉障碍，重复神经电刺激检查发现低频复合肌肉动作电位波幅递减。

6. 病变在肌肉的临床特征　大部分表现为近端肌肉萎缩、肌无力，无感觉障碍，腱反射降低，无病理征，肌酶谱水平升高，肌电图显示肌源性损害（运动单位电位分析：时限缩短、波幅降低；病理干扰型募集相）。

## 二、判断病变的临床解剖结构类型

### （一）明确病变部位

明确病变部位是单神经、多发性单神经、多发性神经病变，抑或神经根丛病变。

1. 单神经病　是指由于单个神经病变导致的神经系统疾病，其临床症状和体征符合相应神经所支配区域的感觉障碍和 / 或所支配肌肉的运动功能异常，可伴有自主神经症状。根据在神经干上受累部位的不同，临床表现有所差异。单神经病的病因以外伤、嵌压多见，也可以见于肿瘤浸润、缺血性损害，某些系统性疾病的早期表现也可以出现单神经损害。对于嵌压性周围神经病，病史中应注意追问职业史；并应注意寻找有无潜在的易感因素，如糖尿病、甲状腺功能异常、结缔组织病、淀粉样变性等。

2. 多发性单神经病　是一组以不相邻的两根以上神经受累为主要表现的周围神经疾病，临床表现不对称，发病时间可不一致，主要表现为受累神经支配区域的感觉障碍和 / 或相应肌肉的运动障碍。其病因多样，如表 1-1。

表 1-1　多发性单神经病的常见病因

**1. 血管炎**

　　1）结缔组织病，如系统性红斑狼疮、类风湿关节炎等

　　2）坏死性血管炎，如结节性多动脉炎、显微镜下血管炎等

　　3）周围神经局限性血管炎

　　4）糖尿病神经根神经丛病（微血管炎）

　　5）结节病

**2. 感染性疾病**

　　1）麻风病

　　2）获得性免疫缺陷综合征（AIDS）

　　3）莱姆病

**3. 免疫介导性疾病**

　　1）多灶性运动神经病伴有传导阻滞

　　2）多灶性获得性脱髓鞘性运动感觉神经病（Lewis-Sumner 综合征）

**4. 遗传性疾病**

　　1）遗传性压迫易感性神经病

　　2）丹吉尔病（Tangier disease）

**5. 肿瘤**

　　1）神经纤维瘤病

　　2）血管内淋巴瘤病

　　3）神经白血病

　　4）多发性骨髓瘤

**6. 多灶性神经根神经丛分布疾病**

　　1）免疫介导臂丛神经病（神经痛性肌萎缩）

　　2）腰骶神经根丛病

　　3）带状疱疹

　　4）缺血性单肢神经病

　　3. 多发性神经病　由于多神经受累，临床多表现为较为对称的运动、感觉和自主神经功能障碍。通常远端症状重于近端，急性吉兰 - 巴雷综合征也可表现为近端症状重于远端。感觉障碍多呈手袜套样。因病理改变不同，临床疾病谱存在较大差异。

5

4. 神经根病  可以为单个神经根或多神经根病变，常常有根性神经痛，运动感觉损害区域符合对应神经根支配的肌节和皮节范围。疼痛症状较肌无力症状更为常见，根性分布的感觉缺损和对应的腱反射降低均支持诊断。神经根损害的频率为：1/3 为颈部神经根，其中 $C_7$ 约 70%、$C_6$ 约 20%、$C_8$ 约 10%；2/3 为腰骶神经根，其中 $L_4$~$L_5$ 约 40%、$S_1$ 约 40%，其他神经根约 20%。MRI 显示椎间盘和脊柱退行性病变较为常见，但罕为局部神经根病的原因，除非病变程度非常显著。评价神经根病需要确定疾病的病程，是缓慢还是快速进展、有无平台期或者病程中有无改善、症状持续时间，疼痛的程度和性质等。多发性神经根病常见病因见表 1-2。

表 1-2  多发性神经根病常见病因

| 免疫性 / 感染性 | 结构性 / 缺血性 / 肿瘤 |
| --- | --- |
| 莱姆病 | 椎管狭窄 |
| 带状疱疹神经根炎 | 椎间盘疝出 |
| EB 病毒感染 | 蛛网膜炎 |
| HIV 相关多神经根炎：巨细胞病毒、梅毒、结核、隐球菌感染、淋巴瘤 | 硬脊膜外脂肪瘤 |
|  | 放射损伤 |
| 结节病 | 硬脊膜动静脉瘘 |
| 糖尿病腰骶和 / 或颈部神经根神经丛病 | 脑脊膜癌病或淋巴瘤病 |
| 糖尿病胸腹神经根病 | 原发和转移性脊椎肿瘤 |
| 慢性免疫性感觉性多发神经根病 | 神经纤维瘤病 |
| 结缔组织病 |  |

5. 神经丛病  临床较为少见，表现为一个肢体的多根神经支配的感觉运动障碍，神经丛疾病谱及病因见表 1-3。臂丛外伤是最为常见的病因，伴有严重疼痛的急性臂丛神经丛病（Parsonage-Turner 综合征）的病因常常为特发性和免疫源性，而腰骶神经丛病多为糖尿病微血管炎。胸腔出口综合征（神经源性）极其少见，由于慢性压迫下臂丛，其临床特征为尺神经感觉、运动轴索性损害，以及正中神经运动纤维损害。肿瘤浸润导致的神经丛病表现为慢性进行性病程，可有疼痛，但临床上也有许多病例没有疼痛。鉴别神

经根与神经丛病比较困难，神经根病临床常见，症状局限，针极肌电图单根支配的肌肉呈神经源性损害，运动神经传导速度正常，该神经根所支配肌肉的复合肌肉动作电位（CMAP）波幅可降低，感觉神经传导正常；而神经丛病出现更为弥漫的症状，神经丛所支配的肌肉呈神经源性损害，运动神经传导速度正常或减慢，该神经丛支配肌肉的 CMAP 波幅降低，源于该神经丛的感觉神经动作电位（SNAP）波幅降低。

表 1-3　神经丛病 / 神经根神经丛病疾病谱及病因

| 臂丛 | 腰骶丛 | 二者共有的病因 |
|---|---|---|
| ● 免疫性臂丛神经病（神经痛性肌萎缩）<br>● 遗传性臂丛神经病（遗传性神经痛性肌萎缩）<br>● 遗传性压迫易感性神经病（HNPP）<br>● 胸腔出口综合征<br>● 糖尿病颈神经根丛病<br>● 外伤：如胸中后部切口手术、产科麻痹、穿刺伤、背包麻痹 | ● 糖尿病腰骶神经根丛神经病<br>● 非糖尿病腰骶神经根丛神经病<br>● 腹膜后血肿<br>● 腰大肌脓肿<br>● 围手术期常见病因：产伤、臀部手术 | ● 严重闭合伤<br>● 肿瘤浸润<br>● 放射损伤<br>● 感染 / 免疫疾病（莱姆病、结节病、带状疱疹、血管炎、结缔组织病等）<br>● 中毒（如海洛因等）<br>● 淀粉样变性 |

（二）明确病变的神经损害类型

需要明确病变是以运动神经、感觉神经、自主神经损害为主（表 1-4~表 1-6），抑或是混合性（表 1-7~ 表 1-9）。

表 1-4　以运动神经受累为主的神经元和神经病

| | |
|---|---|
| 1. 运动神经元病 | 6. 骨硬化性骨髓瘤合并周围神经病 |
| 2. 多灶性运动神经病 | 7. 糖尿病腰骶神经根神经丛病 |
| 3. 急性运动轴索性神经病 | 8. 遗传性运动感觉神经病 |
| 4. 卟啉病神经病 | 9. 远端型遗传性运动神经病 |
| 5. 慢性炎性脱髓鞘性多发性神经病（CIDP） | 10. 铅、铊中毒性周围神经病 |

表 1-5  以感觉神经受累为主要表现的疾病

1. 糖尿病性周围神经病（远端感觉性多发性神经病）
2. 维生素 $B_{12}$ 或维生素 $B_1$ 缺乏性周围神经病
3. 恶性肿瘤（抗 Hu 综合征等）
4. 遗传性感觉和自主神经病
5. 原发家族性淀粉样变性
6. 尿毒症
7. 莱姆病
8. 干燥综合征
9. 麻风病

表 1-6  以自主神经受累为主要表现的疾病

| | |
|---|---|
| 1. 糖尿病性周围神经病 | 8. 长春新碱中毒 |
| 2. 淀粉样变性（家族性或获得性） | 9. 吉兰 - 巴雷综合征 |
| 3. 卟啉病 | 10. 酒精中毒 |
| 4. 副肿瘤相关神经病 | 11. 自身免疫性自主神经节病（神经节 AChR 抗体） |
| 5. 遗传性感觉自主神经病 | |
| 6. 铊、砷、汞中毒 | 12. HIV 相关自主神经病 |
| 7. 维生素 $B_1$ 缺乏 | 13. 美洲锥虫病（Chagas disease） |

表 1-7  可导致脊髓和周围神经合并损害的疾病

| | |
|---|---|
| 1. 维生素和矿物质缺乏 | 4. 感染疾病 |
| 　1）维生素 $B_{12}$、叶酸缺乏 | 　1）人类嗜 T 淋巴细胞病毒 -1（HTLV-1）感染 |
| 　2）维生素 E 缺乏 | |
| 　3）多种维生素缺乏 | 　2）人类免疫缺陷病毒（HIV）感染 |
| 　4）铜缺乏 | 5. 遗传性疾病 |
| 2. 中毒 | 　1）肾上腺脊髓神经病 |
| 　1）一氧化氮中毒 | 　2）遗传性痉挛截瘫 |
| 　2）氰化物中毒 | 　3）腓骨肌萎缩症 2A（CMT2A） |
| 　3）有机磷杀虫剂中毒 | 　4）腓骨肌萎缩症 2H（CMT2H） |
| 3. 免疫性疾病 | 　5）腓骨肌萎缩症 2D/ 远端遗传性运动神经病 5（CMT2D/dHMN5） |
| 　1）结缔组织病 | |
| 　2）结节病 | 　6）脊髓小脑共济失调（SCA）亚型 |

表 1-8　可导致周围神经和肌肉联合损害的疾病

| | |
|---|---|
| 1. 尿毒症 | 10. 线粒体疾病 |
| 2. 结节病 | 11. 包涵体肌病 |
| 3. 淀粉样变性 | 12. 成人多聚糖体病 |
| 4. 结缔组织病 | 13. 中毒 |
| 5. 肢端肥大症 | 　1）氯喹中毒 |
| 6. HIV 感染 | 　2）胺碘酮中毒 |
| 7. HTLV-1 感染 | 　3）酒精中毒 |
| 8. 莱姆病 | 　4）长春新碱中毒 |
| 9. 危重症相关多发性神经病和肌病 | |

表 1-9　可导致多发性周围神经病合并视神经病的疾病

| | |
|---|---|
| 1. 维生素 $B_{12}$ 缺乏 | 6. 木薯中毒 |
| 2. 铜缺乏 | 7. 遗传性疾病 |
| 3. 维生素 $B_1$ 缺乏 | 　1）腓骨肌萎缩症 2A（CMT2A） |
| 4. 烟草中毒性弱视 | 　2）遗传性 Leber 视神经病 |
| 5. 中毒 | |
| 　胺碘酮、异烟肼、青霉胺、长春新碱中毒 | |

（三）常用辅助检查

客观检查手段能够帮助确定神经解剖结构的损害。辅助检查包括神经传导检测和肌电图、感觉定量试验、自主神经定量试验、放射学及影像学检查等，这些检查能够帮助确定具体损伤的神经结构部位。

神经传导检测和肌电图能够帮助解剖定位于神经元、根、丛、各种神经干，以及神经肌肉接头和肌肉，但神经传导检查不能发现小纤维神经病变。感觉定量检测可以用于发现或判定感觉缺失及感觉障碍种类，鉴别受损纤维的类型，可发现临床下感觉异常。对下肢远端疼痛和神经科查体有轻微发现但神经传导检查正常者，通过测量温度阈值（如冷探测、热探测和热痛检查），可为诊断小纤维神经病提供重要的信息。通过定量自主神经轴索反射试验（QSART）、皮肤交感反应（SSR）、深呼吸的心率变异测定等技术，评价病变累及的交感和副交感神经纤维，可协助确定病变部位（节前或节后）。

神经影像学技术可用于脊髓、神经根、神经节、神经干病变部位的鉴别，以及评估病灶的范围。对嵌压性神经病，神经超声技术可发现嵌压部位上段神经增粗、嵌压处结构改变。

### 三、判断神经纤维的病理变化过程

周围神经病主要包括两种病理过程：脱髓鞘和轴索变性，二者可单独存在，也可合并存在。确定病理改变过程对周围神经病的诊断、治疗和预后判断非常重要，可通过临床表现、电生理检查（表 1-10 和表 1-11）和病理学方法加以区别，从而缩小疾病病因的搜索范围（表 1-12 和表 1-13）。

表 1-10　脱髓鞘性神经病的电生理判断标准

1. 至少两根神经，神经传导速度减慢，小于正常下限的 70%
2. 至少两根神经，远端潜伏期延长，大于正常上限的 150%
3. 至少两根神经，F 波消失或潜伏期延长超过正常上限的 150%（至少 10 次测试）
4. 至少一根神经存在传导阻滞，表现为：近端与远端动作电位峰峰波幅比较，下降超过 20%

表 1-11　轴索性神经病的电生理判断标准

1. 至少两根神经，运动神经复合肌肉动作电位或感觉神经动作电位波幅降低或波形消失
2. 所有神经的传导速度在正常下限的 70% 以上
3. 远端潜伏期正常或轻度延长，与传导速度改变成比例
4. F 波潜伏期正常或轻度延长（不超过正常上限的 120%）
5. 无神经传导阻滞证据
6. 针极肌电图　远端肌肉可见自发电位（纤颤电位、正锐波或复杂性重复放电），或运动单位电位呈神经源性改变（时限增宽、波幅升高）伴有募集减少

表 1-12 脱髓鞘性神经病的常见病因

| | |
|---|---|
| **1. 免疫介导性神经病**<br>急性炎性脱髓鞘神经根神经病（AIDP）<br>慢性炎性脱髓鞘神经根神经病（CIDP）<br>多灶性运动神经病伴传导阻滞<br>副蛋白血症相关神经神经病<br>HIV 感染相关的炎性神经病<br>移植物抗宿主病<br>**2. 遗传性神经病**<br>腓骨肌萎缩症 1 型（CMT1）<br>腓骨肌萎缩症 4 型和 X 型（CMT4，CMTX）<br>异染性白质营养不良<br>球形细胞脑白质营养不良（Krabbe 病）<br>肾上腺脑白质营养不良<br>线粒体疾病（MNGIE 等） | **3. 代谢性神经病**<br>糖尿病性周围神经病<br>尿毒症周围神经病<br>**4. 中毒性神经病**<br>胺碘酮中毒<br>马来酸哌克昔林中毒<br>六碳化合物中毒<br>**5. 感染**<br>白喉<br>**6. 恶性肿瘤**<br>一些与淋巴瘤、癌症有关的急性、亚急性神经病 |

表 1-13 慢性轴索性神经病常见病因

| | |
|---|---|
| **1. 药物或毒素**<br>酒精<br>化疗制剂：长春新碱、顺铂<br>有机磷中毒<br>苯妥英<br>抗生素：甲硝唑、氨苯砜<br>他汀类<br>**2. 感染**<br>麻风病<br>莱姆病<br>获得性免疫缺陷综合征（AIDS）<br>人类嗜 T 淋巴细胞病毒 -1（HTLV-1）感染<br>**3. 血管病**<br>干燥综合征、系统性红斑狼疮<br>类风湿关节炎<br>移植物抗宿主病<br>免疫性肠病<br>大动脉粥样硬化血管病 | **4. 代谢**<br>糖尿病<br>肝肾功能不全<br>**5. 副肿瘤综合征**<br>肺、卵巢癌<br>**6. 营养障碍**<br>维生素 $B_{12}$ 缺乏<br>维生素 E 缺乏<br>铜代谢障碍<br>**7. 内分泌疾病**<br>甲状腺功能减退<br>肢端肥大症<br>**8. 副蛋白血症**<br>多发性骨髓瘤<br>华氏巨球蛋白血症<br>意义未定的单克隆丙种球蛋白病<br>**9. 遗传性疾病**<br>腓骨肌萎缩症 2 型和 X 型<br>家族性淀粉样神经病 |

神经活检进行神经病理学检查可观察到节段性脱髓鞘（撕单神经纤维）和轴索变性（急性损害为大量髓球形成，慢性损害表现为神经纤维丢失）。由于神经病变常呈节段性或者呈灶性分布，故神经活检信息量有限；需注意的是，神经活检是有创性诊断工具，且主要针对感觉神经，会造成永久性局部功能缺损（如感觉缺失），应该严格掌握适应证。

## 四、分析起病方式及病程

判别病程的标准是指达到疾病高峰的时间。根据起病方式和病程演变可将周围神经病分为突然起病（数小时至 1~2 日内）、急性（数日至 1 个月以内）、亚急性（1~2 个月）、慢性（2 个月以上乃至数年）、复发性（急性或亚急性起病后多次复发）和隐袭性。突然起病的单神经病往往伴有疼痛，其病因通常为缺血（如结节性多动脉炎、类风湿关节炎、糖尿病）、神经压迫或外伤。急性起病可见于中毒（如铊中毒、有机化合物中毒）、免疫相关的疾病（如吉兰 - 巴雷综合征）、某些代谢性（如血卟啉症、糖尿病、尿毒症）神经病。亚急性者常由于持续接触某种毒物、营养缺乏、代谢异常以及恶性肿瘤所致的转移性损害等。慢性者起病隐袭而在数年内呈进行性，为遗传性神经病或慢性炎性脱髓鞘性多发性神经根神经病的特点。反复复发 - 缓解病程可见于慢性炎性脱髓鞘性多发性神经病、遗传性压迫易感性神经病。周围神经病的病程反映其病理学性质，病程短、恢复快且完全的，提示脱髓鞘或者神经传导阻滞，随着髓鞘再生而迅速恢复；亚急性病程大多为轴突变性，如病因是可逆性的，恢复需依靠轴突再生，故缓慢且常不完全。

## 五、判断病因是遗传性还是获得性

隐袭性起病、持续数年缓慢进展的疾病过程，常常提示遗传性疾病。由于疾病进展所致功能损害的隐袭性，或者家族成员之间临床特征和功能损害程度的不一致，患者或家属未能较早地发现明显的遗传性缺陷。一些骨骼及皮肤的异常如高足弓、脊柱后凸侧弯、马蹄内翻足、先天性髋关节错位、器官的血管角化瘤、舌尖部的结节（见于多发性内分泌瘤）提示某些特定的遗传性疾病。询问家族史应该具体到每个家族成员是否存在骨骼皮肤的异常、运动感觉功能障碍、姿势步态、发病年龄。绘制家系遗传谱对明确遗传方式和规律，判断是否为遗传疾病非常重要。

周围神经病可以是遗传性神经病的唯一和主要疾病表现，此类疾病主要包括：腓骨肌萎缩症（CMT）、遗传性压迫易感性神经病（HNPP）、遗传性感觉自主神经病/遗传性感觉神经病（HSAN/HSN）、远端型遗传性运动神经病（dHMN）、遗传性痛性肌萎缩症（HNA）。

周围神经病也可是遗传性疾病多系统损害的一部分，此类疾病如家族性淀粉样多发性神经病、脂代谢紊乱相关疾病、卟啉病、线粒体疾病相关神经病和遗传性共济失调合并神经病等。

目前依据上肢运动神经（正中神经）传导速度的不同，总体上将CMT分为脱髓鞘性和轴索性神经病：①MCV低于38m/s为脱髓鞘性，统称为CMT1型；②MCV高于38m/s，CMAP降低，为轴索性，称为CMT2型；③MCV在25~45m/s，为中间型CMT。

腓骨肌萎缩症由于髓鞘形成、神经元轴索功能损害和修复机制缺陷的长期性和普遍性，电生理改变比较弥漫而且一致，如CMT1A的MCV普遍低于38m/s，在非嵌压部位一般不出现神经传导阻滞。慢性免疫介导性神经病由于病理改变为节段性脱髓鞘，神经传导速度在不同神经之间可存在差异，而且可能存在神经传导阻滞电生理改变。

## 六、寻找现存或已愈的伴发性疾病

除了一些选择性累及周围神经的疾病外（如急性吉兰-巴雷综合征），大多数周围神经病是由于系统性疾病所致。因此除了周围神经损害的临床表现外，应该还存在其他系统或脏器损害的证据。在询问病史、临床查体和辅助检查中，应该寻找下列疾病的临床证据：①内分泌疾病，如1型糖尿病和2型糖尿病、甲状腺功能减退、肢端肥大症等；②营养不良（如饥饿和酗酒）和特定的维生素 $B_1$、维生素 $B_6$、维生素 $B_{12}$ 缺乏或维生素 $B_6$ 过量，肝脏疾病及胃肠道疾病（如吸收不良）；③坏死性血管炎及结缔组织病；④感染性疾病，如麻风、单纯疱疹或带状疱疹、莱姆病、梅毒及 HIV 感染等；⑤一些血液系统疾病，如原发性真性红细胞增多症、原发性血小板增多症、白血病等；⑥肿瘤，如小细胞肺癌、骨髓瘤、淋巴瘤；⑦肾上腺脑白质营养不良、Krabbe 病、Fabry 病等。

### 七、神经活检与病理学诊断

目前应用于周围神经病临床诊断的组织活检途径包括：感觉神经活检（腓肠神经），神经肌肉联合活检（腓浅神经、腓短肌），运动神经活检（股薄肌神经，极少应用），皮肤小神经纤维活检（皮肤活检）。

1. 病理学技术　包括：

（1）冷冻切片或石蜡切片常规染色：包括苏木精 - 伊红染色、Masson 或 GMT 染色、刚果红染色、抗酸染色等，镜下可观察神经膜（外膜、束膜和内膜）、间质（结缔组织、血管）、神经纤维数量、沉积物（如淀粉样物质沉积）和病原体（如麻风杆菌）。

（2）免疫组化染色：观察炎症细胞［CD 分子、白细胞共同抗原（LCA）和主要组织相容性复合物（MHC）等］、平滑肌细胞（抗 actin 抗体）、内皮细胞（CD34）、神经轴索（神经丝蛋白）、神经髓鞘（GM1、GD1a 等）、异常沉积物（抗髓鞘相关糖蛋白、转甲状腺素蛋白等）。

（3）塑料包埋半薄切片：苯胺蓝染色可将神经纤维分为大直径有髓鞘纤维、小直径有髓鞘纤维和无髓鞘神经纤维，能够观察急慢性神经脱髓鞘、急慢性轴索变性、神经纤维再生、物质沉积等。

（4）电镜可观察：①超微细胞器结构，如溶酶体、线粒体和过氧化物体，用于诊断线粒体相关性周围神经病、Fabry 病、异染性白质脑病、肾上腺脑白质营养不良症、Tangier 病等；②神经髓鞘的超微结构改变，如出现髓鞘板层增宽（副蛋白相关神经病）、腊肠样髓鞘（遗传性压迫易感性神经病）、髓鞘脱失和再生（葱球样改变）；③神经轴索超微结构改变，如巨型轴索（巨轴索神经病）、轴索变性（可见髓球形成）；④沉积物结构，如淀粉样变性；⑤病原体结构，如麻风杆菌、病毒颗粒；⑥撕单神经纤维技术：锇酸固定，体视显微镜下分离单根神经纤维，观察节段性脱髓鞘。

病理可确定诊断的疾病主要包括：血管炎、淀粉样变性（家族性和获得性）、肿瘤浸润、结节病、麻风病，一些遗传性疾病如 Fabry 病、巨轴索神经病等。

2. 皮肤活检技术　皮肤活检采用统一的取材部位，组织经 PGP9.5 免疫组化后，DAB 显色，显示皮下小神经纤维结构、数量或密度；也可使用共聚焦显微镜技术，显示皮下神经纤维、血管、汗腺等结构，从而观察皮下各种感觉感受器、神经纤维的密度和形态，以及与邻近结构的关系。皮肤活检病理学是诊断小纤维神经病的金标准。

## 八、基因诊断

基因诊断必须以临床诊断为前提，临床表型与基因型之间合理的关联是得出正确诊断的可靠保障。目前应用于疾病诊断的分子生物学技术包括：靶向一代测序技术（targeted Sanger sequencing）、二代基因测序技术（next generation sequencing，NGS）或疾病组靶向 NGS 检测组合、全外显子组测序技术（whole exon sequencing）和全基因组测序技术（whole genome sequencing）。二代基因测序技术可将目前已知的遗传性周围神经病相关基因打包检测，可通过靶向一代测序技术进行家系验证。对一些具有遗传性疾病特征（家族史、临床和电生理的遗传病表型、其他系统表型）、目前已知基因筛查结果阴性的病例，可考虑进行使用全外显子组测序技术和全基因组测序技术。

基因检测数据的分析需要严肃谨慎，需要遗传学、基因信息学、神经病学，甚至分子生物学技术方面的知识和技能作为保障。可靠的数据分析需要以下三要素。

1. 遗传学意义分析　家系中是否存在临床表型与基因型的共分离，即具有临床表现型的家族成员出现致病基因突变，没有临床疾病特征的家族成员也没有致病基因突变。

2. 生物信息学分析　判断突变是否影响蛋白的功能，即该突变是否有害。途径包括：①检索文献、网站，检测出的突变是否是文献已经报道的致病突变；②蛋白结构预测分析，如通过 SIFT、POLYPHEN 等软件，分析基因突变部位的物种之间保守性、突变对蛋白结构和功能的影响，判断基因突变的致病性；③生物学功能验证，可通过蛋白、细胞水平，乃至转基因或基因敲出动物模型，验证基因突变的功能或生物学影响，判断基因突变的致病性。

3. 致病基因与临床表型的关联分析　①看突变的基因对应的疾病表型是否符合患者的临床表型，许多数据库汇总了基因突变所对应的临床表型，仔细询问先证者和家族成员的病史和查体，进行比对，可以排除或确认基因突变的意义；②生物学功能验证。

总之，周围神经病的诊断需要良好的解剖生理学知识，去判断神经根、丛、干，或者多神经损害，需要确定受损神经纤维类型、病理学改变，根据临床病程过程，结合相应的疾病谱规律，开列必要的辅助检查，有选择地应用病理学检查，严谨地分析基因检测数据，综合分析得出最为合理的临床诊断。

（张在强）

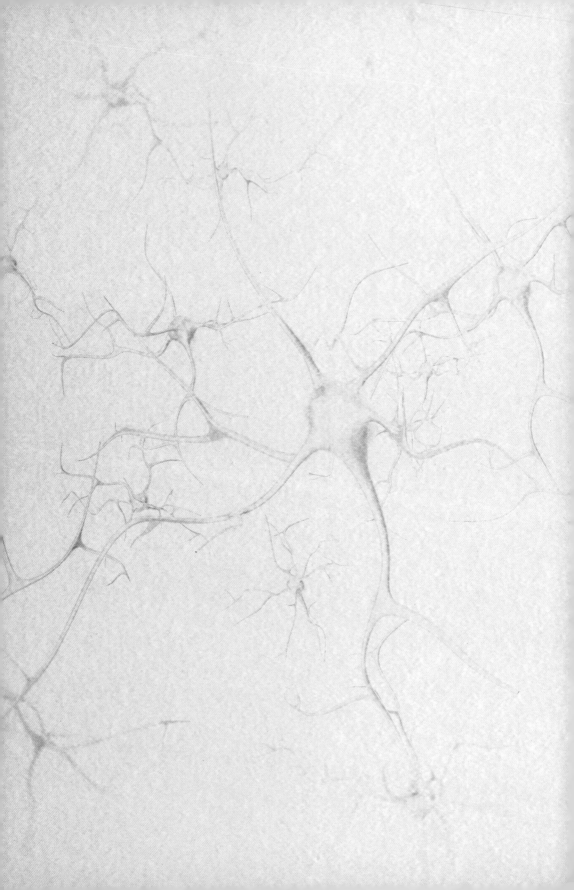

## 第二章

# 吉兰 - 巴雷综合征

## 【概述】

吉兰-巴雷综合征（Guillain-Barre syndrome，GBS），又称急性炎症性脱髓鞘性多发性神经病（acute inflammatory demyelinating polyneuropathy，AIDP），是以周围神经和神经根的脱髓鞘及小血管周围淋巴细胞及巨噬细胞的炎性反应为病理特点的自身免疫病。临床表现为迅速进展而大多数可恢复的四肢对称性弛缓性瘫痪，可累及脑神经和呼吸肌，脑脊液常有蛋白-细胞分离现象，病前常有非特异性感染或预防接种史等。

吉兰-巴雷综合征的年发病率为（0.4~2.5）/10万，男性略高于女性，各年龄组均可发病。我国以儿童和青壮年多见，有一定的地区和季节流行趋势，北方（特别是河北与河南）地区多在夏、秋季节有数年一次的流行趋势。

吉兰-巴雷综合征的病因目前还没有确切定论。研究表明，GBS患者病前多有非特异性感染史或疫苗接种史，进而引起迟发性变态反应性免疫疾病。最常见为空肠弯曲菌（campylobacter jejuni，CJ），约占30%，CJ感染潜伏期为24~72小时，最初为水样便，后变为脓血便，高峰期24~48小时，1周左右恢复，以腹泻为前驱感染的GBS患者CJ感染率可高达85%。

多数学者认为异常免疫应答直接损害周围神经系统是GBS发病机制中的一个重要特点。分子模拟（molecular mimicry）机制表明，GBS的发病是由于病原体某些组分与周围神经组分相似，导致机体免疫系统发生错误的识别，进而产生自身免疫性T细胞和自身抗体，并针对周围神经组分发生免疫应答，并可直接对周围神经和施万细胞发挥细胞毒作用，最终引起周围神经髓鞘的损伤与脱失。自身免疫性T细胞、补体和抗髓鞘抗体作用于周围神经的施万细胞和髓鞘，产生局限性、多灶性、节段性脱髓鞘变，伴有血管周围及神经内膜的淋巴细胞、单核细胞及巨噬细胞的浸润。病变主要累及周围神经系统的运动和感觉神经根、后根神经节及周围神经干，以近端，尤其是神经根和神经丛改变明显，也可累及脑神经。

## 【临床表现】

（一）吉兰 - 巴雷综合征的经典临床表现

1. 多数患者可追溯到病前 1~4 周胃肠道或呼吸道感染症状或疫苗接种史。

2. 患者急性或亚急性起病，所有类型 GBS 均为单相病程（monophase course），多于发病 4 周时肌力开始恢复，恢复中可有短暂波动，但无复发 - 缓解。

3. 运动障碍　四肢弛缓性瘫痪，可始于下肢、上肢，抑或上下肢同时发生，下肢常较早出现，可自肢体近端或远端开始，多于数日至 2 周达到高峰。四肢腱反射减低或消失，轻症患者发病第 1 周可仅有踝反射消失。

部分患者在 1~2 天内症状迅速加重，出现四肢完全性瘫痪及呼吸肌麻痹；如对称性肢体无力 10~14 天内从下肢上升到躯干、上肢或累及脑神经，亦称为 Landry 上升性麻痹。

4. 80% 的患者有感觉障碍，主观感觉异常多重于客观检查异常，也更常见。临床表现为：①主观感觉异常，如对称性肢体麻木感、烧灼、刺痛、蚁走、冷冻感等不适感，可先于瘫痪或与之同时出现；②客观感觉障碍呈对称性手套、袜样感觉减退或感觉过敏体征；③约 30% 患者主诉肌肉疼痛；④部分患者查体可见 Kernig 征和 Lasegue 征等神经根刺激性症状；⑤部分临床亚型可始终无主 / 客观感觉异常表现。

5. 30%~53% 的患者出现脑神经麻痹，亦有少数病案以脑神经麻痹为首发症状。成人以双侧周围性面瘫最常见，依次为咽喉肌群、眼外肌和舌肌麻痹；儿童以舌咽神经、迷走神经麻痹常见，展神经、动眼神经、舌下神经、副神经及三叉神经亦可受累。

6. 约 2/3 患者可有自主神经症状，常见皮肤潮红、出汗异常、手足肿胀及皮肤营养障碍等，严重者可见窦性心动过速、直立性低血压或高血压。括约肌一般不受影响，因卧位和腹肌无力，偶可发生暂时性排尿困难甚至尿潴留。

## （二）吉兰 - 巴雷综合征的临床分型

《中国吉兰 - 巴雷综合征诊治指南 2019》根据 GBS 的临床、病理及电生理表现分成以下 7 种临床类型。

1. 经典吉兰 - 巴雷综合征　即 AIDP，肌电图符合脱髓鞘型周围神经病的电生理诊断标准。

2. 急性运动轴索型神经病（AMAN）　为 GBS 纯运动型。主要特点是病情重，多有呼吸肌受累，24~48 小时内迅速出现四肢瘫，肌萎缩出现早，无感觉障碍，肌电图符合轴索型周围神经病的电生理诊断标准，病残率高，预后差。部分患者血清 / 脑脊液抗神经节苷脂 GM1、GD1a 抗体阳性，但非诊断必需条件。

3. 急性运动感觉轴索型神经病（AMSAN）　临床表现与 AMAN 相似，但感觉、运动神经纤维同时受损，肌电图亦符合轴索型周围神经病的电生理诊断标准，病情常较其更严重，预后也更差。部分患者血清 / 脑脊液抗神经节苷脂 GM1、GD1a 抗体阳性，但非诊断必需条件。

4. 米勒 - 费希尔综合征（Miller-Fisher syndrome，MFS）　属 GBS 的变异型，表现为眼外肌麻痹、感觉性共济失调和腱反射消失（ophthalmoplegia-ataxia-areflexia）三联征，病程有自限性，部分患者血清 / 脑脊液抗 GQ1b、GT1a 抗体阳性。感觉神经传导测定可正常，部分患者感觉神经动作电位波幅下降，传导速度减慢；脑神经受累者可出现面神经 CMAP 波幅下降；瞬目反射可见 R1、R2 潜伏期延长或波形消失；运动神经传导和针极肌电图一般无异常。GQ1b、GT1a 抗体阳性与电生理检查并非诊断 MFS 的必需条件。

5. 急性泛自主神经病　较少见，以自主神经受累为主。临床表现为瞳孔散大、对光反射减弱或消失、视物模糊、畏光、头晕，直立性低血压，恶心呕吐、腹泻、腹胀、便秘、直至麻痹性肠梗阻，尿潴留，阳痿，出汗少，眼干和口干等，肌力一般正常，部分患者可有远端感觉减退和腱反射消失。电生理检查不是诊断的必需条件，神经传导和针电极肌电图一般正常，但皮肤交感反应（SSR）、R-R 变异率等自主神经检查可见异常。

6. **急性感觉神经病** 很少见，以感觉神经受累为主。临床表现为广泛对称性的四肢疼痛和麻木、感觉性共济失调、四肢和躯干深浅感觉障碍。绝大多数患者腱反射减低或消失，肌力正常或有轻度无力，自主神经受累轻，病程有自限性。肌电图检查感觉神经传导可见传导速度减慢，感觉神经动作电位波幅明显下降或消失，运动神经传导测定可同时伴随脱髓鞘的表现，针电极肌电图通常正常。

7. **不能分类的 GBS** 包括咽 - 颈 - 臂丛变异型，截瘫型、多发脑神经型、复发型 GBS 等变异型。

## 【辅助检查】

### （一）脑脊液检查

1. **常规检查** 病初脑脊液蛋白含量正常，至病后第 2~3 周蛋白升高最明显，呈经典的蛋白 - 细胞分离现象，即脑脊液细胞数正常而蛋白含量增高，是本病的特征之一。

2. **致病性抗体筛查** 某些特异性抗体反映出人类周围神经中不同神经节苷脂的分布，与 GBS 亚型及神经功能缺损有关（表 2-1）。

表 2-1 GBS 的临床亚型、临床表现和相关抗体

| GBS 临床亚型 | 临床表现 | 电生理表现 | 常见抗体[#] |
|---|---|---|---|
| AIDP | 感觉运动型 GBS 常有脑神经功能缺损 伴自主功能障碍 | 脱髓鞘性多发性感觉、运动神经病 | 多种抗体 |
| AMAN | 纯运动型 GBS，脑神经受累罕见 | 轴索性多发性神经病，感觉动作电位正常 | GM1a、GM1b、GD1a、GalNAc-GD1a |
| AMSAN | 类似重度的 AMAN，但累及感觉纤维，引起感觉缺损 | 轴索性多发性神经病，感觉动作电位降低或不能引出 | GM1、GD1a |

续表

| GBS 临床亚型 | 临床表现 | 电生理表现 | 常见抗体# |
|---|---|---|---|
| 咽 - 颈 - 臂丛变异型 | 主要为口咽、面部、颈部和肩部肌肉无力 | 多数患者正常，有时可见上肢异常，多数为轴索性 | GT1a>GQ1b>GD1a |
| MFS | 共济失调，眼肌麻痹，反射消失 | 多数患者正常，感觉传导分离性改变，可出现H反射消失 | GQ1b、GT1a |

注：#主要为 IgG，也可为 IgM 或 IgA。AIDP，急性炎症性脱髓鞘性多发性神经病；AMAN，急性运动轴索型神经病；AMSAN，急性运动感觉轴索型神经病；MFS，米勒 - 费希尔综合征（Miller-Fisher syndrome）。

空肠弯曲杆菌感染常导致 GM1 抗体阳性表达，主要与 AMAN 或 AMSAN 亚型相关，但并非只与这两个亚型有关；新近的免疫组织化学研究显示人类第Ⅲ、Ⅳ、Ⅵ、Ⅸ、Ⅹ脑神经的髓外部分及神经肌肉接头（NMJ）处存在 GQ1b 的高表达，从而产生眼外肌麻痹、上睑下垂和延髓麻痹症状，导致 Miller-Fisher 综合征（MFS）和 / 或 Bickerstaff 脑干脑炎（Bickerstaff brainstem encephalitis，BBE，临床表现为眼肌麻痹、共济失调、肢体无力，可伴有锥体束征和意识障碍），也有单纯眼肌麻痹受累为主者，以及共济失调受累为主者，均可统称为抗 GQ1b 抗体谱系疾病。

（二）血及脑脊液病毒学检测

血及脑脊液病毒学检测如巨细胞病毒抗体、EB 病毒抗体，对病因学诊断有一定意义。有条件的医院可行粪便培养空肠弯曲菌协助以明确 GBS 病因。

（三）电生理检查

电生理检查对 GBS 的诊断及临床分型具有指导意义。

1. 周围神经脱髓鞘的电生理判断标准　神经传导速度减慢，小于正常下限的 70%（2 条神经以上）；远端潜伏期延长，大于正常上限的 150%

（2 条神经以上）；肯定的一过性离散证据，或近端与远端间的波幅差大于 20%（1 条神经以上）；F 波 /H 反射消失或潜伏期延长（至少 10 次测试）超过正常上限的 150%（2 条神经以上）。

2. 轴索性神经病的电生理诊断标准 运动或感觉神经动作电位波幅降低或消失（至少 2 条神经）；所有神经的传导速度大于正常下限的 70%；远端潜伏期正常或轻微延长，与传导速度成比例；F 波正常或轻微延长（小于正常上限的 120%）；刺激近端神经无传导阻滞；肌电图显示远端肌肉异常自发活动或神经源性运动单位电位伴募集减少。

3. 自主神经损伤判定 皮肤交感反应（SSR）及 R-R 间期变化率异常。

### （四）脊髓 MRI 检查

脊髓 MRI 在与急性脊髓炎（休克期）的鉴别中有一定价值。此外，部分 GBS 患者冠状位颈 / 腰髓 MRI—$T_1$ 脂肪抑制增强，臂丛或 / 和腰骶神经根丛 MRI 增强重建检查，可发现脊神经根增粗和强化。

### （五）腓肠神经活检

神经活检发现脱髓鞘及炎症细胞浸润可提示 GBS，但腓肠神经是感觉神经，GBS 以运动神经受累为主，因此活检结果仅可作为诊断参考。

### （六）重症 GBS 患者临床评估

1. 部分 GBS 患者因并发抗利尿激素分泌失调综合征（SIADH），导致顽固性低钠血症，需注意加以鉴别与合理治疗。

2. 重症 GBS 患者因呼吸肌麻痹，早期常常出现因代偿性过度换气所致的呼吸性碱中毒；随着呼吸肌无力进行性加重，潮气量 / 每分钟通气量下降，血气分析提示Ⅰ型呼吸衰竭。

3. 重症 GBS 患者可因延髓麻痹所致的饮食呛咳、吞咽困难，出现误吸；四肢瘫痪长期卧床所致的坠积性肺炎，血气分析提示Ⅱ型呼吸衰竭。

4. 严重病例可出现心电图异常，以窦性心动过速和 T 波改变最常见，为自主神经功能异常所致。

**【诊断和鉴别诊断】**

1. 定位诊断

（1）脑神经病变评估与定位：双侧周围性面瘫最常见，依次为咽喉肌麻痹、眼外肌麻痹、舌肌麻痹、三叉神经感觉障碍与咀嚼肌无力。

（2）周围神经病变评估与定位

1）周围神经运动纤维：四肢弛缓性瘫痪，肌张力减低，腱反射减弱/消失，足跖反射中性，病理征阴性，肌电图神经传导速度（NCV）传导速度下降或/和波幅下降、甚至不能引出。

2）周围神经感觉纤维：①主观感觉异常，如对称性肢体麻木感，以及烧灼、刺痛、蚁走、冷冻感等神经痛症状，提示小感觉纤维（Aδ/C 类纤维）受损；②客观感觉障碍：呈对称性手套、袜套样感觉减退或感觉过敏，振动觉/关节位置觉减退/消失体征；③感觉神经传导定量（CPT）检查提示周围神经小感觉纤维受损；④肌电图 SCV 传导速度下降或/和波幅下降，甚至不能引出。

（3）自主神经系统病变评估与定位

1）临床表现：皮肤潮红、出汗异常、手足肿胀及皮肤营养障碍等，严重者可见窦性心动过速、直立性低血压或高血压，偶见一过性排尿困难甚至尿潴留。

2）电生理：皮肤交感反应（SSR）及 R-R 间期变化率异常。

（4）神经根病变评估与定位

1）临床表现：患者常常主诉肩颈部与腰背部疼痛感，部分患者运动诱发放射性疼痛感；查体可见 Kernig 征和 Lasegue 征等神经根刺激性症状。

2）电生理：F 波潜伏期延长，出现率下降；H 反射不能引出；针极肌电图可见自发电位（正锐/纤颤波）。

2. 定性诊断

（1）诊断原则：根据病前 1~4 周有腹泻、上呼吸道感染、疫苗接种史等诱因，临床呈急性或亚急性起病，四肢对称性弛缓性瘫痪或 / 和脑神经受累，可有感觉异常、末梢型感觉障碍，腰椎穿刺脑脊液（CSF）示蛋白 - 细胞分离，以及典型的电生理改变，可以确诊。

（2）经典吉兰 - 巴雷综合征（AIDP）的临床定性诊断：①发病前 1~4 周有胃肠道或呼吸道感染或疫苗接种史。②急性或亚急性起病，发病时不伴有发热。③进行性、对称性、弛缓性肢体瘫痪（腱反射消失）或 / 和脑神经损害（以面神经损害为多见），手袜套样肢体主观感觉异常（如麻木、刺痛、不适感），但感觉缺失较少见。④可伴发自主神经症状，一般无严重大小便障碍。⑤多为单向病程，病情有自限性，一般进展到 2~4 周后逐渐恢复，预后较好。⑥实验室检查：脑脊液中有蛋白 - 细胞分离现象。⑦肌电图检查：80% 神经传导速度减慢或阻滞，NCV 低于正常 60%，远端潜伏期延长可达 3 倍；F 波 /H 反射延迟或消失。

（3）GBS 亚型定性诊断：推荐依据《中国吉兰 - 巴雷综合征诊治指南 2019》进行临床判定，参见上文"（二）吉兰 - 巴雷综合征的临床分型"。

3. 鉴别诊断

（1）低钾性周期性瘫痪：鉴别见表 2-2。

表 2-2　吉兰 - 巴雷综合征与低钾性周期性瘫痪的鉴别

| 鉴别点 | 吉兰 - 巴雷综合征 | 低钾性周期性瘫痪 |
| --- | --- | --- |
| 病因 | 病毒感染后自身免疫反应 | 低钾血症、甲状腺功能亢进 |
| 病前感染史 | 多数病例有 | 无 |
| 病程经过 | 起病较快，恢复慢 | 起病快（数小时 ~1d），恢复也快（2~3d） |
| 肢体瘫痪 | 四肢瘫，弛缓性 | 四肢瘫，弛缓性，近端重于远端 |
| 呼吸肌麻痹 | 可有 | 无 |
| 脑神经受损 | 可有 | 无 |
| 感觉障碍 | 可有（末梢型）及疼痛 | 无感觉障碍及神经根刺激征 |

续表

| 鉴别点 | 吉兰 - 巴雷综合征 | 低钾性周期性瘫痪 |
|---|---|---|
| 尿便障碍 | 偶有 | 无 |
| 脑脊液 | 蛋白细胞分离 | 正常 |
| 电生理检查 | 早期 F 波或 H 反射延迟，运动 NCV 减慢 | EMG 示电位幅度降低，电刺激可无反应 |
| 血钾及治疗反应 | 正常 | 低，补钾有效 |
| 既往发作史 | 无 | 常有 |

（2）脊髓灰质炎：鉴别见表 2-3。

表 2-3　吉兰 - 巴雷综合征与脊髓灰质炎的鉴别

| 鉴别点 | 吉兰 - 巴雷综合征 | 脊髓灰质炎 |
|---|---|---|
| 计划免疫史 | 无疫苗 | 未服或未正规服用脊髓灰质炎减毒活疫苗 |
| 前驱期 | 发热、上呼吸道感染、腹泻 | 发热、上呼吸道感染、腹泻 |
| 瘫痪前期 | 无 | 发热、疼痛、脑膜炎 |
| 瘫痪期 | 瘫痪 | 热退、瘫痪 |
| 运动障碍 | 对称性、弛缓性 | 不对称性、弛缓性 |
| 感觉障碍 | 手、袜套样<br>主观 / 客观<br>缺失 / 过敏 | 无 |
| 脑脊液 | 早期：正常<br>1 周后：蛋白 - 细胞分离 | 早期：细胞 - 蛋白分离<br>恢复期：蛋白 - 细胞分离 |

（3）重症肌无力全身型：亦可呈四肢弛缓性瘫痪及呼吸肌受累，但起病相对较慢，症状有明显的波动性，表现为晨轻暮重、病态疲劳，无任何感觉症状，临床行疲劳试验、依酚氯铵试验结果呈阳性，CSF 正常，肌电图重频电刺激低频递减 15% 以上，乙酰胆碱受体抗体检验阳性。

4. 并发症

（1）长时间卧床的并发症：如压疮、排尿困难、深静脉血栓形成、肺栓塞。

（2）自主神经损害所导致的并发症：如①窦性心动过速、心律失常、直立性低血压等心血管系统自主神经症状；②腹胀、便秘、腹泻或腹泻便秘交替等脏器自主神经症状；③出汗异常、皮肤营养障碍等外周自主神经症状。

（3）呼吸肌麻痹或延髓麻痹所引起的坠积性肺炎、误吸与窒息。

（4）重症呼吸肌麻痹继发周围性呼吸衰竭是 GBS 的严重并发症与主要致死原因。

## 【治疗】

### （一）治疗前评估

1. GBS 运动症状临床评估量表

（1）GBS 残疾评分，一般采用 Hughes 残疾等级评估（表 2-4）。

表 2-4　Hughes 残疾等级

| 等级 | 标　　准 |
| --- | --- |
| 0 分 | 健康 |
| 1 分 | 轻微的神经症状或体征，但可以做体力劳动 / 可以跑步 |
| 2 分 | 不扶手杖可以行走（在空地上行走 5m 远），但不能做体力劳动 / 不可以跑步 |
| 3 分 | 可以借助手杖、矫治器具或辅助工具行走（在空地上行走 5m 远） |
| 4 分 | 需要卧床或坐轮椅 |
| 5 分 | 需要辅助通气（白天或晚上的任意时间） |
| 6 分 | 死亡 |

注：症状改变一个等级：症状改变一个等级并连续 3d 保持稳定；复发：症状恢复至少一个等级并持续 3d 以上，随之出现症状恶化至少一个等级并持续 3d 以上。

（2）MRC 量表（MRC-sum score），见表 2-5。

MRC 量表评估方法：四肢共 6 个肌群根据 MRC 量表评价肌力所得评分的总和，分值从 0 分（瘫痪）至 60 分（正常肌力）。

表 2-5　MRC 量表评估方法（患者坐位和 / 或仰卧位评价）

| 评分标准 |
| --- |
| 0 分 = 无可见收缩 |
| 1 分 = 有可见收缩但无肢体运动（非髋关节屈曲所致） |
| 2 分 = 有肢体运动但不能抗重力 |
| 3 分 = 可以抗重力但不能抗阻力 |
| 4 分 = 可以抗重力，也可以抗阻力，但较正常弱 |
| 5 分 = 正常 |

| 评估结果 | | |
| --- | --- | --- |
| 评估项目 | 左肢得分 | 右肢得分 |
| 上臂外展 | | |
| 前臂屈曲 | | |
| 伸腕 | | |
| 屈腿 | | |
| 伸膝 | | |
| 足背屈 | | |

（3）整体残疾评分（overall disability sum score，ODSS）：评价总体运动功能的指数，总分 12 分，分数越高，代表残疾程度越高。ODSS 包括上肢功能评分和下肢功能评分，具体评分方法见表 2-6。

表 2-6　整体残疾评分（ODSS）评估方法

| 上肢 ODSS 评分 |
| --- |
| 评估内容：穿衣服、开锁、用筷子、系扣子、系拉锁 |
| 0 分 = 正常 |
| 1 分 = 单侧或双侧上肢轻度症状和体征，但不影响上述功能 |
| 2 分 = 单侧或双侧上肢中度症状和体征，上述活动受影响但仍可独立完成 |
| 3 分 = 单侧或双侧上肢重度症状和体征，影响上述至少一项活动，但不受阻 |
| 4 分 = 双侧上肢严重症状和体征，上述活动不能独立完成但可完成一些有目的的自主活动 |
| 5 分 = 双侧上肢严重症状和体征，影响所有有目的活动 |

续表

| 下肢 ODSS 评分 |
| --- |
| 0 分 = 行走不受影响 |
| 1 分 = 行走轻度受影响，但不影响步态 |
| 2 分 = 可独立行走，但步态异常 |
| 3 分 = 需要单侧辅助行走 10m（25 步） |
| 4 分 = 需要双侧辅助行走 10m |
| 5 分 = 需要轮椅辅助下行走 |
| 6 分 = 需要轮椅，不能独立行走，可产生有目的动作 |
| 7 分 = 不能完成任何动作 |

（4）疲劳评分量表（fatigue severity score scale，FSS）（表 2-7）。

表 2-7　疲劳评分量表

| 评估项目 | 评分 * |
| --- | --- |
| 运动使我产生疲劳 | |
| 比较容易疲劳 | |
| 疲劳干扰了我的体力活动 | |
| 疲劳经常可干扰我的活动 | |
| 疲劳使我不能从事体力活动 | |
| 疲劳干扰我行使一定的活动或职责 | |
| 疲劳干扰我的工作、生活和社交活动 | |

注：* 按程度分为 1~3 分，总计 21 分。分数越高，疲劳程度越高。

2. 神经病理性疼痛临床诊断、筛查与评估量表

（1）神经病理性疼痛的诊断，临床广泛使用利兹神经病理性症状和体征评分（LANSS 评分）量表，灵敏度为 70%~90%，特异度为 94%~97%。

（2）ID Pain 患者自评量表（表 2-8）：ID Pain 作为神经病理性疼痛临床筛查量表，操作简单、快速，但在追求敏感性的同时牺牲了特异性，其目的

是充分保证有风险的患者可以得到相应的治疗。因此，需要强调的是 ID Pain 更适合作为判断神经病理性疼痛的参考工具，而非最终的评判标准。

表 2-8　ID Pain 患者自评量表评分标准

| 评估内容 | 评分选项 / 分 | |
| --- | --- | --- |
| 1. 您是否有被针刺般疼痛？ | +1 | 0 |
| 2. 您出现的疼痛是否如灼烧或如火烧般？ | +1 | 0 |
| 3. 您出现的疼痛是否有麻刺感？ | +1 | 0 |
| 4. 您出现的疼痛是否感觉如触电一样？ | +1 | 0 |
| 5. 您的疼痛是否会因触碰衣服或床单而加剧？ | +1 | 0 |
| 6. 您的疼痛是否只出现于关节部位？ | −1 | 0 |
| 结果分析 | | |
| 总分 */ 分 | | |

| −1 | 0 | 1 | 2 | 3 | 4 | 5 |
| --- | --- | --- | --- | --- | --- | --- |
| 基本排除<br>神经病理性疼痛 | 不完全<br>排除 | | 拟诊<br>神经病理性疼痛 | | | 高度怀疑<br>神经病理性疼痛 |

注：*ID Pain 患者自评量表总分，最低分为 −1 分，最高分为 5 分。分数越高，患神经病理性疼痛可能性就越大。

（3）疼痛症状视觉模拟评分（VAS）（表 2-9）：VAS 是最常用的一种疼痛强度的单维度测量评估工具，具有准确、简便易行、灵敏度高等特点。测评时用一条 100mm 的水平直线，两端分别定为不痛到最痛。由被测试者在最接近自己疼痛程度的地方画垂线标记，以此量化其疼痛强度。VAS 的一大优势就是其数值是连续变化的，一方面可以更好地反映出疼痛细微的变化，临床治疗前后使用同样的方法既可较为客观地做出评分，又对疼痛治疗的效果进行较为客观的评价；另一方面在统计上，连续分值可以用于参数检验，比类别评估量表的非参数检验有优势，在临床上和科研工作中使用广泛。数字评定量表（NRS）是一个从 0~10 的点状标尺，0 代表不疼，10 代表最严重疼痛，以此评价疼痛程度。

表 2-9 疼痛程度数字评定量表（NRS）

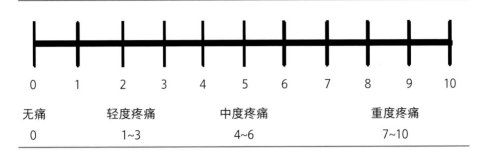

（二）治疗方式选择

主要包括辅助呼吸维持、病因治疗、对症治疗、支持疗法及预防并发症。

静脉注射人免疫球蛋白（IVIG）和血浆置换（PE）是 GBS 的一线病因治疗方法，PE 需在有特殊设备和经验的医疗中心进行，而 IVIG 在任何医院都可进行，且适合于各类患者。但两种疗法费用都很昂贵。

（三）治疗管理

1. 呼吸道管理与辅助呼吸  呼吸肌麻痹继发周围性呼吸衰竭是 GBS 的严重并发症与主要致死原因，抢救呼吸肌麻痹是治疗重症 GBS 的关键。

（1）应密切观察患者精神状况、意识水平与生命体征，特别是呼吸频率、节律、深浅度、血氧饱和度以及口唇、四肢末梢色泽的变化，并根据患者病情选择正确的给氧方法。

（2）需加强护理，保持呼吸道通畅，积极防治肺不张及肺部感染。

（3）严密监测血气是早期发现潜在性呼吸衰竭的重要手段。

当患者出现缺氧症状，肺活量降低至 20~25ml/（kg 体重）以下，动脉氧分压低于 70mmHg 伴或不伴有二氧化碳潴留（$PCO_2>50mmHg$，1mmHg=0.133kPa），应及早建立人工气道并使用呼吸器。通常可先行气管内插管，如 1 天以上无好转，则进行气管切开。

（4）随着患者的呼吸肌麻痹的进行性加重以及并发肺部感染等原因，在没有条件使用无创双水平气道正压通气（BiPAP）的地区，建议尽早予以气管插管或气管切开，加以机械辅助通气。正确吸痰和呼吸机的湿化，通常是保证辅助呼吸成功的关键。

机械通气指征（符合下列条件之一）：①呼吸困难，呼吸减弱或消失；②呼吸衰竭合并严重意识障碍；③呼吸频率 >40 次 /min；④血气分析在吸氧浓度 40% 时，$PaO_2<50mmHg$ 或 $PaCO_2>60mmHg$。

（5）在患者有恢复迹象后，应积极进行呼吸肌锻炼，尽早脱机。

2. 病因治疗　目的是抑制免疫反应，消除致病性因子对神经的损害，并促进神经再生。多个研究均证实，静脉注射免疫球蛋白（IVIG）和血浆置换（PE）在加速恢复、改善疾病转归等方面同样有效，且两种治疗都很少发生不良事件。

静脉注射免疫球蛋白很少发生肝功能不全和血栓栓塞事件，而自主神经不稳定的患者应避免血浆置换，因为体液的大量转移会导致低血压状态。

近年国外的临床试验比较了 IVIG、PE 及二者联合治疗，疗效无差异，故推荐单一治疗。

（1）血浆置换（plasma exchange，PE）：可去除血浆中致病因子如抗体成分，临床试验表明，接受 PE 治疗的患者可获得良好的疗效，但自主神经损害严重者或急性泛自主神经型 GBS 慎用。

常用方案：每次交换血浆量按 40~50ml/（kg 体重）或 1~1.5 倍血浆容量计算。轻、中度和重度患者每周应分别做 2 次、4 次和 6 次 PE。

最新研究表明，对于血浆置换，已证明 4 个疗程［每疗程 50ml/（kg 体重）］有效，但在大多数临床实践中，5~6 个疗程有效。

不良反应：血流动力学改变可能造成血压变化、心律失常；使用中心导管引发气胸和出血，以及可能合并败血症、发生输血后肝炎、输液反应、电解质紊乱、局部感染及过敏反应等。PE 的禁忌证主要是严重感染、电解质紊乱、心律失常、心功能不全、严重的肝肾衰竭、凝血系统疾病等。

主要禁忌证：严重感染、心律失常、心功能不全及凝血系统疾病。

（2）静脉注射人免疫球蛋白（intravenous immunoglobulin，IVIG）：已

证实 IVIG 治疗 GBS 是有效的，对于自主神经功能障碍患者和儿童，首选 IVIG，而非 PE。超过 5 天或使用超过 2g/kg 的剂量显示出加速恢复的功效，缩短 2 天疗程对儿童有效，但与更频繁的治疗相关波动有关。

成人为 IVIG 0.4g/（kg·d），连用 5 天（即 2g/kg 总剂量），应在出现呼吸肌麻痹前尽早施行。

不良反应：①一过性头痛、心慌、恶心等，可能与输注速度过快或个体差异有关。上述反应大多轻微且常发生在输液开始一小时内，因此建议在输注的全过程定期观察患者的一般情况和生命特征，必要时减慢或暂停输注，一般无须特殊处理即可自行恢复。个别患者可在输注结束后发生上述反应，一般在 24 小时内均可自行恢复。②皮疹、瘙痒、过敏性休克等急性或迟发性变态反应。③IVIG 从人血浆中分离、纯化制成，需告知相应临床风险。

禁忌证：免疫球蛋白过敏或先天性 IgA 缺乏患者。

（3）皮质类固醇（corticosteroids）：类固醇单独使用时无效，不予推荐。但有研究表明，皮质类固醇与静脉注射免疫球蛋白联合使用可能有益。

自 20 世纪 80 年代初至今，众多国内外临床研究，特别是 RCT 研究表明：无论在 GBS 早期或后期单独使用皮质激素治疗 GBS 均无效，并导致类固醇相关不良反应。

3. 对症治疗及预防长时间卧床的并发症　对症支持治疗主要包括针对呼吸症状、肢体僵硬、流涎、疼痛、营养支持、心理干预等方面。

（1）重症患者入院后即应持续心电监护，处理心脏并发症，直至开始恢复。

（2）当患者用力肺活量（FVC）<70% 可考虑使用呼吸机，采用双水平气道正压通气（bilevel positive airway pressure，BiPAP）模式辅助通气。

（3）高血压可能与失神经支配后 β 受体上调有关，可用小剂量 β 受体阻滞剂；低血压可补充胶体液或调整患者体位。

（4）肢体僵硬可使用巴氯芬，从 5~10mg、2~3 次 /d 起始，可逐渐增加剂量至 80mg/d；流涎可适当选用阿托品、山莨菪碱等药物。

（5）疼痛很常见，处理如下：①患者因活动能力下降、肌肉痉挛等引起的肢体疼痛可通过加强护理和定期改变体位缓解，必要时可使用非阿片类镇痛药和非甾体抗炎药减轻患者疼痛；②若患者疼痛属于神经病理性疼痛范畴，可选用普瑞巴林、加巴喷丁等钙通道阻滞剂，度洛西汀、文拉法辛等5-羟色胺/去甲肾上腺素再摄取抑制剂（SNRI）类药物，以及阿米替林等三环类抗抑郁药物。

（6）营养方面：增加优质蛋白摄入，因吞咽困难无法经口进食者可采用鼻胃管或经皮内镜下胃造瘘（percutaneous endoscopic gastrostomy，PEG）提供营养支持。进食时和进食后30分钟取坐位，以免误入气管窒息。

（7）多数患者会合并心理障碍，抑郁症较为常见，可选用三环类抗抑郁药（如阿米替林），该类药物在改善抑郁症状同时还可缓解流涎、失眠等症状。

（8）建议尽早行肢体运动、用夹板防止足下垂，可防止关节挛缩、畸形。

（9）预防长时间卧床的并发症：①防治压疮、便秘及尿潴留；②坠积性肺炎和脓毒血症可用广谱抗生素治疗；③防治深静脉血栓形成及并发肺栓塞。

4. 康复治疗　可进行被动或主动运动、针灸、按摩、理疗及步态训练等，宜及早开始。

【预后】

1. 本病具有临床自限性，多数患者呈单相病程，经数周或数月规范性临床治疗与康复，70%~75%的患者完全恢复；25%遗留轻微神经功能缺损；5%患者死亡，常死于呼吸衰竭。空肠弯曲菌感染者预后差，高龄、起病急骤或辅助通气者预后不良。

2. 可通过相应临床量表评估GBS患者临床预后，参见表2-4和表2-9。

3. 建议临床随访12~24个月，发病第1、3、6、12、24个月复查肌电图及必要的相关化验检查。

4. 注意个人清洁卫生，及时洗手，避免生食，以减少空肠弯曲杆菌感染，从而避免 GBS 复发。

（张在强　牛松涛）

**推荐阅读** ● ● ●

［1］中华医学会神经病学分会，中华医学会神经病学分会周围神经病协作组，中华医学会神经病学分会肌电图与临床神经电生理学组，等. 中国吉兰 - 巴雷综合征诊治指南2019［J］. 中华神经科杂志，2019，52（11）：877-882.

［2］SHAHRIZAILA N，LEHMANN H C，KUWABARA S.Guillain-Barré syndrome［J］. Lancet，2021，397（10280）：1214-1228.

［3］SHANG P，FENG J，WU W，et al. Intensive Care and Treatment of Severe Guillain-Barré Syndrome［J］. Front Pharmacol，2021，12：608130.

［4］万丽，赵晴，陈军，等. 疼痛评估量表应用的中国专家共识（2020 版）［J］. 中华疼痛学杂志，2020，16（3）：177-187.

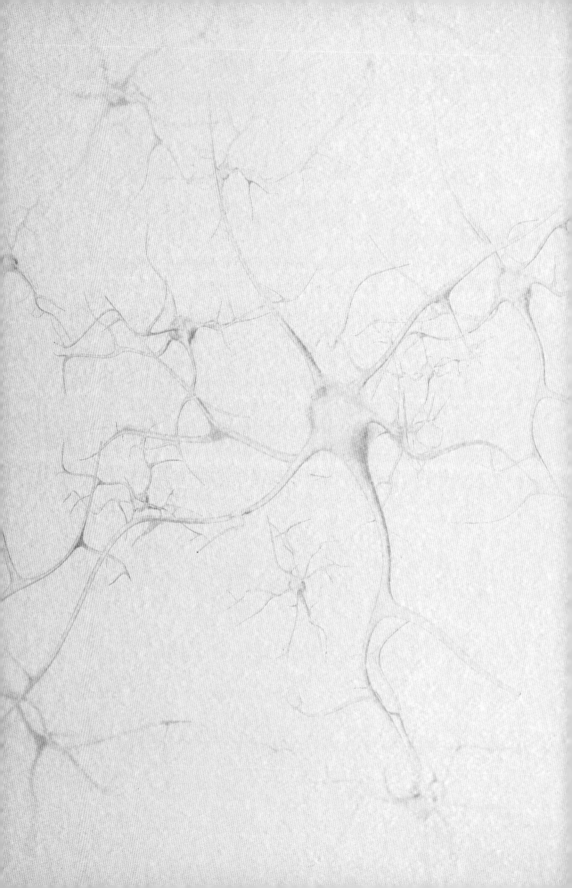

## 第三章

慢性炎性脱髓鞘性多发性神经根神经病

3

## 【概述】

慢性炎性脱髓鞘性多发性神经根神经病（chronic inflammatory demyelinating polyradiculoneuropathy，CIDP）是一类由免疫介导的运动感觉周围神经病，其病程呈慢性进展或缓解复发，多伴有脑脊液蛋白 - 细胞分离，电生理表现为周围神经传导速度减慢、传导阻滞及异常波形离散，病理显示有髓纤维多灶性脱髓鞘、神经内膜水肿、炎症细胞浸润等特点。大部分患者对免疫治疗反应良好。CIDP 包括经典型和变异型，后者包括：纯运动型（pure motor CIDP）、纯感觉型（pure sensory CIDP）、远端获得性脱髓鞘性对称性神经病（distal acquired demyelinating symmetric neuropathy，DADS）、多灶性获得性脱髓鞘性感觉运动神经病［multifocal acquired demyelinating sensory and motor neuropathy，MADSAM，又称刘易斯 - 萨姆纳综合征（Lewis-Sumner syndrome，LSS）］和局灶型（focal CIDP）。CIDP 起病隐匿，症状进展常在 8 周以上，但大约 18% 患者呈急性或亚急性起病，症状在 4~8 周内即达到高峰，随访存在慢性进展或缓解复发特征，称为急性起病的 CIDP（acute onset CIDP）。

流行病学调查显示 CIDP 患病率约为（0.67~10.3）/10 万，年发病率为（0.15~10.6）/10 万，各年龄段均可发病，好发于 20~60 岁，男性发病比例更高，随着年龄增加，患病率和发病率均有增高的趋势，发病危险因素目前仍不十分清楚。

CIDP 的发病机制可能是细胞和体液免疫共同参与介导的针对施万细胞或髓鞘的免疫损伤，引起周围神经脱髓鞘和轴索病变。

### （一）细胞免疫机制

外来抗原经抗原呈递巨噬细胞提呈后，导致 CD4+T 细胞增殖活化，多种炎性因子和自身抗体合成释放。活化的 T 细胞和抗体穿过血神经屏障，启动进一步的异常免疫反应，包括补体沉积、膜攻击复合物形成、CD8+T 细胞的细胞毒作用、巨噬细胞介导的脱髓鞘等，最终导致施万细胞和髓鞘破坏。

（二）体液免疫机制

近年研究发现郎飞结和结旁区的结构蛋白是 CIDP 患者自身抗体攻击的关键靶区，这些蛋白包括：接触蛋白 1（contactin-1）、神经束蛋白 155（neurofascin 155）、神经束蛋白 186、接触蛋白相关蛋白 1（CASPR1）等。部分 CIDP 患者血液中可检测到这些蛋白的 IgG4 抗体，这些自身抗体与神经纤维郎飞结及结旁区特定蛋白结合，使蛋白的结构和功能破坏，郎飞结髓袢与神经轴索分离，干扰阻断郎飞结的神经传导功能。

病理改变可见于神经根和神经干，有髓神经纤维多灶性脱髓鞘，炎症细胞浸润，补体沉积，神经内膜水肿，可有髓鞘再生呈葱球样改变。浸润的炎症细胞主要为巨噬细胞，也可见 CD8$^+$T 细胞、CD4$^+$T 细胞和 CD3$^+$T 细胞浸润，可见巨噬细胞介导的髓鞘吞噬现象。郎飞结蛋白 IgG4 抗体阳性患者的病理改变主要为郎飞结髓袢与神经轴索分离或分裂，通常无炎症细胞浸润，未见巨噬细胞介导的髓鞘吞噬现象。

【临床表现】

（一）经典型 CIDP

经典型 CIDP 约占 50% 以上，主要表现为对称的肢体无力、感觉异常，偶可伴脑神经受累、自主神经症状和震颤。

1. 运动症状　无力多累及四肢的近端和远端，但以近端肌无力为特点。四肢反射减低或消失，其中踝反射消失最多见。

2. 感觉症状　主要表现为四肢麻木，罕见疼痛，体检时可有手套、袜套样感觉减退，肢体的本体觉和振动觉减退，严重时出现感觉性共济失调、步态异常和 Romberg 征阳性。

3. 脑神经症状　CIDP 的脑神经受累较少，面瘫仅占 4%~15%，眼肌麻痹占 4%~7%，支配延髓肌的脑神经也偶可累及。可出现视乳头水肿。

4. 自主神经症状　可表现为直立性低血压、大小便障碍和心律失常。CIDP 中严重的自主神经症状比较罕见。

5. 肢体震颤　以双手震颤为主，有报道高达一半 CIDP 患者可出现此症状，机制不明，可能与深感觉受累有关。震颤呈对称或不对称，多表现为姿势性和 / 或意向性震颤，频率多为 3~5Hz。该症状在朗飞结旁抗体 - 神经束蛋白 155 抗体阳性的 CIDP 患者中比较突出。

### （二）变异型 CIDP

1. 纯运动型　小于 10%，临床和电生理表现为相对对称的近端和远端肢体无力，而无感觉表现，激素治疗可能加重临床症状。不同于多灶性运动神经病，该病肌无力分布不对称，且主要累及上肢。如果临床表现为运动型 CIDP，而电生理存在感觉神经传导异常，应该诊断为以运动损害为主的 CIDP。

2. 纯感觉型　约占 10%~30%，表现为感觉症状，麻木或疼痛、音叉振动觉和关节位置觉损害、感觉性共济失调，而无肢体无力表现。2010 年欧洲神经科学协会联盟（European Federation of Neurological Societies，EFNS）关于 CIDP 的诊断标准中，纯感觉型 CIDP 还包括慢性免疫性多发性感觉神经根病（chronic immune sensory polyradiculopathy，CISP）。长期随访发现：感觉型 CIDP 患者是一短暂的临床阶段，70% 患者随后出现运动症状。

3. DADS　约占 10%，肢体的无力和 / 或感觉障碍相对局限在肢体远端。部分以 DADS 为临床表型的周围神经病可检出 IgM 型 M 蛋白（多为抗髓鞘相关糖蛋白抗体），属于单克隆丙种球蛋白病伴周围神经病范畴，激素治疗无效，不能归类于 CIDP。而不伴 M 蛋白的 DADS 属于 CIDP 变异型，对免疫治疗敏感。NF155 抗体阳性的 CIDP 患者临床以此型多见。

4. MADSAM（Lewis-Sumner 综合征）　约占 15%，主要表现为不对称的感觉运动周围神经病，临床颇似多灶性运动神经病（multifocal motor neuropathy，MMN），但存在感觉症状，且未发现神经节苷脂 GM1 抗体滴度升高。上肢常早于下肢受累，相对进展缓慢，可伴面瘫等脑神经症状。电生理检查可见多灶性运动和感觉神经传导阻滞。

5. 局灶型　约占 2%，多累及单侧臂丛或其分支，如若疼痛起病，临床与臂丛神经炎很相似，但局灶性 CIDP 电生理表现为传导阻滞。局灶型罕见，诊断难度也相对较大。

（三）郎飞结病

1. NF155 抗体相关的 CIDP　约占 7%，抗体以 IgG4 亚型为主。该类型多以青年起病，平均年龄约 30 岁，男性相对多见。临床常表现为远端受累更为明显的 DADS，可有感觉性共济失调及 3~5Hz 低频的姿势性和 / 或意向性震颤。脑脊液蛋白含量明显升高。电生理表现为脱髓鞘改变。影像学可见神经根增粗。由于抗体以 IgG4 亚型为主，因而丙种球蛋白疗效差。

2. CNTN1 抗体相关的 CIDP　约占 2.4%，抗体同样以 IgG4 亚型为主。该类型起病年龄较晚，老年人多见。临床表现为快速进展的运动障碍，常被误判为吉兰 - 巴雷综合征（GBS）。可伴感觉性共济失调。电生理检查以脱髓鞘为主，可有早期轴索损害。血浆置换有效，激素部分有效，丙种球蛋白疗效差。

【辅助检查】

（一）电生理检查

运动神经传导测定提示周围神经存在脱髓鞘性病变，在非嵌压部位出现传导阻滞或异常波形离散对诊断脱髓鞘病变更有价值。通常选择一侧的正中神经、尺神经、胫神经和腓总神经进行测定。神经电生理检测结果必须与临床表现相一致。电生理诊断标准为：

1. 运动神经传导　至少要有 2 根神经均存在下述参数中的至少 1 项异常：①远端潜伏期较正常值上限延长 50% 以上；②运动神经传导速度较正常值下限下降 30% 以上；③F 波潜伏期较正常值上限延长 20% 以上（当远端复合肌肉动作电位负相波波幅较正常值下限下降 20% 以上时，则要求 F 波潜伏期延长 50% 以上）或无法引出 F 波；④运动神经部分传导阻滞：周围神经常规节段近端与远端比较，CMAP 负相波波幅下降 50% 以上；⑤异常波形离散：周围神经常规节段近端与远端相比，CMAP 负相波时限增宽 30% 以上。当 CMAP 负相波波幅不足正常值下限 20% 时，检测传导阻滞的可靠性下降。

2. 感觉神经传导　可以有感觉神经传导速度减慢和/或波幅下降。

3. 针电极肌电图　通常正常，继发轴索损害时可出现异常自发电位、运动单位电位时限增宽和波幅增高，以及运动单位丢失。

（二）脑脊液检查

80%~90% 患者存在脑脊液蛋白 - 细胞分离现象，蛋白质通常在 0.75~2.00g/L，偶可高达 2.00g/L 以上。约 1/3 的 MADSAM 脑脊液蛋白正常或轻度升高。

（三）血清抗体检测

血尿免疫固定电泳和游离轻链在慢性获得性脱髓鞘多发性神经病的诊断中是必要的检测项目，可以帮助鉴别 M 蛋白相关周围神经病。临床疑似结旁抗体相关 CIDP，需要进行基于细胞的间接免疫荧光检测法（cell-based assays）的 NF155、CNTN1 等抗体检测。

（四）神经影像检查

周围神经超声可以对臂丛以及神经干进行测定，在沿神经走行连续扫描时，部分患者可见神经横截面积节段性增粗，也可能表现为普遍轻微增粗或正常者，与 CIDP 病程、严重程度等因素有关。在 MRI 的 $T_2$ 加权像可见神经根和神经丛粗大，增强 MRI 可有神经根强化。

（五）腓肠神经活体组织检查

临床怀疑 CIDP 但电生理检查结果表现为髓鞘伴轴索或轴索损害时，需要行神经活检。神经活检并非常规检查，主要用于鉴别诊断。CIDP 主要病理改变为有髓神经纤维出现节段性脱髓鞘，轴索变性，施万细胞增生并形成洋葱球样结构，单核细胞浸润等；结旁抗体相关 CIDP 可发现髓鞘袢结构与轴膜脱离现象，但无巨噬细胞侵入。神经活检还可以鉴别血管炎性周围神经病、遗传性周围神经病和获得性淀粉样神经病。

【诊断和鉴别诊断】

（一）CIDP 的诊断

仍为排除性诊断，符合以下条件的可考虑本病：①症状持续进展超过

8 周，慢性进展或缓解复发；②临床表现为不同程度的对称性肢体无力，少数为非对称性（如 MADSAM），近端和远端均可累及，四肢腱反射减低或消失，伴有深、浅感觉异常；③脑脊液蛋白 - 细胞分离；④电生理检查提示周围神经传导速度减慢、传导阻滞或异常波形离散；⑤除外其他原因引起的周围神经病；⑥除伴 IgM 型 M 蛋白的 DADS 外，大多数患者使用激素治疗有效。

（二）鉴别诊断

常见的其他慢性多发性周围神经病有代谢性、营养障碍性、药物性、中毒性、血管炎性周围神经病，多以轴索受累为主，只要有规范的电生理检查和血生化检查，加上详细询问病史，鉴别并不难，其中的血管炎性周围神经病多表现为多数单神经病，临床上也易与典型的 CIDP 鉴别。这里从脱髓鞘的角度出发，对易与 CIDP 混淆的其他 CADP 和遗传性脱髓鞘性周围神经病进行鉴别。

1. POEMS 综合征（polyneuropathy, organomegaly, endocrinopathy, M protein, skin abnormality syndrome）　相对于意义未明的单克隆 γ 球蛋白病（monoclonal gammopathy of unknown significance，MGUS）伴周围神经病，POEMS 更为常见，它的命名体现了疾病的特点，即多发性周围神经病（髓鞘脱失为主）、脏器肿大（如肝、脾、淋巴结肿大）、内分泌异常（糖尿病、甲状腺功能减退等）、M 蛋白（通常为 IgG 型，λ 轻链增多）和皮肤改变（肤色发黑）等。血管内皮生长因子升高可协助诊断。还可以行骨髓穿刺和扁平骨摄片，以除外潜在的骨硬化性骨髓瘤。

2. 多灶性运动神经病　是一种仅累及运动的不对称的慢性获得性脱髓鞘性多发性神经病。成人男性多见，初为不对称的上肢远端无力，渐及上肢近端和下肢，也可下肢起病。受累肌分布呈现多数单神经病的特点。肌电图有特征性表现，即多灶性运动神经传导阻滞。显然，MMN 与典型的 CIDP 不难区别，但与 MADSAM（Lewis-Sumner 综合征）却很相似，两者的鉴别点在于：前者无感觉症状、血清中可检出 IgM 型抗 GM1 抗体、静脉丙种球蛋白治疗有效而激素无效；后者伴感觉症状、血清中无抗 GM1 抗体、激素治疗有效。所以目前均倾向将前者独立列出，而将后者归为变异型 CIDP。

3. MGUS 伴周围神经病　慢性获得性脱髓鞘性多发性神经病可见于 MGUS，最多见的是 IgM 型 MGUS，与 CIDP 略有不同的是，MGUS 伴发的周围神经病感觉症状重于运动症状，远端受累更明显，约 50% 患者抗髓鞘相关糖蛋白（myelin associated glycoprotein，MAG）抗体阳性。IgM 型 MGUS 伴周围神经病对一般免疫抑制剂或免疫调节剂治疗反应差，用利妥昔单抗治疗可能有效。偶尔 IgG 型或 IgA 型 MGUS 亦可伴发慢性获得性脱髓鞘性多发性神经病，其临床和电生理特点与 CIDP 无异。免疫固定电泳发现 M 蛋白是 MGUS 伴周围神经病诊断的关键。

4. 恶性肿瘤伴发周围神经病　恶性肿瘤伴发的周围神经病为非肿瘤直接浸润所致，而是通过免疫介导导致的周围神经病，因此临床表现为 GBS 或 CIDP。霍奇金淋巴瘤较为常见，当周围神经病症状出现在淋巴瘤诊断之前时，较难与 CIDP 鉴别。

5. Refsum 病　植烷酸氧化酶缺乏引起植烷酸沉积而导致的遗传性运动感觉周围神经病，可发生在青少年或成人，主要表现为周围神经病、共济失调、耳聋、视网膜色素变性及鱼鳞皮肤等，脑脊液蛋白明显升高，易误诊为 CIDP。血浆植烷酸明显增高可诊断该病。

## 【治疗】

### （一）免疫抑制和免疫调节治疗

治疗首选糖皮质激素、静脉注射丙种球蛋白（IVIG）（纯运动型 CIDP 首选 IVIG），如两者均无效，可考虑血浆置换（或双膜法血液过滤）。朗飞结旁抗体相关 CIDP 患者首选血浆置换，也可考虑使用糖皮质激素治疗。

1. 糖皮质激素使用方法　对于症状较为严重的患者可选用激素短期冲击后改口服的方法，其他患者选择激素口服治疗。甲泼尼龙 500~1 000mg/d 静脉滴注，连续 3~5 天后改为泼尼松 1~1.5mg/（kg·d）晨顿服。维持 1~2 个月后渐减，一般每 2~4 周减 5~10mg/d，至 20mg/d 后每 4~8 周减 5mg/d，或小剂量维持。或者口服泼尼松 1~1.5mg/（kg·d）晨顿服。维持和减量方法同前。3 个月症状无改善可认为激素治疗无效。在使用激素过程中注意补钙、补钾和保护胃黏膜。一般激素疗程在 1.5~2.0 年左右。

2. IVIG 使用方法　400mg/（kg·d）静脉滴注，连续 5 天，每月 1 次，一般需要连续治疗 3 个月，3 个月后症状完全缓解或稳定时可停用，改善不充分或无法使病情稳定时可每月复治 1 次（剂量可减半）或使用小剂量激素维持。

3. 血浆置换（或双膜法血液过滤）　一般 1 个疗程 3~5 次，其间间隔 2~3 天，每次交换量为 30ml/kg，每个月进行 1 个疗程。需要注意的是，在应用 IVIG 后 3 周内，不要进行血浆置换治疗。约 80% 的患者对以上 3 种治疗有不同程度的改善。

4. 如出现一线治疗无效，或激素依赖，或激素无法耐受等情况，可选用或加用硫唑嘌呤、环磷酰胺、环孢素、吗替麦考酚酯等。对于顽固病例，尚可考虑使用利妥昔单抗。治疗过程中需随访肝、肾功能及血常规等，并密切观察可能并发的感染。用法如下：

硫唑嘌呤：2~3mg/（kg·d），分 2~3 次口服。环磷酰胺：可团注，500~750mg/m$^2$ 静脉推注每个月 1 次，或 200~400mg 每周 2 次静脉推注，2~3g 为 1 个疗程。总量可达 20~30g。环孢素：3~6mg/（kg·d），分 2~3 次口服。吗替麦考酚酯：2~3g/d，分 2~3 次口服。

（二）对症治疗及神经营养治疗

针对极少伴神经痛的患者，可使用加巴喷丁、普瑞巴林、卡马西平、阿米替林等。维生素 B$_1$、维生素 B$_{12}$（甲钴胺等）是较常应用的神经营养药物。

（三）功能锻炼及康复

除药物外，功能训练、足部支具、健康积极的生活态度和生活方式等有益于 CIDP 患者功能的恢复。

【预后】

CIDP 缓解复发型患者比慢性进展型患者预后好。70%~90% 的患者对免疫治疗反应良好，少部分治疗无反应，或短期有效后产生依赖。检出抗 CNTN1 IgG4 和抗 NF155 IgG4 抗体的 CIDP 患者，使用 IVIG 的治疗效果差，对糖皮质激素的治疗有部分反应，近些年的实践证明，此类朗飞结病应用利妥昔单抗治疗有效。由于郎飞结病临床表现有其特殊性，而周围神经病理和治疗反应也与经典的 CIDP 不同，因此有学者建议将该类疾病独立出来。

（张在强）

## 推荐阅读 ● ● ●

［1］中华医学会神经病学分会 . 中国慢性炎性脱髓鞘性多发性神经根神经病诊治指南 2019 ［J］. 中华神经科杂志，2019，52（11）：883-888.

［2］LEHMANN H C, BURKE D, KUWABARA S. Chronic inflammatory demyelinating polyneuropathy：update on diagnosis, immunopathogenesis and treatment ［J］. J Neurol Neurosurg Psychiatry，2019，90（9）：981-987.

［3］BUNSCHOTEN C, JACOBS B C, VAN DEN BERGH P Y K, et al. Progress in diagnosis and treatment of chronic inflammatory demyelinating polyradiculoneuropathy ［J］. Lancet Neurol，2019，18（8）：784-794.

［4］VAN DEN BERGH P Y K, VAN DOORN P A, HADDEN R D M, et al. European Academy of Neurology/Peripheral nerve society guideline on diagnosis and treatment of chronic inflammatory demyelinating polyradiculoneuropathy：Report of a joint task force-Second revision ［J］. Eur J Neurol，2021，28（11）：3556-3583.

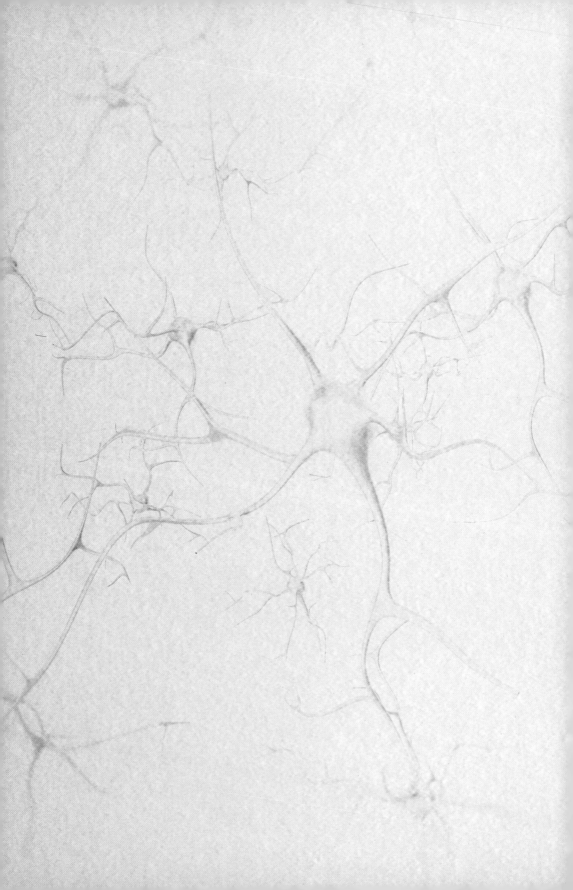

## 第四章

运动神经元病

4

【概述】

运动神经元病（motor neuron disease，MND）是一种持续进展性神经系统变性疾病，以脑和脊髓运动神经元变性为特点，临床上表现为上运动神经元和下运动神经元受累的不同组合。2014年因"ALS冰桶挑战（ALS Ice Bucket Challenge）"活动使得运动神经元病受到社会各界广泛关注。历史上许多名人罹患该病，其中包括美国著名棒球运动员卢·格里克（Lou Gehrig），因此本病也称为"Lou Gehrig病"。另外当代著名物理学家斯蒂芬·霍金也患有该病。一些国家常把MND称为肌萎缩侧索硬化（amyotrophic lateral sclerosis，ALS），在美国MND和ALS有时也可互换使用，英国多使用MND表述该疾病，我国目前没有明确倾向，MND和ALS都比较常用。约90%的MND患者为散发，另外10%具有阳性家族史，部分患者无论是否具有家族史均可检测出基因突变，且携带基因突变患者和未携带突变患者在临床表现上没有明显差异。我国患者中突变频率较高的基因有SOD1、FUS、OPTN、UBQLN2、TARDBP、ANXA11等。发病率方面，美国和欧洲国家约为（1~3）/10万，我国发病率与之类似，但缺乏全国性流行病学数据。2018年我国将本病收录在了《第一批罕见病目录》中。目前MND病因和发病机制未完全阐明，但随着近些年大量致病基因的发现和功能学实验研究提示不同基因突变主要通过：异常蛋白聚集引起内质网应激、mRNA穿越细胞核转运障碍、RNA加工障碍、泛素蛋白酶系统功能障碍、神经元轴浆转运障碍、线粒体功能障碍和自噬功能障碍等途径造成神经元死亡。

【临床表现】

（一）临床症状

MND可从球部、颈段、胸段、腰骶段等任意一个或几个区域起病，临床表现主要包括上运动神经元（upper motor neuron，UMN）受累症状和下运动神经元（lower motor neuron，LMN）受累症状，部分患者可合并认知障碍，另外肢体疼痛、主观感觉异常等在临床实践中也经常遇到。

1. 起病方式　以不对称肢体无力、肢体萎缩最为常见，约占80%，症状逐渐向其他节段进展，最后累及呼吸肌，引起呼吸衰竭。MND 患者多以单侧上肢远端手部小肌肉无力萎缩起病，常表现为无法使用筷子、剪指甲、拧瓶盖、抬举上肢等类似功能活动，患者中常可见到手掌外侧大鱼际肌群无力萎缩而内侧小鱼际肌群相对豁免，这种不对称手内肌分裂萎缩模式称为分裂手综合征（split-hand syndrome），被认为是 MND 早期的一个临床特征。上肢起病也可从肩胛带肌、颈部肌肉受累开始，表现为上肢外展无力、头部低垂等症状。下肢起病多表现足部背屈无力和足下垂，而近端骨盆带肌起病比较少见。20% 患者以延髓受累的球部症状发病，多表现为构音障碍、饮水呛咳、吞咽困难等症状。

2. 上运动神经元受累症状　颈髓段和腰骶髓段上运动神经元受累表现为肢体僵硬，运动不协调易跌倒，而肌肉无力表现相对较轻。胸髓段上运动神经元受累表现为躯干僵硬，平衡差。延髓段上运动神经元受累造成咽喉部肌群收缩障碍，表现为构音障碍，饮水、吞咽呛咳，吞咽困难，甚至造成窒息。查体可见痉挛步态、肌张力增高、腱反射亢进/增强，在严重萎缩无力的肌肉中可引出腱反射、Babinski 征等病理征阳性，吮吸反射阳性，下颌反射阳性，强哭强笑等体征。

3. 下运动神经元受累症状　颈髓段和腰骶髓段下运动神经元受累表现为四肢肌肉无力萎缩，手部无力表现为精细动作如解拉链、系纽扣、剪指甲、拧瓶盖、书写等动作困难或无法完成。上肢近端无力表现为穿衣、梳头、进食等动作困难或无法完成。下肢远端足部无力表现为行走困难，易绊倒。下肢近端无力表现为坐起困难、爬楼困难。胸髓段下运动神经元受累会引起躯干脊柱肌群无力、呼吸肌无力，表现为抬头困难，无法保持直立坐姿，说话音量微弱，呼吸困难等。延髓段下运动神经元受累引起舌肌萎缩，舌肌、口轮匝肌、声带肌群、咽部肌群无力，表现为构音障碍，说话带有明显鼻音，咀嚼无力，流口水，张嘴困难或嘴无法闭合，饮水呛咳，吞咽困难等症状。查体可见肌肉无力，肌肉萎缩，肌束颤动（持续肉跳）等体征。

4. 认知功能障碍　多数 MND 患者整个病程中认知方面未明显受累，随着研究深入发现部分 MND 患者可合并额颞叶相关认知障碍，影像上可见额叶、颞叶代谢率降低及萎缩，并符合额颞叶痴呆（frontotemporal dementia，FTD）诊断标准。近些年遗传学发现 MND 和 FTD 存在共同致病基因，MND、FTD 和 MND-FTD 患者中均可检测出 *C9orf72* 基因、*TARDBP* 基因等致病突变。临床上可表现为性格改变、脱抑制行为异常、执行功能障碍和言语障碍，认知症状可在 UMN 和 LMN 症状之前、之后或同时出现。

5. 肢体疼痛　有研究显示 15%~85% 的 MND 患者在病程中出现疼痛症状。其中运动能力下降、肌肉痉挛、肌张力增高和合并症等因素是造成 MND 患者疼痛症状的主要原因。

6. 感觉症状　部分患者会有主观感觉异常，如肢体麻刺感，但客观感觉查体及感觉神经电生理检查常常无明显异常。

（二）临床分型

MND 患者根据主要受累症状分为：上、下运动神经元均受累的肌萎缩侧索硬化（amyotrophic lateral sclerosis，ALS），以下运动神经元受累为主的进行性肌萎缩（progressive muscular atrophy，PMA），以上运动神经元受累为主的原发性侧索硬化（primary lateral sclerosis，PLS），以球部症状为主的进行性延髓麻痹（progressive bulbar palsy，PBP）。较多患者会以一种类型症状为主起病，随着病情发展逐渐出现其他类型表现，最后表现出经典的 ALS。另外根据一些特殊临床特征还可分为连枷臂综合征（flail arm syndrome，FAS）、连枷腿综合征（flail leg syndrome，FLS）等亚型。

1. 肌萎缩侧索硬化　ALS 是最常见的运动神经元病类型，多数患者中年 40 岁以后发病，部分有家族史的患者可早期出现临床症状，主要临床特点为 UMN 和 LMN 同时受损的症状和体征，患者常以单侧肢体无力萎缩或构音障碍等症状起病，逐渐延及其他部位，眼外肌一般不受累，病情一般进展较快，多于 3~5 年后累及呼吸肌造成呼吸衰竭。

2. 进行性肌萎缩　PMA 是一类进行性 LMN 受累的疾病。不少患者后期会出现 UMN 体征。尸检时常发现从未出现过 UMN 体征的 PMA 患者具有

UMN 病理改变。患者病变局限于 LMN 时，与典型 ALS 相比生存期会相对延长。晚期多部位肌肉萎缩无力，最后累及呼吸肌麻痹或肺部感染死亡。

3. 原发性侧索硬化 PLS 是进行性 UMN 受累的疾病。常常下肢受累起病，表现为下肢僵硬、乏力，行走呈剪刀步态。与 ALS 相比，其临床进展缓慢，患者无体重下降，早期肌电图无 LMN 损伤表现，但不少 PLS 患者病程后期会出现 LMN 体征。单纯 PLS 进展缓慢，生存期较长。

4. 进行性延髓麻痹 PBP 是局限于延髓支配区域的进行性 UMN 和 LMN 疾病。主要表现为构音不清、饮水呛咳、吞咽困难等症状，查体常见舌肌萎缩、束颤和咽反射消失等体征。较少患者症状始终局限于延髓段，更多的患者 UMN 和 LMN 受累症状和体征逐渐扩展到其他阶段而表现出典型的 ALS。PBP 患者一般病情进展较快。

5. 连枷臂综合征 FAS 是累及双上肢近端的进行性 LMN 疾病，逐渐向上肢远端扩散，症状可局限于上肢达 1 年以上，病程中患者也可出现上肢病理性反射（如 Hoffmann 征）。与经典 ALS 相比，FAS 一般不出现分裂手现象，且从上肢症状进展到第二体区阶段的时间明显长于 ALS 患者。FAS 进展缓慢，国内樊东升教授团队对 126 例 FAS 随访数据显示中位生存期为 97 个月，明显长于经典的 ALS 患者。

6. 连枷腿综合征 FLS 是下肢远端起病的进行性 LMN 肌无力和萎缩的疾病，症状可局限于上肢达 1 年以上，且进行性发展，病程中患者也可出现下肢病理性反射（如 Babinski 征）。FLS 从下肢症状进展到其他阶段速度相对缓慢，生存期较经典 ALS 长。

### 【辅助检查】

#### （一）神经电生理检查

神经电生理检查是临床查体的延伸，在 MND 诊疗中具有很高诊断价值。神经传导检测：①运动神经传导，远端潜伏期和神经传导速度通常无明显异常，无传导阻滞和波形离散。随着病情进展，复合肌肉动作电位（compound muscle action potential，CMAP）波幅可明显降低，传导速度也可轻度减慢。

②感觉神经传导，一般无明显异常，当合并嵌压性周围神经病或同时存在其他周围神经病时，可以出现感觉神经传导异常。③F 波测定，通常无明显异常，肌肉萎缩明显时相应神经 F 波可出现率下降，传导速度相对正常，另外部分 MND 早期患者可见非对称分布的巨大 F 波。

针极肌电图（electromyography，EMG）检测可表现出进行性失神经和慢性失神经：①进行性失神经，表现为纤颤电位和正锐波，2008 年 "Awaji 标准" 和 2012 年《中国肌萎缩侧索硬化诊断和治疗指南》均指出肌肉存在慢性失神经表现时，出现束颤电位的临床意义等同于纤颤电位和正锐波。②慢性失神经，运动单位电位（motor unit action potential，MUAP）时限增宽、波幅增高、多相波增多；大力收缩 MUAP 募集减少、波幅增高，严重时呈单纯相；大部分患者可见发放不稳定、波形复杂的 MUAP。

临床怀疑 MND 疾病时，需要对 4 个体区进行 EMG 检测，其中延髓支配区域可选择胸锁乳突肌、舌肌、面肌和咬肌进行测定，胸髓支配区域可选择 $T_6$ 水平以下脊旁肌或腹直肌进行测定，颈髓和腰髓支配区域应至少选择不同神经根和不同周围神经支配的 2 块肌肉进行测定。MND 病程早期 EMG 可仅在 1 个或 2 个体区出现下运动神经元损害，需间隔 3 个月进行复查。

需要注意的是除 MND 外，其他疾病如脊髓延髓肌萎缩症（肯尼迪病）、平山病、颈椎病合并腰椎病、脊肌萎缩症、多灶运动神经病、肌病、脊髓灰质炎后综合征等也可表现出现 3 个或 4 个体区的下运动神经源性损害，因此当出现广泛神经源性损害时并非均是 MND。

（二）肌肉超声

肌肉超声是一种无创、便捷的辅助检查手段，近年来研究提示肌肉超声对肌肉束颤观察较为敏感，因此可联合使用肌肉超声和肌电图提高束颤检出率，提高 MND 诊断准确性。

（三）神经影像

神经影像学不能为 MND 的确诊提供直接证据，但是有助于 MND 与其他疾病鉴别，MND 患者头 MRI 有时可见沿锥体束走行部位的异常信号。另外在与颈椎和腰椎病鉴别时脊髓 MRI 具有重要作用。

（四）实验室检查

MND 患者血常规、血生化、自身免疫抗体指标、脑脊液等实验室检查通常无明显异常，部分患者血清肌酸激酶可轻度增高。

（五）肌肉活检

肌肉活检不是 MND 诊断所必需的，在临床诊断困难或怀疑肌病时可酌情选择肌肉活检。

## 【诊断和鉴别诊断】

临床工作中，ALS 诊断需要在对病史、神经系统查体、电生理、神经影像等综合评估基础上进行判断。

（一）ALS 诊断要点

1. 40 岁以上，隐匿起病，症状进行性加重，脑干、颈段、胸段、腰骶段四个区域中有上、下运动神经元同时受累，从一个区域逐渐发展到另一个节段区域，症状表现为肢体无力、肌肉萎缩、球部症状（吞咽困难、饮水呛咳、构音障碍等）、无明显感觉障碍、有或无认知功能障碍。

2. 查体可见腱反射亢进、肌张力增高、病理征阳性、有或无持续肌束震颤，部分因下运动神经元受累严重可不出现明显的腱反射亢进、肌张力增高和病理征。

3. 肌电图检查可见进行性失神经或神经再生支配的神经源性损害。

4. 影像上大多无异常表现，部分患者头 MRI 运动皮质、锥体束走行位置可见信号增高。

5. 脑脊液检查、自身免疫相关检查、肿瘤等相关检查无明显异常。

6. 家族史阳性患者除进行以上评估判断外可进行基因检测协助诊断。

（二）ALS 的诊断条件

2012 年，中华医学会神经病学分会肌电图与临床神经电生理学组、中华医学会神经病学分会神经肌肉病学组联合发布了《中国肌萎缩侧索硬化诊断和治疗指南》，指南提出 ALS 诊断的基本条件。

1. 病情进行性发展　通过病史、体检或电生理检查，证实临床症状或体征在一个区域内进行性发展，或从一个区域发展到其他区域。

2. 临床、神经电生理或病理检查证实有下运动神经元受累的证据。

3. 临床体检证实有上运动神经元受累的证据。

4. 排除其他疾病。

（三）ALS 的诊断分级

1. 临床确诊 ALS　通过临床或神经电生理检查，证实在 4 个区域中至少有 3 个区域存在上、下运动神经元同时受累的证据。

2. 临床拟诊 ALS　通过临床或神经电生理检查，证实在 4 个区域中至少有 2 个区域存在上、下运动神经元同时受累的证据。

3. 临床可能 ALS　通过临床或神经电生理检查，证实仅有 1 个区域存在上、下运动神经元同时受累的证据，或者在 2 个或以上区域仅有上运动神经元受累的证据。已经行影像学和实验室检查排除了其他疾病。

（四）ALS 的认识进展

随着对 ALS 疾病探索的加深，目前我们对 ALS 的认识可概括为以下两方面。

1. ALS 是一种逐步进展性运动神经受累疾病

（1）临床以局部阶段受累起病最为常见，但少数可表现多个阶段同时广泛受累起病。

（2）ALS 的运动症状表现为上、下运动神经元同时受累，但上运动神经元受累体征在临床上有时不明显。

（3）下运动神经元受累的证据可来自临床体格检查和 / 或肌电图。

（4）对诊断而言，上运动神经元受累证据目前来自临床体格检查。

（5）另外，下运动神经元受累的证据也可来自：神经超声发现多块肌肉颤。上运动神经元受累的证据也可来自：中枢运动区经颅磁刺激、MRI、神经丝蛋白水平。但这些检查不是目前 ALS 临床诊断所必需的。

2. ALS 患者可能也会表现出认知、行为 / 精神方面症状，但这些也不是临床诊断所必需的。

基于以上认识，2019 年 9 月国际临床神经电生理联盟、世界神经病学联盟肌萎缩侧索硬化协会和运动神经元病协会在澳大利亚黄金海岸（gold coast）讨论修订了 ALS 诊断标准（表 4-1），我国崔丽英教授参与了 Gold Coast 标准的撰写与制定。这是继 1994 年 EI Escorial 标准、2000 年修订版 EI Escorial 标准和 2008 年 Awaji 标准之后，ALS 诊断标准的再次修订更新（表 4-1）。

### 表 4-1　ALS 诊断 Gold Coast 标准

1. 既往运动功能正常，但现在通过病史和反复临床评估证明存在进展性运动功能损害
2. 至少在 1 个体区 [a]（body region）存在上运动神经元受累 [b] 和下运动神经元 [c] 受累（如果只有 1 个体区受累，上、下运动神经元受累需要在同一个体区内），或者至少 2 个体区出现下运动神经元受累的表现
3. 通过检查 [d] 排除其他疾病

注：[a] 体区即身体的区域，分为延髓、颈髓、胸髓、腰髓支配区域，如果病变区域有下运动神经元受累，必须通过临床体格检查或肌电图证实有不同神经根和不同周围神经支配的 2 块肢体肌肉出现异常，或 1 块延髓支配的肌肉出现异常，或 1 块胸髓支配的肌肉出现异常。

[b] 上运动神经元受累至少需要具备以下表现之一：①腱反射亢进，包括在明显无力和萎缩肌肉中引出腱反射或反射泛化至邻近肌肉；②病理征阳性，包括霍夫曼征、巴宾斯基征、掌颌反射和吸吮反射；③速度依赖性肌张力增高（痉挛）；④随意运动减慢、欠协调，无法用下运动神经元受累所致的无力或帕金森病特点解释。

[c] 某块肌肉下运动神经元受累需要具有肌肉无力和萎缩临床查体体征或肌电图异常。其中肌电图异常必须同时包括：①慢性神经源性改变的证据，定义为运动单位时限增宽和 / 或波幅增高，即大的运动单位电位（伴有多相波和不稳定的运动单位电位是支持性证据但并非必需的证据）；②进行性失神经的证据，包括纤颤电位或正锐波或束颤电位。

[d] 根据临床表现开展合适的检查，可能包括神经传导检查和针极肌电图、MRI 或其他影像学检查、血液或脑脊液检查，或者临床必需的其他类型检查。

### （五）鉴别诊断

临床实践中，以 UMN 和 / 或 LMN 受累为主要症状的疾病需要与 MND 进行鉴别，主要鉴别疾病见表 4-2。除此之外 MND 鉴别诊断中还需要与脊柱内疾病（脊髓空洞、延髓空洞和脊髓肿瘤等）、副肿瘤相关运动神经元

综合征、运动神经元综合征伴淋巴细胞增生性疾病、迟发型 Tay-Sachs 病（GM2 神经节苷脂贮积症）、放射性脑干损伤和放射性脊髓病等相对少见疾病鉴别。

表 4-2　MND 需要鉴别的疾病

| 鉴别疾病 | 鉴别要点 |
| --- | --- |
| 颈椎病或腰椎病 | 颈椎病肌肉萎缩通常局限于上肢，常伴有肩部和上肢疼痛、感觉障碍等，颈髓受压可出现下肢的 UMN 受累体征，颈部 X 线片和 MRI 可见颈椎骨质增生、椎间孔狭窄和椎间盘变性等，胸锁乳突肌针电极肌电图正常；腰椎病症状局限于下肢，伴有腰部和腿部疼痛，胸锁乳突肌和胸椎椎旁肌针电极肌电图检查多无异常 |
| 多灶运动神经病 | 神经元受累通常是不均匀，临床多为非对称肢体无力萎缩、肌束颤抖等，无 UMN 症状，节段运动传导可见运动神经传导阻滞，30%~80% 患者 GM1 抗体（+），免疫球蛋白治疗有效 |
| 脊髓灰质炎后综合征 | 病毒性脊髓灰质炎部分或完全临床恢复后数年再次出现症状，慢性病程，无 UMN 症状 |
| 脊髓延髓肌萎缩症 | 又称肯尼迪病（Kennedy disease），是 X 染色体上雄激素受体基因（androgenreceptor，AR）1 号外显子中编码多聚谷氨酰胺的 CAG 重复序列异常扩增（>40CAGs），绝大多数患者为男性，一般 30~60 岁发病，疾病初期多为非特异表现如姿势性震颤和肌肉痉挛，临床症状主要为 LMN 受累的构音障碍、吞咽困难、舌肌萎缩（延髓肌受累），四肢缓慢进行性无力、轻度肌肉萎缩（脊髓受累）和姿势性震颤、面部收缩震颤等，男性患者可表现出乳房发育、睾丸萎缩、勃起障碍、生育力降低等雄激素不敏感特征。电生理检查主要为广泛神经源性损害，多伴感觉和运动神经传导异常。大多数患者肌酸激酶升高 |
| 脊肌萎缩症成人型 | 成人型多于 20~30 岁之后发病，运动神经元存活基因 1（*SMN1*）突变（中国 SMA 患者 88%~95% 携带 *SMN1* 基因 7 号外显子纯合缺失）造成 SMN 蛋白表达不足，进而导致脊髓前角运动神经元丢失，继而出现进行性、对称性、肢体近端为主的肌肉无力萎缩，无 UMN 症状，常合并肌肉震颤和脊柱侧弯等体征，肌电图：广泛神经源性损害 |

| 鉴别疾病 | 鉴别要点 |
| --- | --- |
| 遗传性痉挛性截瘫 | 缓慢进行性双下肢上运动神经元痉挛性肌无力，几乎无 LMN 症状，患者常合并尿急、尿失禁、剪刀步态，可合并高足弓、短足畸形等特征，某些类型的 HSP 可能伴有小脑功能障碍、视神经萎缩、认知功能减退、周围神经病、甲状腺功能异常等症状。部分患者可检测出致病基因突变 |
| 平山病 | 多见于青少年，男性居多，渐进性和局灶性上肢前臂和手部肌肉远端不对称萎缩，无 UMN 症状，病程缓慢呈自限性，发展到一定阶段后可停止进展，颈椎过屈位 MRI 可见椎管硬膜囊后壁向前压迫颈髓、颈髓变细等特点 |
| 包涵体肌炎 | 不成比例的手指屈肌无力，没有 UMN 征象，进展缓慢，诊断需要肌肉活检，肌电图通常有肌病特征 |
| 良性肌束颤动 | 正常人可出现，无 UMN 和 LMN 受累的肌肉无力萎缩症状，肌电图检查无明显异常，不会增加 MND 发病风险 |

## 【治疗】

MND 目前尚无法治愈，但可采用一些延缓病情进展药物、对症治疗、营养支持等方法延长生存期并改善生活质量。目前针对 *SOD1* 突变、*C9orf72* 突变、*FUS* 突变、*ATXN2* 突变的反义寡核苷酸（ASOs）基因治疗药物正在临床试验过程中，初步结果表明具有良好的安全性和耐受性，并显示出积极的疗效。另外干细胞治疗方法也在临床试验进行中。我们相信随着医学科技的发展，针对发病机制延缓甚至治愈 MND 的药物正离我们越来越近。目前已有的治疗措施如下。

### （一）轻度延缓病情进展药物

利鲁唑可抑制谷氨酸释放，美国食品药品监督管理局（FDA）在 1995 年即批准了利鲁唑治疗 ALS。美国神经病学学会（American Academy of Neurology）推荐病程 5 年内，用力肺活量（forced vital capacity，FVC）大于预测值 60%，未行气管切开的患者 50mg，每日 2 次，长期服用可轻度延缓病程进展。我国真实世界研究数据也证实患者持续口服利鲁唑 5~6 个月可获益。

依达拉奉具有清除自由基发挥抗氧化应激作用，通常用于治疗急性脑梗死，2015 年日本药品医疗器械管理局（PMDA）和 2017 年美国 FDA 均批准了依达拉奉治疗 ALS。临床试验数据显示依达拉奉可延缓确诊或拟诊，发病 2 年内、FVC>80%、ALS 功能评分量表（ALSFRS-R）所有项目在 2 分以上的这一特定患者人群的病情进展。依达拉奉治疗 ALS 的推荐用量：60mg 用 100ml 生理盐水稀释，60 分钟内静脉滴注，每日 1 次。推荐给药时间：给药期与停药期组合 28 日为 1 个周期，共 6 个周期，第 1 周期连续给药 14 日，停药 14 日，第 2~6 周期起前 14 日内给药 10 日（5 日 / 周）；之后停药 14 日。

### （二）对症支持治疗

对症支持治疗主要包括针对呼吸症状、肢体僵硬、流涎、疼痛、营养支持、心理干预等方面。当患者 FVC<70% 可考虑使用呼吸机采用双水平气道正压通气（bilevel positive airway pressure，BiPAP）模式辅助通气；肢体僵硬可使用巴氯芬从 5~10mg，每日 2~3 次起始，可逐渐增加剂量至每日 80mg；流涎可适当选用阿托品、山莨菪碱等药物；患者因活动能力下降、肌张力增高、肌肉痉挛等引起的肢体疼痛可通过加强护理和定期改变体位缓解，必要时可使用非阿片类镇痛药和非甾体抗炎药减轻患者疼痛；营养方面增加优质蛋白摄入，因吞咽困难无法经口进食者可采用鼻胃管或经皮内镜下胃造瘘（percutaneous endoscopic gastrostomy，PEG）提供营养支持；多数患者会合并心理障碍，抑郁症较为常见，可选用三环类抗抑郁药（如阿米替林）改善抑郁症状同时还可缓解流涎、失眠等症状。

### 【预后】

运动神经元病整体预后差，临床症状不会逆转，病情持续进展，生存期平均为 3~5 年，多因呼吸肌衰竭或肺部感染而死亡。一些特殊类型如原发性侧索硬化、连枷臂综合征、连枷腿综合征等患者生存期较经典 ALS 长。另外，个别携带特定基因突变位点的患者（如 *SOD1* p.H47R）疾病进展较慢，生存期较长。

## 【遗传咨询】

近些年，大量 MND 相关致病基因被报道，致病遗传方式主要为常染色体显性遗传（autosomal dominant，AD）（表 4-3）。目前约 70% 的家族性 MND 患者和 15% 的散发性 MND 患者可在已报道致病基因中检测到变异，并且现在研究的基因治疗策略也是针对特定基因突变人群，因此临床开展 MND 遗传学检测可对早期诊断和预后提供一定帮助，并为今后基因治疗奠定基础。

表 4-3　ALS 致病基因及致病机制

| 基因名称 | 基因定位 | 报道时间 | 致病遗传方式 | 相关致病机制 |
|---|---|---|---|---|
| SOD1 | 21q22.11 | 1993 年 | AD 或 AR | 氧化应激 |
| NEFH | 22q12.2 | 1999 年 | AD 或 AR | 轴索形态受损 |
| ALS2 | 2q33.1 | 2001 年 | AR | 内体转运 |
| DCTN1 | 2p13.1 | 2003 年 | AD 或 AR | 物质运输障碍 |
| SETX | 9q34.13 | 2004 年 | AD | RNA 代谢 |
| VAPB | 20q13.32 | 2004 年 | AD | 内质网应激 |
| FIG4 | 6q21 | 2006 年 | AD | 内体转运 |
| ANG | 14q11.2 | 2006 年 | AD | RNA 代谢 |
| CHMP2B | 3p11.2 | 2006 年 | AD | 内体转运 |
| TARDBP | 1p36.22 | 2008 年 | AD | RNA 代谢 |
| FUS | 16p11.2 | 2009 年 | AD | RNA 代谢 |
| SPG11 | 15q21.1 | 2010 年 | AR | DNA 修复和轴突生长 |
| OPTN | 10p13 | 2010 年 | AD 或 AR | 自噬 |
| ATXN2 | 12q24.12 | 2010 年 | AD | RNA 代谢 |
| VCP | 9p13.3 | 2010 年 | AD | 自噬 |
| DAO | 12q24.11 | 2010 年 | AD | 白蛋稳态 |
| C9orf72 | 9p21.2 | 2011 年 | AD | RNA 代谢和自噬 |
| SQSTM1 | 5q35.3 | 2011 年 | AD | 自噬 |
| UBQLN2 | Xp11.21 | 2011 年 | XD | 泛素 - 蛋白酶体系统和自噬 |
| SIGMAR1 | 9p13.3 | 2011 年 | AD | 泛素 - 蛋白酶体系统和自噬 |

| 基因名称 | 基因定位 | 报道时间 | 致病遗传方式 | 相关致病机制 |
|---|---|---|---|---|
| *PFN1* | 17p13.2 | 2012 年 | AD | 细胞骨架 |
| *ERBB4* | 2q34 | 2013 年 | AD | 神经发育 |
| *HNRNPA1* | 12q13.13 | 2013 年 | AD | RNA 代谢 |
| *MATR3* | 5q31.2 | 2014 年 | AD | RNA 代谢 |
| *TUBA4A* | 2q35 | 2014 年 | AD | 细胞骨架 |
| *CHCHD10* | 22q11.23 | 2014 年 | AD | 线粒体 |
| *TBK1* | 12q14.2 | 2015 年 | AD | 自噬 |
| *GLE1* | 9q34.11 | 2015 年 | AD | RNA 代谢 |
| *NEK1* | 4q33 | 2016 年 | AD | DNA 损伤、细胞骨架等 |
| *CCNF* | 16p13.3 | 2016 年 | AD | 蛋白稳态 |
| *ANXA11* | 10q22.3 | 2017 年 | AD | 蛋白稳态 |
| *TIA1* | 2p13.3 | 2017 年 | AD | RNA 代谢 |
| *KIF5A* | 12q13.3 | 2018 年 | AD | 物质转运障碍 |
| *GLT8D1* | 3p21.1 | 2019 年 | AD | 酶活性受损 |
| *DNAJC7* | 17q21.2 | 2019 年 | – | 蛋白稳态 |
| *CAV1* | 7q31.2 | 2020 年 | – | 神经营养信号障碍 |

注：AD，常染色体显性遗传；AR，常染色体隐性遗传。

### （一）测序方法选择

现在基因测序方法主要有：一代测序（Sanger 测序）、二代测序（next generation sequencing，NGS）、三代测序方法以及通过毛细血管电泳动态突变检测方法等。Sanger 测序精度高，常作为二代测序变异位点的验证，但其每次只能检测约 1 500bp 长度基因片段；二代测序能在短时间内检测包含数亿碱基的序列，又称为高通量基因组测序，但读取长度短，无法识别大的结构变异和动态突变；三代测序克服了二代测序的短板，可进行超长片段读取，但目前三代测序稳定性和结果解读仍需要进一步完善。根据我国多个医疗中心 MND 遗传学研究数据：不管是家族性患者还是散发性患者，均可优先使用 Sanger 测序对 *SOD1* 基因 5 个外显子进行测序；条件允许情况下，可直接选用集成多个致病基因的 panel 或全外显子组或全基因组的二代测序方法；三代测序目前仍较为昂贵，特殊情况下可选择三代测序一次性解决点突变、结构变异、动态突变等的检测。不同测序方法各有优缺点和侧重点，临床工作中根据不同目的合理选择。

（二）测序基因范围选择

MND 致病基因及相关基因数量较多，如果无差别地进行测序结果分析会耗费大量时间和精力。虽然目前没有明确指南和相关规定，但根据近些年国内和国外研究报道，我们可通过下列方法尽可能对某些测序基因范围进行重点关注。

首先，根据地区人群初步划定重点关注基因范围。高加索人群重点关注 *C9orf72* 基因的动态突变；亚洲人群 *C9orf72* 基因突变相对少见，我国突变频率较高基因有 *SOD1*、*FUS*、*TARDBP*、*OPTN*、*UBQLN2* 等，可优先关注。

其次，根据发病年龄初步划定重点关注基因范围。起病年龄小于 25 岁的患者称为少年型 ALS（juvenile amyotrophic lateral sclerosis，JALS），少年型患者的基因突变谱与成年患者有一定差异。目前已报道的 JALS 致病基因有 *FUS*、*SOD1*、*ALS2*、*SPG11*、*SIGMAR1* 和 *SETX* 基因。近期国内研究数据提示约 30% 的 JALS 患者会携带 *FUS* 基因无义突变或移码突变，*FUS* 基因可能是我国 JALS 患者常见的致病基因。因此，对于 JALS 患者可对以上基因重点关注。

最后，根据临床表型初步划定重点关注基因范围。MND 具有临床异质性和遗传异质性特点，目前基因型 - 表型之间尚无普遍相关性，但是一些基因或某一位点突变也会有一定特点，近些年文献报道的特征性基因型—表型有：*SOD1* 基因 p.A4V、p.H43R、p.L84V、p.G85R、p.N86S 和 p.G93A 等突变位点临床进展迅速，病程常小于 3 年；*SOD1* 基因 p.H47R、p.D90A 和 p.G93C 等突变位点病程常进展缓慢，生成期可达 10 年甚至更长，其中携带 p.H47R 突变患者临床主要表现双下肢下运动神经元受累，携带 p.D90A 突变患者可表现出面肌受累症状，部分患者可符合以面部症状首发的运动神经元病（FOSMN）；*FUS* 基因突变通常疾病进展快，其中 p.R521C 位点突变患者常表现为肢体近端无力起病，伴有垂头征等临床特点。另外合并 FTD 或者认知症状可重点关注 *C9orf72*、*TARDBP*、*VCP*、*TBK1*、*UBQLN2*、*CHCHD10*、*SQSTM1*、*CCNF* 和 *TIA1* 基因。

### （三）测序结果判读

高通量测序的普及给基因检测提供更多解决方案的同时，也给患者基因检测结果判读带来了困难。与一代 Sanger 测序相比，高通量测序（二代、三代测序）产生序列数据量巨大，如何向患者解释检测出变异位点致病性已成为临床医师十分棘手的问题。对于一份测序结果，现阶段主要从生物学意义、遗传学意义和临床意义三方面进行综合分析。生物学意义主要分析某个变异是否影响基因功能，2015 年美国遗传学会（American College of Medical Genetics and Genomics，ACMG）、美国分子病理协会（Association for Molecular Pathology，AMP）和美国病理学协会（College of American Pathologists，CAP）联合发布的《遗传变异解读标准和指南》，该指南将孟德尔相关基因变异分为：临床致病变异（pathogenic）、临床可能致病变异（likely pathogenic）、临床意义不明的变异（uncertain significance）、可能良性变异（likely benign）和良性变异（benign）5 个等级，可以参照该指南进行变异位点生物学意义判读。遗传学方面主要是结合变异位点状态（杂合突变、纯合突变等）和疾病遗传方式（常染色体显性遗传、常染色体隐性遗传等）进行遗传学意义判读。临床方面要充分考虑患者临床特点与所检变异位点所关联临床特征是否吻合。因此，具有专业知识的专业人士及临床医生可从上述三个层面对所检测出的变异位点进行综合评判分析。需要注意的是即使未发现基因突变也不能完全排除遗传因素在该患者中的作用。

（张 亢）

**推荐阅读** ● ● ●

［1］中华医学会神经病学分会肌电图与临床神经电生理学组，中华医学会神经病学分会神经肌肉病学 . 中国肌萎缩侧索硬化诊断和治疗指南［J］. 中华神经科杂志，2012，45（7）：531-533.

［2］张亢，柳青，崔丽英 . 肌萎缩侧索硬化遗传学进展及临床基因检测面临的问题［J］. 中华神经科杂志，2017，（11）：871-876.

［3］ZHANG K，LIU Q，LIU K，et al. ANXA11 mutations prevail in Chinese ALS patients with and without cognitive dementia［J］. Neurology Genetics，2018，4（3）：e237.

［4］LIU Q，LIU F，CUI B，et al. Mutation spectrum of Chinese patients with familial and sporadic amyotrophic lateral sclerosis［J］. J Neurol Neurosurg Psychiatry，2016，87（11）：1272-1274.

［5］SHEFNER J M，ALCHALABI A，BAKER M R，et al. A proposal for new diagnostic criteria for ALS［J］. Clin Neurophysiol，2020，131（8）：1975-1978.

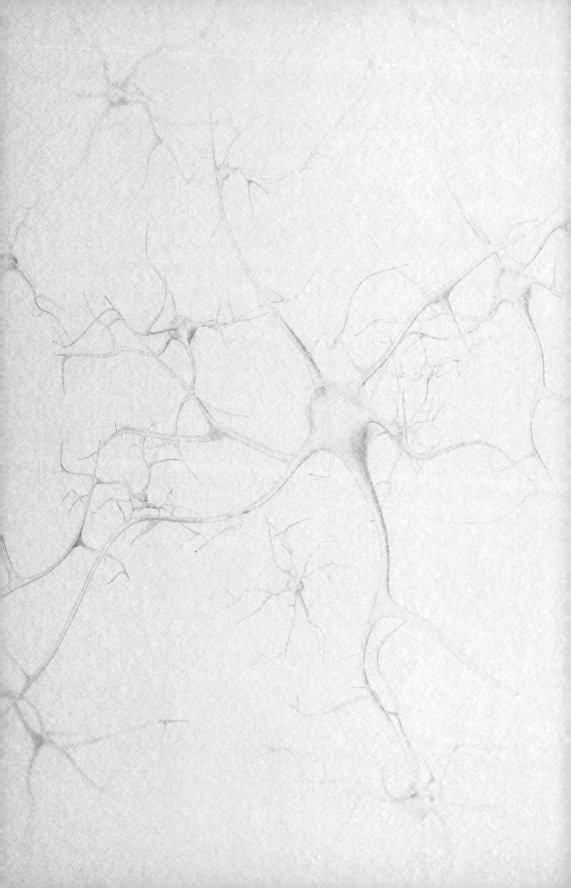

## 第五章

# 腓骨肌萎缩症

5

## 【概述】

腓骨肌萎缩症（charcot marie tooth disease，CMT）是在临床、电生理、基因和病理具有异质性一组单基因遗传性周围神经病。CMT 是最常见的遗传性神经病，在神经科其发病率远远高于炎性周围神经病和副肿瘤性周围神经病。人群中整体发病率约为 1/2 500，不同国家和民族之间存在差异。临床特点在儿童期或青少年期出现隐匿而缓慢进展的肢体无力，从下肢开始，然后累及上肢，伴有腱反射减弱消失和弓形足，大部分患者具有正常的寿命。

CMT 存在多种分类，从受累神经成分可分为遗传性运动感觉神经病（HMSN）、遗传性运动神经病（HMN）、遗传性感觉神经病（HSN）、遗传性感觉和自主神经病变（HSAN）。根据上肢正中神经的运动传导速度是否达到 38m/s，CMT 主要分为髓鞘型（demyelinating CMT，CMT1）和轴索型（axonal CMT，CMT2），速度低于 38m/s 为 CMT1，速度正常或接近正常为 CMT2，若神经传导速度范围为 25~45m/s，称为中间型，其中 CMT1 大约占 37.5%~84%，CMT2 大约占 12%~35.9%。还可以分为常染色体显性遗传、常染色体隐性遗传或 X 连锁遗传，其中常染色体显性遗传是最常见的遗传模式。后来根据遗传方式和临床特点改变分类为 CMT3 和 CMT4，前者为儿童期起病，症状严重，行走迟缓且电生理证实脱髓鞘改变，正中神经运动传导速度 <15m/s 的 CMT，也就是 Dejerine-Sottas 综合征（Dejerine-Sottas syndrome，DSS）；后者为隐性遗传脱髓鞘 CMT。

目前已明确 100 多个基因突变可以导致 CMT。其中约 80%~90% 以上的患者是由于周围神经髓鞘蛋白 22（peripheral myelin protein 22，PMP22）基因的拷贝数变异和缝隙连接蛋白 β1（gap junction protein beta 1，GJB1）、髓鞘蛋白零（myelin protein zero，MPZ）和线粒体融合蛋白 2（mitofusin-2，MFN2）基因致病性突变引起的。其他基因的突变比例较低。PMP22 的拷贝数变异是 CMT 最常见的原因。PMP22 基因位于染色体 17p.11.2-12 的 1.4mb 区域，这个区域易出现基因重排，PMP22 基因重复或缺失出现基因剂量效应导致疾病。

周围神经的正常结构和功能依赖于施万细胞与轴索间密切的解剖和生理相互作用，轴索决定施万细胞的存活、增殖和分化，而这些细胞在维持离子通道、轴突功能起着重要作用，若引起髓鞘形成和轴浆运输等蛋白的基因异常可分别导致髓鞘和轴索病变，引起 CMT。如 *PMP22* 基因重复导致蛋白过度表达使蛋白酶体系统过载，导致泛素化 PMP22 蛋白的细胞质聚集，引起自噬体和溶酶体活性增加。*MPZ* 移码突变导致内质网（ER）中突变蛋白聚集并导致细胞凋亡。其他可导致 CMT 的基因或蛋白如：髓鞘形成和组装相关蛋白包括参与髓鞘致密化（MPZ）、缝隙连接形成（GJB1）、施万细胞与细胞外基质相互作用以及调节细胞扩散、细胞迁移和凋亡（PMP22）的基因，细胞骨架结构蛋白如包括参与肌动蛋白聚合（INF2）、膜蛋白相互作用以稳定髓鞘（PRX）、中间丝（NEFL）、细胞信号（FGD4）、轴突转运（DYNC1H1）的基因，以及参与细胞内成分和信号转导，如参与调节囊泡运输、膜运输、细胞内细胞器运输和细胞信号的基因（*LITAF*、*MTMR2*、*SBF1*、*SBF2*、*SH3TC2*、*NDRG1*、*FIG4*、*RAB7A*、*TFG*、*DNM2*、*SIMPLE*）。另外，参与蛋白酶体和蛋白质聚集如调节微管（*HSPB1*，*HSPB8*）、细胞黏附（*LRSAM1*）、泛素连接酶（*TRIM2*）的基因和影响线粒体结构和功能的基因（*MFN2*、*GDAP1*、*MT-ATP6*、*PDK3*）如果突变均可导致 CMT。

【临床表现】

CMT 发病年龄从婴儿期到老年人不等，有新生儿或婴儿期发病，可分为早期婴儿（≤2 岁）、儿童期（>2~10 岁）、青少年期（>10~20 岁）、成人期（>20~50 岁），成人晚期（>50 岁）。但大多数患者是 20 岁以前发病，由于起病隐匿且进展缓慢，有时很难找到起病的确切年龄。发病年龄越早，症状往往越重。新生儿期或婴儿期发病的先天性髓鞘发育不良的 DSS 患儿可出现新生儿低血压、喂养困难和呼吸困难。

患者可能有发育里程碑延迟，在儿童期表现为动作缓慢，不擅长运动，由于足下垂，会出现走路易绊倒、摔倒或扭伤脚踝，不能快走或跑步困难。双手无力表现为精细动作困难，如开锁、拉拉链和写字困难。一般来说，典型 CMT 患者表现四肢远端对称性无力、肌肉萎缩和骨骼畸形，下肢更明显。典型患者由于长期慢性肌肉萎缩出现高足弓、锤状趾和爪形手，由于胫骨前肌和腓肠肌和大腿远端萎缩明显，看起来就像一个倒置的香槟酒瓶。部分患者可出现脊柱侧凸畸形，可以出现手套、袜套样感觉减退。

除肢体无力和萎缩外，有些基因突变患者出现脑神经病变如耳聋、声带麻痹、舌肌萎缩和构音障碍，此外，还可出现上睑下垂、视神经萎缩、瞳孔异常、早期白内障、青光眼等变化。以自主神经障碍为主，包括尿急和尿失禁，直立性低血压和多汗。与普通人群相比，不宁腿综合征（RLS）在 CMT 患者中更为普遍。值得关注的是在常见的 *GJB1* 基因突变的患者，经常会出现脑白质病变甚至临床极其类似脑血管病。

临床工作中需要对 CMT 患者进行量化评估，常用的有 CMT 神经功能障碍评分（CMT Neuropathy Score，CMTNS）。CMTNS 是针对成年 CMT 患者周围神经功能缺损设计的评分量表，主要根据患者的症状（感觉、下肢运动和上肢运动）、体征（针刺觉、振动觉、下肢肌力和上肢肌力）和神经电生理检查结果（正中神经/尺神经的复合肌肉动作电位波幅 CMAP 和感觉神经电位波幅 SNAP 等 9 项进行评分，每项分为 5 级，对应 0~4 分，共 36 分）。CMTNS ≤10 分为轻度神经功能障碍，11~20 分为中度神经功能障碍，20~36 分为重度神经功能障碍。CMTNS 较为客观和简单实用，广泛应用于 CMT 患者病情评估、治疗效果、预后等。

## 【辅助检查】

### （一）神经电生理检查

通过测量运动神经和感觉神经的关键参数如远端潜伏期、波幅和速度来反映神经病变的部位及范围，传导速度减慢伴潜伏期延长是髓鞘功能障碍的间接指标，复合肌肉动作电位波幅降低而运动传导速度正常则提示轴索病变。神经传导检测有助于确认神经病变性质和程度范围，也有助于筛选无症状患者。CMT 患者的电生理改变往往和临床症状不完全匹配，尤其是感觉神经，患者往往感觉正常而神经传导显示感觉神经波幅无法引出。正中神经传导速度 38m/s 是鉴别 CMT 髓鞘型和轴索型的常用分界点，根据神经传导速度，CMT 可分为：①非常缓慢（<15m/s）；②缓慢（15~35m/s）；③中间（35~45m/s）；④正常（>45m/s）。通过神经电生理检查，我们还可以区别获得性神经病，遗传性神经病的神经传导改变往往具有弥漫一致性特点，往往没有波形离散和传导阻滞，而后天获得性神经病变其电生理改变是非均匀的和不对称的，脱髓鞘病变会存在波形离散和传导阻滞。通过体感诱发电位、视听诱发电位还可以发现患者的亚临床表现。

（二）神经活检

临床上一般取腓肠神经或腓浅神经，典型的 CMT1 患者在神经半薄切片上可以出现髓鞘"洋葱球"样改变，主要反映慢性的髓鞘再生，这种"洋葱球"如广泛均一显示，支持遗传性。若出现"腊肠样"改变的髓鞘增厚，高度提示为 HNPP，此外通过神经活检，进一步区别是否为慢性炎性脱髓鞘性多发性神经根神经病（CIDP）后者往往可见炎性反应、神经束膜水肿及束间差异。可以明确是否存在血管炎性或淀粉样神经病变的神经病变。电镜下的郎飞结和线粒体的超微结构改变有助于理解突变基因的致病机制。

（三）神经影像

神经超声和神经磁共振越来越多地用于评估神经病变。在 CMT 中，神经根、神经丛和周围神经存在弥漫性增大，且与嵌压无关，而且神经强化不明显，尤其在 CMT1A 为明显。在 CMT2 中，周围神经的横截面积（CSA）没有明显增加。增强与否、神经信号特征改变都是区分 CMT 与获得性神经病变如 CIDP 的指标。

（四）基因检测

基因检测有助于确定结论性诊断，尤其是对散发性患者，但是必须建立临床表型和详细而准确的谱系分析基础上。同时，基因检测也是医疗咨询，尤其是优生优育的基础。与肌营养不良一样，目前主要采取 panel 相关二代测序（panel based next generation sequencing，P-NGS）、全外显子组测序（whole exome sequencing，WES）以及全基因组测序（whole genome sequencing，WGS），所有异常结果需要 Sanger 测序最后验证。由于 CMT 最常见的是 *PMP22* 基因变异，存在外显子缺失、重复等，还需配合应用多重连接探针扩增技术（multiple ligation dependent probe amplification，MLPA）进行首先排查，若为阴性，再针对性对 *PMP22*、*GJB1*、*MPZ* 和 *MFN2* 进行基因检测，通常可检出大部分患者，但是随着测序技术的发展，甚至三代测序技术的展开，目前临床上多进行 MLPA 加 WES 检测。即便如此，还有些患者仍未明确致病基因突变，可能是由于未发现新基因或者未识别突变，还需结合临床和病理的检查综合判定。

（五）其他实验室检查

CMT 患者脑脊液蛋白多正常或轻度增高。X 连锁腓骨肌萎缩症（CMTX）头颅磁共振可发现脑白质病变。另外，肾功能异常的评估，视力及视器等相关脏器的评估都是必要的。

【诊断和鉴别诊断】

通过详细的病史采集，尤其是家族史，神经系统体检（特征性的体征）以及辅助检查，可初步拟诊 CMT，之后根据家系发病情况及遗传方式选择合适的基因检测，或结合神经病理诊断。

CMT 常需要与 CIDP、脊肌萎缩症以及远端型肌病相鉴别，鉴别要点见表 5-1。

表 5-1　腓骨肌萎缩症的鉴别诊断

| 鉴别点 | CMT | CIDP | 脊肌萎缩症 | 远端型肌病 |
|---|---|---|---|---|
| 发病年龄 | 儿童、成人均可，儿童期多见 | 成年多见 | 儿童、成人 | 多成人早期 |
| 起病形式 | 隐匿缓慢，逐渐加重 | 亚急性，持续进展超过 8 周，偶急性起病 | 隐匿缓慢，逐渐加重 | 隐匿缓慢，逐渐加重 |
| 肌无力 | 下肢远端最先受累，表现为走路易摔跤 | 进行性的肢体无力，远端或近端 | 肢体近端无力，对称 | 肢体远端无力，对称 |

| 鉴别点 | CMT | CIDP | 脊肌萎缩症 | 远端型肌病 |
|---|---|---|---|---|
| 感觉症状 | 无或有 | 无或有 | 无 | 无 |
| 肌酸激酶 | 正常或稍高 | 正常或稍高 | 轻 - 中度 | 有时显著升高 |
| 肌电图 | 神经源性改变，可以轴索或脱髓鞘性改变，神经传导往往呈现弥漫一致性特点 | 神经源性改变，为脱髓鞘性改变，神经传导可见传导阻滞和波形离散 | 神经源性改变感觉神经传导正常 | 肌源性改变感觉神经传导正常 |
| 神经肌肉活检 | 腓肠神经可以出现特征性改变，如广泛洋葱球样，也可大致正常 | 腓肠神经存在活动性改变，脱髓鞘与髓鞘再生 | 肌肉活检提示广泛大片群组化改变 | 肌肉活检提示肌营养不良或肌病样改变，如伴有镶边空泡 |

【治疗】

目前没有明确有效的治疗方法来改变 CMT 患者的疾病自然进程，需要多学科团队共同协作，主要是康复治疗和对症治疗。康复治疗的重要组成部分是伸展运动、有氧运动、阻力训练和及时使用矫形装置，除了可提高关节的柔韧性和运动范围、平衡力和心肺功能外，它们还能提高和保持肌肉的力量和功能。对疲劳和疼痛以及防止僵硬和畸形也有积极影响，肢体和脊柱畸形的患者可根据情况考虑矫形手术；缓解疼痛的药物、心理咨询等可以帮助患者提高生活质量，虽然有些药物处于临床试验中，其疗效尚待评估。

【预后】

绝大部分患者预后较好，部分患者在疾病的后期丧失独立站立和行走能力，除少数累及呼吸的类型外，CMT 患者基本都能达到正常寿命。妊娠期间可出现 CMT 症状恶化，胎儿异常体位、产后出血的风险增加，分娩期间需要干预。神经毒性药物和化疗药物以及获得性神经病变也会加重 CMT 的神经病变。强调团队协作、优化护理改善患者的预后和提高生活质量。

（陈 彬）

**推荐阅读** ● ● ◍

[1] PAREYSON D, MARCHESI C. Diagnosis, natural history, and management of Charcot-Marie-Tooth disease [J]. Lancet Neurol, 2009, 8（7）: 654-667.

[2] FRIDMAN V, BUNDY B, REILLY M M, et al. Inherited Neuropathies Consortium. CMT subtypes and disease burden in patients enrolled in the Inherited Neuropathies Consortium natural history study: a cross-sectional analysis [J]. J Neurol Neurosurg Psychiatry, 2015, 86（8）: 873-878.

[3] SHY M E, BLAKE J, KRAJEWSKI K, et al. Reliability and validity of the CMT neuropathy score as a measure of disability [J]. Neurology, 2005, 64（7）: 1209-1214.

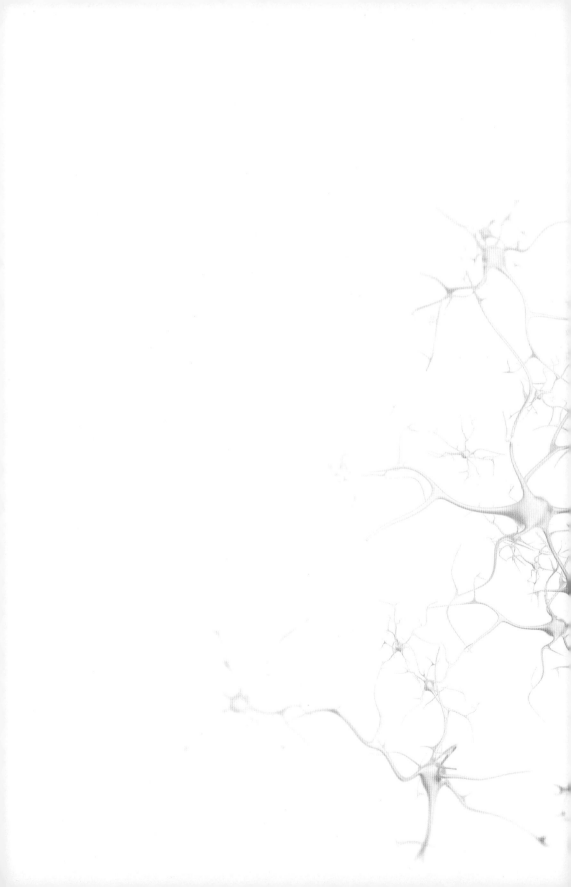

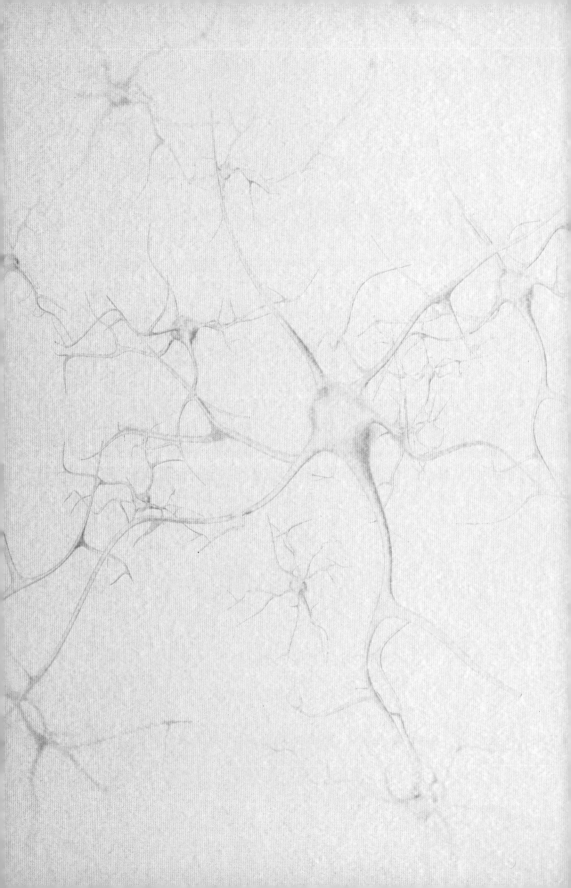

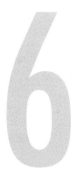

第六章

糖尿病性周围神经病

6

## 【概述】

糖尿病性周围神经病（diabetic peripheral neuropathy，DPN）是糖尿病最常见的并发症，具有较高的发病率和死亡率，给个人和社会带来巨大的经济压力。据不完全统计，全球约有 4.25 亿人患有糖尿病，其中我国约有 1.15 亿，而糖尿病患者中近一半的人会出现神经系统损害。相较于糖尿病其他的并发症，DPN 相关的住院率明显升高，并且约 50%~75% 的非创伤性截肢是由 DPN 所致。

DPN 包含一系列的临床综合征，最常累及远端周围神经系统和自主神经系统。在糖尿病患者中，近一半的患者会出现弥漫性或局灶性神经系统损害，并出现不同的临床症状或体征。DPN 中最常见的疾病形式是糖尿病远端对称性感觉周围神经病（distal symmetric polyneuropathy，DSPN），其他弥漫性神经病还包括心脏自主神经病变、胃肠运动障碍、糖尿病性膀胱病、勃起功能障碍等自主神经病变。还有临床较少见的局灶性神经病，包括单神经病变、神经根病、多发神经根病等。

糖尿病病程和糖化血红蛋白 A1c 水平是 DPN 的主要预测因子。此外，胰岛素抵抗、高血压也与 DPN 密切相关。高甘油三酯血症、腹型肥胖、较低的高密度脂蛋白水平也与 2 型糖尿病（T2DM）相关的 DPN 有关。DPN 的其他独立危险因素还包括吸烟、酗酒、高龄等。

DPN 的发病机制尚不完全清楚，目前认为，物质代谢紊乱、自身免疫和微血管功能不全等在内的多种因素共同参与了 DPN 的发生发展。代谢相关异常包括氧化和亚硝化应激、糖化终产物聚积、钙稳态失调、多元醇通路功能增强和线粒体功能障碍。这些机制既影响周围感觉神经元，又影响胶质细胞。神经活检提示，在神经病变的早期即出现无髓神经纤维变性，随着病情进展，有髓神经纤维也明显受损。此外，中枢伤害感受性神经元可能随着疾病进展出现中枢敏化。

## 【临床表现】

### （一）临床症状

糖尿病神经病包括多种临床和亚临床症状，总的来说，DPN 可分为弥漫性和局灶性两大类神经病变。弥漫性神经病主要包括 DPN 和糖尿病自主神经病（diabetic autonomic neuropathy，DAN），临床表现为慢性、进行性发展。而局灶性神经病在临床上并不常见，且往往是自限的。

在 DPN 中，感觉症状往往比运动障碍更为突出，且随着糖尿病持续时间和疾病进展，表现为手套、袜套样分布特征。其受累神经纤维的类型不同，DPN 的症状和体征也不尽相同。大纤维受损通常表现为身体位置觉、方向觉、运动觉的减弱或丧失。小纤维受损表现为痛觉、温度觉的缺失，或出现感觉异常，甚至神经性疼痛。

DPN 的早期症状通常表现为麻木、烧灼痛、针刺感和闪电样疼痛，且夜间加重。临床上，早期感觉神经病变往往难以检测，且隐匿性进展，需要依赖全面的神经系统检查。远端对称性感觉丧失的出现依赖于周围神经损伤的程度。由于肋间感觉神经受累，会出现前躯干的感觉症状。

糖尿病足是 DPN 的严重并发症，临床上常导致截肢。由于周围神经病变、外周动脉损伤、局部创伤、炎症以及感染等因素的存在，足部损伤、溃疡持续进展，最终不得不截肢。由于周围神经受损，患者保护性感觉丧失，因此相较于感觉正常者，DPN 患者在受到相应损伤时保护意识减弱，更容易进展到截肢等严重阶段。此外，运动神经受累可能会导致足部畸形，更增加了足部受伤的风险。

DAN 是弥漫性糖尿病神经病的另一种主要形式。DAN 进展缓慢，且累及包括心血管系统、胃肠道系统、泌尿生殖系统在内的全身多个系统。心血管自主神经病可导致直立性低血压和外周血流变化，严重时可能导致猝死。胃肠道自主神经病通常干扰上消化系统，导致食管运动障碍和胃轻瘫，患者出现吞咽困难、胸骨后烧灼痛、胃排空障碍、呕吐等症状。骶神经受累所致的膀胱功能障碍在 DAN 中不常见，无张力性膀胱患者可出现残余尿增多伴充溢性尿失禁，有时可并发尿路感染。

相较于弥漫性 DPN，临床上局灶性和多灶性 DPN 并不常见。局灶性神经病变包括单神经病、多发单神经病、神经丛病变、神经根病变以及近端糖尿病神经病等，常见于 2 型糖尿病的老年患者。单神经病通常表现为急性、痛性、自限性。在脑神经病变中，第Ⅲ脑神经最易受累，表现为突发的动眼神经麻痹，伴额、眶区疼痛、复视、上睑下垂，但瞳孔可不受累，症状可在几个月内缓解。当躯干神经受累时，可出现急性束带样疼痛发作，夜间加重，伴或不伴皮肤感觉障碍或感觉过敏。近端糖尿病神经病患者常表现为下肢感觉障碍和疼痛，并伴有单侧或双侧近端肌肉无力。

（二）临床分型

DPN 的临床分型源自 1997 年 Thomas 分型（表 6-1），目前临床上多采用以下分型。

表 6-1　糖尿病周围神经病的 Thomas 分型

| |
| --- |
| 弥漫对称性多发性神经病 |
| 　急性感觉性神经病 |
| 　慢性感觉运动性神经病或远端对称性多发性神经病（DSP） |
| 　小纤维神经病 |
| 　大纤维神经病 |
| 　自主神经病 |
| 局灶性及多灶性神经病 |
| 　肢体局灶性神经病 |
| 　脑神经病 |
| 　近端运动神经病 |
| 　躯干性神经根病 |
| 合并慢性炎性脱髓鞘性周围神经病 |

1. 远端对称性多发性周围神经病　主要表现为隐匿起病，缓慢发展，临床表现对称，多以肢体远端感觉异常为首发症状，呈手套、袜套样感觉障碍，早期可有腱反射减低，肌无力和肌萎缩通常不明显。

2. 糖尿病自主神经病　以自主神经病变为首发症状，一般隐匿起病，缓慢发展，表现为排汗异常、胃肠道症状、性功能减退、排尿困难、直立性低血压等。

3. 糖尿病单神经病或多发单神经病　以正中神经、尺神经、腓总神经受累多见，常隐匿发病。主要表现为神经支配区的感觉和运动功能障碍。在神经走行易受压部位更容易受累。脑神经亦可受累。

4. 糖尿病神经根、神经丛病　也称糖尿病性肌萎缩或痛性肌萎缩，为少见的糖尿病并发症，常见于腰骶神经根、神经丛分布区。通常急性或亚急性起病，表现为受累神经支配区的疼痛和感觉障碍，相继出现肌肉无力和萎缩，以下肢近端为主，可单侧或双侧受累。

【辅助检查】

（一）血糖监测

血糖水平可为 DPN 的诊断提供依据。空腹血糖及尿糖水平可支持糖尿病 DPN 的诊断。2 小时口服葡萄糖耐量试验可提高诊断的敏感性。糖化血红蛋白 A1c 水平可提示长期的血糖控制水平。

（二）神经电生理检查

糖尿病患者通过神经电生理检查不仅能够确认是否存在周围神经病变，并可辅助判断其类型以及严重程度；对于无症状的糖尿病患者，电生理检查有助于发现其亚临床周围神经病变。

1. 感觉神经传导测定　主要表现为感觉神经动作电位波幅降低，下肢远端更为明显，传导速度相对正常，符合长度依赖性轴索性周围神经病的特点。当存在嵌压性周围神经病时，跨嵌压部位的感觉神经传导速度可有减慢。

2. 运动神经传导测定　远端运动潜伏期和神经传导速度早期通常正常，一般无运动神经部分传导阻滞或异常波形离散，后期可出现复合肌肉动作电位波幅降低，传导速度轻度减慢。在单神经病或腰骶丛病变时，受累神经的复合肌肉动作电位波幅可以明显降低，传导速度也可有轻微减慢。在合并嵌压性周围神经病者，跨嵌压部位传导速度可明显减慢。

3. 针极肌电图检查　可见异常自发电位，运动单位电位时限增宽、波幅增高，大力收缩时运动单位募集减少。

4. 皮肤交感反应测定　有助于发现交感神经通路的异常，心率变异度测定可反映副交感神经的功能。

5. 定量感觉测定　主要评估痛温觉的异常。

6. 体感诱发电位用于深感觉传导通路的测定。

（三）神经磁共振检查

糖尿病患者怀疑神经根、丛病变时可行磁共振检查，冠状位脂肪抑制后增强可见神经根丛增粗强化。

（四）神经皮肤活检

皮肤活检有助于小纤维神经病的诊断，在糖尿病自主神经病的诊断中具有一定价值。神经活检主要用于鉴别其他疾病，并非诊断 DPN 的常规手段，仅在病因诊断困难的情况下根据病情选择。

【诊断和鉴别诊断】

（一）糖尿病性周围神经病诊断的基本条件

1. 明确患有糖尿病。

2. 存在周围神经病变的临床和 / 或电生理的证据。

3. 排除导致周围神经病变的其他原因。

糖尿病前周围神经病是糖耐量异常或空腹血糖受损相关的周围神经病，临床特点和 DPN 相似。糖尿病治疗相关的周围神经病较为少见，通常在采用胰岛素或其他方法过于快速地控制血糖后出现，主要表现为急性远端对称性神经痛，疼痛往往较为难治，部分患者在 1~2 年后可自发缓解。

（二）鉴别诊断

DPN 为排除性诊断，但临床表现典型时，通常不需要进行各种复杂的检查。当临床表现不典型，特别是当临床存在明显的肢体无力或神经电生理显示传导速度明显减慢时，诊断应该慎重。临床常需要与其鉴别的疾病包括：慢性炎性脱髓鞘性多发性神经根周围神经病、营养缺乏、中毒、异常球蛋白血症、肝肾功能不全、甲状腺功能减退、恶性肿瘤、结缔组织病、感染性疾病以及遗传病等。另外 DPN 患者常伴下肢为著的疼痛，因此有必要完善相关检查排除外周缺血性疾病、静脉曲张、腰椎间盘突出、椎管狭窄以及其他肌肉骨骼疾病如关节炎等。

## 【治疗】

目前，DPN 的管理和治疗以调控血糖［主要是 1 型糖尿病（T1DM）患者］、改变生活方式（主要是 T2DM 患者）、神经营养治疗和缓解神经痛为主。T2DM 患者的最佳管理策略包括生活方式干预（改善饮食、运动）和血脂、血压调控。研究表明，HbA1c<6% 的目标值控制会增加 T2DM 患者的死亡率，而对 DPN 几乎没有改善，因此不建议将其作为管理标准。

### （一）控制血糖

血糖调控在预防 T1DM 患者 DPN 的发生发展中发挥重要作用。研究表明，对于 T1DM 患者，随着时间推移，强化血糖控制可以显著延缓 DPN 的发生发展。强化胰岛素治疗可明显改善 DPN 的预后。相反，多项 meta 分析提示，血糖控制对于 T2DM 患者的 DPN 并无明显改善。然而，对于 T2DM 患者，目前临床上仍旧推荐积极进行血糖控制，以降低高糖血症对代谢、慢性炎症、胰岛素抵抗等方面的不良影响。

### （二）生活方式干预

个体化饮食和规律运动可能并不显著降低患者的体重指数，但研究表明可能改善 DPN 患者的预后：表皮内神经纤维密度增加、神经病理性疼痛减轻。因此，建议糖尿病患者进行合理饮食和规律运动。

### （三）神经营养治疗

临床可选择多种 B 族维生素类（如维生素 $B_1$ 和甲钴胺等）作为针对神经营养修复的辅助治疗药物。另外，针对 DPN 发病机制，可应用具有抗氧化应激作用的药物（如 α-硫辛酸），改善代谢紊乱类药物（如醛糖还原酶抑制剂）以及各种改善微循环的药物（如前列地尔）等。

### （四）疼痛管理

1. 药物治疗　神经痛是影响 DPN 患者生活质量的主要因素之一，药物是目前的主要治疗手段，钙通道 a2δ 配体、5- 羟色胺 / 去甲肾上腺素再摄取抑制剂（serotonin/noradrenaline reuptake inhibitor，SNRI）和三环类抗抑郁药（tricyclic antidepressant，TCA）被推荐用于痛性 DPN 的治疗（表 6-2）。而临床上对这三类药的选择，目前主要取决于药物不良反应和经济因素。

表 6-2　糖尿病神经痛药物治疗

| 药物类型 | 药物 | 初始剂量 | 剂量增加 | 常规有效剂量 | 不良反应 |
|---|---|---|---|---|---|
| 三环类抗抑郁药 | 阿米替林 | 12.5~25mg/d | 每 3~7d 增加 25mg | 25~100mg/d | 抗胆碱能效应：口干、直立性低血压、尿潴留伴心脏病患者小心使用 |
| | 地西帕明 | | | | |
| | 去甲替林 | | | | |
| 5- 羟色胺 / 去甲肾上腺素再摄取抑制剂 | 度洛西汀 | 20~60mg/d | 7d 后从 30mg 增加至 60mg | 60mg/d | 恶心 胃肠不适 心脏传导异常 逐步减药以防止戒断综合征 |
| | 文拉法辛 | 37.5mg/d | 每 4d 增加 37.5~75mg | 150~225mg/d | |
| 钙通道 a2δ 配体 | 加巴喷丁 | 100~300mg/d | 每 1~5d 增加 100~300mg | 300~1 200mg/d | 肾功能不全患者剂量应减少；剂量相关的头晕、镇静浮肿，体重增加 |
| | 普瑞巴林 | 25~75mg/d | 每 3d 增加 25~50mg | 50~200mg/d | |
| 钠离子通道拮抗剂 | 拉莫三嗪 | 25mg/d，用 2 周 | 每周增加 25~50mg | 100~200mg/d | Steven-Johnson 综合征 胃肠症状 头痛 困倦 头晕 |

续表

| 药物类型 | 药物 | 初始剂量 | 剂量增加 | 常规有效剂量 | 不良反应 |
|---|---|---|---|---|---|
| 钠离子通道拮抗剂 | 托吡酯 | 25~50mg/d | 每周增加25~50mg | 50~200mg/d | 体重减轻<br>恶心<br>困倦<br>头晕 |
| | 奥卡西平 | 300mg,2 次 /d | 每周增加300mg | 1 200~1 800mg/d | 困倦<br>共济失调<br>恶心呕吐<br>低钠血症 |
| | 卡马西平 | 100~200mg/d | 每周增加100~200mg | 400~800mg/d | 嗜睡<br>平衡障碍<br>皮疹<br>头晕<br>肝损害,白细胞减少,血小板减少 |

（1）抗惊厥药（针对钙通道 a2δ 配体）：在抗惊厥药中，加巴喷丁和普瑞巴林对痛性 DPN 有明显疗效，可以缓解大多数 DPN 的疼痛症状。对于加巴喷丁，由于其药代动力学特征，临床使用时剂量需要逐步滴定。意识模糊、头晕是这两种药物常见的不良反应，老年患者尤为明显。相较于普瑞巴林，加巴喷丁的价格较低。

（2）SNRI：度洛西汀是一种选择性 SNRI，多项研究表明其可有效缓解痛性 DPN 患者的疼痛症状，同时也可改善患者的生活质量。文拉法辛是另一种 SNRI，可有效治疗糖尿病神经痛。SNRI 可产生包括头晕、疲劳、恶心、失眠等在内的一系列不良反应，这些不良反应可能比加巴喷丁和普瑞巴林更为严重。

（3）TCA：阿米替林是最常用的 TCA，多项研究表明阿米替林可有效缓解痛性 DPN 的疼痛症状。去甲替林和地昔帕明的不良反应比阿米替林少，对老年人可能更安全。

（4）阿片类和非典型阿片类镇痛药：阿片类药物可以有效缓解疼痛，但容易导致成瘾，因此临床上不建议将阿片类药物作为治疗痛性 DPN 的一线或二线药物。研究表明，曲马朵可有效缓解痛性 DPN 的疼痛症状，并可能产生持久疗效。羟考酮也可改善痛性 DPN 的疼痛评分。然而，越来越多的证据表明，阿片类镇痛药有许多严重的不良反应包括药物成瘾、死亡率增加等，因此临床上应尽量避免使用此类药物。

2. 非药物治疗　对于 DPN 患者，非药物治疗常与药物治疗相结合，或作为药物治疗的补充。在药物治疗不理想时，非药物治疗便成为不错的选择。

（1）微创介入治疗：神经毁损阻断痛觉传导；射频调控，如近红外线治疗、低强度激光治疗激发疼痛信号传入通路的可塑性改变从而产生疼痛的抑制作用；以及利用局部麻醉药、糖皮质激素等进行局部神经阻滞。

（2）神经调控治疗：通过体内植入刺激电极和脉冲发生器，采用电刺激的形式对疼痛感觉的传导、呈递、形成等环节进行调制，达到减轻或消除疼痛的效果。主要有外周神经电刺激：（peripheral nerve stimulation，PNS）和脊髓电刺激（spinal cord stimulation，SCS）等。

（3）手术治疗：手术治疗的方式主要为周围神经减压术，早期用于周围神经卡压，Dellon 率先应用周围神经减压术治疗糖尿病性周围神经病变，取得良好的疗效。许多学者经过大量的临床实践后报道周围神经减压术可使80%~90% 的糖尿病性周围神经病变患者疼痛缓解，越早治疗，术后功能恢复越好。

（4）针灸治疗：结合祖国医学的理论，针灸镇痛在临床上已被广泛接受。Garrow 等在一项单盲随机对照试验中显示，针灸治疗能缓解 DPN 患者的疼痛。一些非对照试验也证实针灸对于 DPN 有一定的治疗效果。

（5）其他：在诊疗计划中，除以上治疗外，需要将物理疗法、康复治疗、行为认知治疗、心理治疗等列入考虑范围，提高治疗成功率。

## 【预后】

糖尿病是一种慢性疾病，需要终生服药、监测血糖和饮食控制，因此大多数患者的身心健康或多或少都会出现问题。如果糖尿病患者后期出现视网膜病变、肾病、神经病变等并发症或共病，其生活质量又会进一步降低。糖尿病所致的足部溃疡、疼痛、严重的睡眠障碍及情绪障碍可进一步使得患者的生活质量大幅下降。DPN 患者的生活质量远远低于不伴有神经病变的糖尿病患者。糖尿病神经性疼痛的有效干预可明显提高生活质量。总之，DPN 患者的生活质量从多个方面受影响，临床医生应积极干预可控因素，尽量延缓 DPN 患者的疾病进展，改善其生活质量。此外，DPN 的早期诊断、早期干预以及以发病机制为基础的靶向治疗都有待于我们进一步研究，以改善 DPN 患者的生存质量。

（潘　华　王新高）

## 推荐阅读 ● ● ●

［1］DEWANJEE S，DAS S，DAS A K，et al. Molecular mechanism of diabetic neuropathy and its pharmacotherapeutic targets［J］. European journal of pharmacology，2018，30（833）：472-523.

［2］ZAKIN E，ABRAMS R，SIMPSON D M. Diabetic Neuropathy［J］. Seminars in neurology，2019，39（5）：560-569.

［3］中华医学会糖尿病学分会神经并发症学组 . 糖尿病神经病变诊治专家共识（2021 年版）［J］. 中华内分泌代谢杂志，2021，37（6）：499-515.

［4］中国医师协会疼痛科医师分会 . 周围神经病理性疼痛诊疗中国专家共识［J］. 中国疼痛医学杂志，2020，26（5）：321-327.

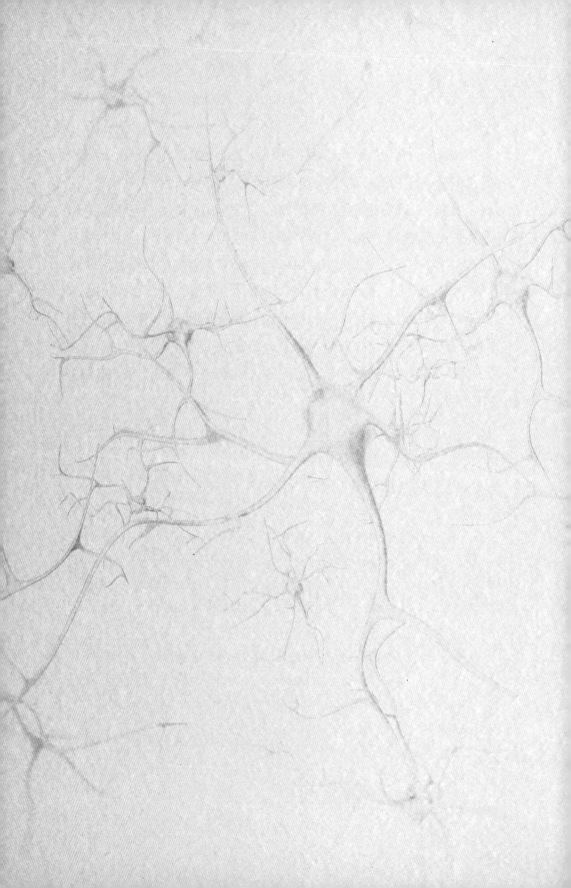

第七章

脊髓亚急性联合变性

### 【概述】

脊髓亚急性联合变性（subacute combined degeneration of the spinal cord, SCD）是由于体内维生素 $B_{12}$ 缺乏引起的中枢和周围神经系统的变性疾病。病变主要累及脊髓后、侧索和周围神经，临床表现为双下肢或四肢麻木、深感觉异常、共济失调、痉挛性瘫痪等，严重者大脑白质及视神经也可受累。

维生素 $B_{12}$ 主要来自食物，特别是动物的肝脏以及肉、蛋、奶。维生素 $B_{12}$ 是体内多种代谢过程中所必需的辅酶，参与蛋白质、脂肪、糖的代谢，在造血和维持中枢神经和外周神经功能的完整性具有重要作用。

食物中的维生素 $B_{12}$ 在胃液作用下很快与胃黏膜壁细胞分泌的内因子结合成内因子 - 维生素 $B_{12}$ 复合物，运至回肠段，与回肠黏膜受体结合而被吸收入血，并与血液中转钴胺蛋白结合才被利用。

维生素 $B_{12}$ 缺乏可在其摄入、吸收、结合、转运和 / 或代谢的任何环节发生障碍而导致。如长期素食，消化道疾病如慢性胃炎、胃肠大部分切除术后、肠炎，长期使用 $H_2$ 受体阻止剂、质子泵抑制剂等，以及一氧化二氮（$N_2O$，又称笑气）的滥用和职业暴露均可造成维生素 $B_{12}$ 缺乏。结合障碍多因抗胃壁细胞抗体和抗内因子抗体致内因子缺乏，从而导致极少有内因子与维生素 $B_{12}$ 结合，致维生素 $B_{12}$ 不能被肠道细菌利用。转运及遗传因素，如维生素 $B_{12}$ 在血液中需要与转运钴胺蛋白结合，再转运到组织中才会被利用，遗传因素导致转钴胺蛋白缺乏或功能异常会使得维生素 $B_{12}$ 生物利用度减低。

### 【临床表现】

SCD 常于 40~60 岁起病，男女发病无明显差异，多呈亚急性或慢性起病方式。多数患者在神经系统症状前有贫血的一般表现，如乏力、倦怠、腹泻、舌炎等。神经系统表现主要为后索、侧索和周围神经受累的表现。后索传导薄束和楔束纤维，受累后常出现走路不稳，脚踩棉花感，夜间不敢出行，查体见感觉性共济失调，部分患者有 Lhermitte 征，也可有胸腹部束带感；侧索主要传导锥体束纤维，因此侧索受累会出现双下肢发僵无力感，走路困难，查体出现典型的锥体束征如肌张力增高，腱反射亢进，病理征阳性，走路呈剪刀步态等。周围神经受累以感觉纤维受累为主，运动神经和自主神经受累一般较轻，因此常出现感觉异常，如双下肢麻木、针刺感，查体可出现手套、袜套样感觉缺失，或痛觉过敏。少数患者可伴随大脑损害，出现易激惹、抑郁、幻觉等，也可有认知功能减退，甚至痴呆等，个别患者可出现视神经萎缩。

【辅助检查】

（一）实验室检查

1. 血常规及维生素 $B_{12}$ 水平等检测　SCD 患者周围血象及骨髓涂片检查可表现为巨幼红细胞贫血，平均红细胞体积（MCV）大于 100fl，网织红细胞计数或正常或降低。未经治疗患者常检测到血清维生素 $B_{12}$ 含量降低，而同型半胱氨酸和甲基丙二酸水平可见升高。另外，多数患者可有胃酸缺乏，注射组胺作胃液分析可发现抗组胺性胃酸缺乏现象。

2. 内因子抗体或胃壁细胞抗体检测　血清中内因子抗体或胃壁细胞抗体阳性有助于 SCD 诊断。内因子抗体有 2 个亚型，一是针对内因子 - 维生素 $B_{12}$ 结合的场所；二是针对内因子 - 维生素 $B_{12}$ 复合体，抑制其与回肠的特异受体结合。故内因子抗体通过上述途径导致有效的维生素 $B_{12}$ 不足，而血液中检测到的维生素 $B_{12}$ 水平往往是正常的。文献报道，内因子抗体与维生素 $B_{12}$ 转运蛋白 Ⅱ（TCⅡ）具高度亲和力和交叉作用，其与维生素 $B_{12}$ 竞争性 TCⅡ 的结合，从而阻碍后者转入细胞内，引起细胞内维生素 $B_{12}$ 低活性，导致 SCD 的发生。抗胃壁细胞抗体其靶抗原位于壁细胞内，此抗体可抑制含有内因子成分胃酸的分泌，并可引起胃黏膜变性加剧内因子分泌的不足，进一步影响维生素 $B_{12}$ 的吸收。

（二）头颅和脊髓磁共振检查

SCD 主要累及脊髓后索及侧索，严重时大脑白质、视神经和周围神经也可受累，因此应常规检查头颅和脊髓磁共振。典型者头颅磁共振可显示大脑白质和第四脑室周围高信号改变。脊髓磁共振表现为矢状位 $T_2WI$ 累及多个脊髓节段的长条状高信号，一般位于颈胸段，横断面可出现圆点征（后索受累为主)、小字征(后索及侧索均受累)、三角征(后索受累为主)、八字征或称反兔耳征、倒 V 字征(后索受累为主)。慢性病例则可表现为脊髓萎缩。

（三）电生理检查

通过肌电图、神经传导速度、视觉诱发电位和体感诱发电位等判定 SCD 患者神经受累的范围及程度。通常可发现神经传导速度减慢，复合肌肉动作电位和感觉神经动作电位波幅降低，肌电图发现失神经电位。视觉诱发电位则可见 P100 延长，体感诱发电位发现深感觉传导通路异常。

## 【诊断和鉴别诊断】

中年以上起病，亚急性或慢性起病，症状逐渐加重，出现脊髓后索、侧索和周围神经的临床症状和体征，可有精神症状，应考虑 SCD 可能。血清维生素 $B_{12}$ 水平降低，或存在恶性贫血的证据，神经影像学和电生理检查存在典型的脊髓和周围神经病变，可明确诊断。

SCD 临床表现不典型或缺乏贫血及实验室证据时，应考虑与下列疾病鉴别。

1. 铜缺乏性脊髓病　铜缺乏可导致以脊髓受累为主的多种神经系统异常，与 SCD 十分相似，患者多有胃肠道手术史，实验室检查示血清铜、铜蓝蛋白减低，可伴有贫血，脊髓 MRI 可见脊髓后索异常信号。补铜治疗后症状可能有部分改善。

2. 脊髓型多发性硬化　也可表现为深感觉障碍和进行性痉挛性截瘫，但一般起病较急，病程中常有缓解、复发特点，多有明确的感觉障碍平面，一般无周围神经损害，脑脊液寡克隆 IgG 区带阳性、MRI 增强检查有助于鉴别，激素等试验性免疫治疗有效。

3. 肌萎缩侧索硬化　特征性地累及皮质脊髓束及脊髓前角运动神经元，表现为肌无力、肌萎缩、肌束震颤，脊髓后索不受累，无感觉神经受累的客观证据，补充维生素 $B_{12}$ 一般无效。

4. 脊髓痨　属于晚期神经梅毒表现，常有脊髓后索和后根损害，无锥体束征，患者常诉闪电样神经根疼痛，双下肢腱反射消失，根据梅毒感染史和血清学检查阳性等予以鉴别。

## 【治疗】

SCD 患者应及早给予大剂量维生素 $B_{12}$ 治疗，否则会造成不可逆性神经损伤。维生素 $B_{12}$ 1 000μg/d，连续肌内注射 4 周，然后 1 000μg/ 次，每周 2~3 次，2~3 个月后，每月 1 次 1 000μg 维生素 $B_{12}$ 肌内注射，如果不能耐受肌内注射，则给予口服治疗。有些患者（胃壁细胞抗体及内因子抗体阳性者）需终身肌内注射维生素 $B_{12}$。合用维生素 $B_1$ 对周围神经受损者效果更好。

胃液中缺乏游离胃酸者，可服用胃蛋白酶合剂，或饭前服用稀盐酸合剂 10ml；贫血患者可加用琥珀酸亚铁或枸橼酸铁口服。有恶性贫血者，建议加用叶酸 5~10mg，每日 3 次口服与维生素 $B_{12}$ 联合应用。不宜单独使用叶酸，否则会加重神经精神症状。

## 【预后】

脊髓亚急性联合变性的预后取决于是否能够早期诊断和及时治疗。如能在起病 3 个月内积极治疗，多数可完全恢复；若充分治疗 6 个月~1 年仍有神经功能障碍，则难以恢复；2~3 年后才治疗的，神经功能缺损可逐渐加重，甚至可能死亡。

（王新高）

**推荐阅读** ● ● ●

［1］中华医学会神经病学分会，中华医学会神经病学分会周围神经病协作组，中华医学会神经病学分会肌电图与临床神经电生理学组，等 . 中国亚急性联合变性诊治共识［J］. 中华神经科杂志，2020，53（4）：269-272.

［2］PATEL K K, MEJIA MUNNE J C, GUNNESS V R N, et al. Subacute combined degeneration of the spinal cord following nitrous oxide anesthesia：A systematic review of cases［J］. Clin Neurol Neurosurg，2018，173（10）：163-168.

［3］OTA K，YAMAGUCHI R，TSUKAHARA A，et al. Subacute Combined Degeneration of the Spinal Cord Caused by Autoimmune Gastritis［J］. Intern Med，2020，59（17）：2113-2116.

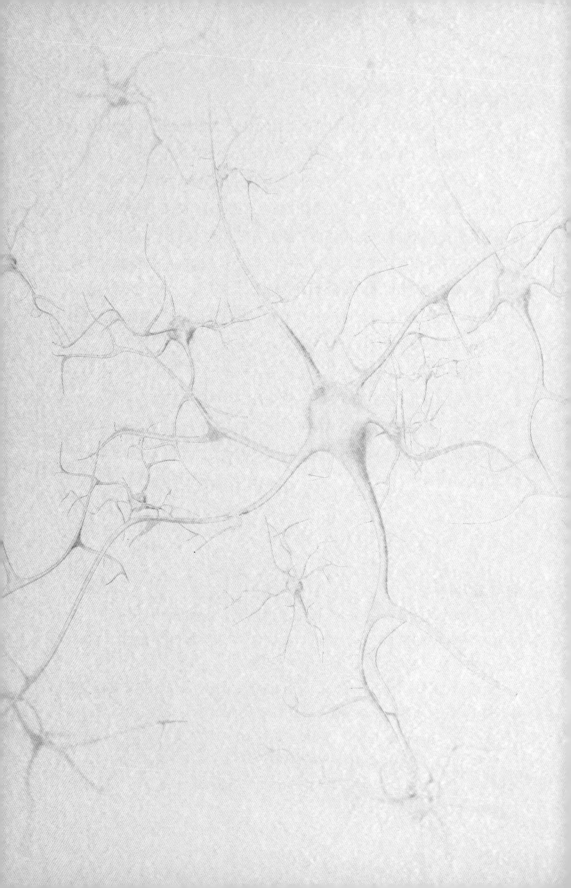

第八章

特发性炎性肌病

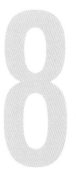

## 【概述】

特发性炎性肌病（idiopathic inflammatory myopathies，IIM），是一组病因不明，以全身骨骼肌炎症病变为特征的自身免疫性疾病，包括肌肉、皮肤、肺和关节多个器官和系统。1975 年 Bohan 和 Peter 的肌炎诊断标准不包括包涵体肌炎的诊断，不能区别无皮损的皮肌炎和与肌炎临床表现类似的疾病。2004 年，欧洲神经肌肉疾病中心（ENMC）首次提出免疫介导的坏死性肌病（immune-mediated necrotizing myopathy，IMNM）概念。目前被广泛接受的炎性肌病包括皮肌炎、免疫介导坏死性肌病、重叠肌炎（包括抗合成酶综合征）、散发性包涵体肌炎和多发性肌炎。其中多发性肌炎存在争议，可能是伴特殊抗体的炎性肌病、重叠性肌炎或结缔组织病相关性免疫性坏死性肌病等。炎性肌病主要表现对称性四肢无力，可伴有肌痛，常伴有间质性肺病（interstitial lung disease，ILD）和食管受累引起的吞咽困难。

## 【临床表现】

### （一）皮肌炎

皮肌炎（dermatomyositis）多见于成人和儿童，常呈亚急性起病，少数患者可急性起病，在数周至数月内出现特征性对称四肢近端肌肉无力，伴有乏力、厌食、体质量下降和发热等全身性表现。部分患者可有肌痛或压痛，后期出现远端肌无力和肌萎缩。一半患者有颈屈肌无力，平卧时抬头困难。眼轮匝肌和面肌受累罕见。皮肌炎患者常合并特征性皮疹见表 8-1。

此外，患者还可出现其他系统表现，如严重者肺部受累，表现为间质性肺炎、肺纤维化、胸膜炎，患者出现胸闷、呼吸困难和发绀等。食管上段横纹肌也可受累，患者出现吞咽困难，饮水呛咳，食管下段和小肠蠕动减弱与扩张可引起反酸、腹胀痛。60%~75% 的患者出现心脏受累：表现为心律不齐和传导阻滞，但引起心力衰竭和心脏压塞导致患者死亡少见。肾脏受累表现为蛋白尿、血尿、管型尿，急性肾衰竭罕见。部分患者出现关节痛或关节炎表现，通常见于疾病的早期，儿童患者相对多见。约 15% 的成人皮肌炎患者存在恶性肿瘤风险，特别是在发病后的 3~5 年中，常见的有卵巢癌、乳腺癌、结肠癌、黑色素瘤、鼻咽癌（在亚洲人中）和非霍奇金淋巴瘤，因此需要在发病后数年内进行全面检查。

表 8-1 皮肌炎的特征性皮疹

| 皮疹 | 表现 |
| --- | --- |
| 眶周皮疹 | 60%~80% 的患者出现，表现为一侧或双侧上眼睑、眶周的水肿性紫红色皮疹，光照加重，还可出现在两颊部、鼻梁 |
| 披肩征 | 前胸 V 形区和肩背部皮疹，称为披肩征 |
| Gottron 征 | 特别是掌指关节、指间关节或肘关节伸面的红色或紫红色斑丘疹，边缘不整或融合成片，常伴皮肤萎缩、毛细血管扩张和色素沉着或减退，偶有皮肤破溃 |
| 甲周病变 | 甲根皱襞处可见毛细血管扩张性红斑或瘀点，甲皱及甲床有不规则增厚，局部可见色素沉着或色素脱失 |
| 技工手 | 患者在手指的掌面和侧面皮肤过多角化、裂纹及粗糙，类似于长期从事手工作业的技术工人手，故名"技工手" |

## （二）免疫介导坏死性肌病

免疫介导坏死性肌病（immune-mediated necrotizing myopathy，IMNM）是一组没有或仅少量炎症细胞浸润，以坏死和再生肌纤维为主要病理改变的炎症性肌病。IMNM 被认为是最常见的炎性肌病，也叫免疫坏死性肌病。患者多在 40 岁后发病，四肢近端尤以下肢无力显著，抬头及吞咽困难常见，严重者需要呼吸机辅助呼吸，心脏和肺部受累少见，有些患者表现为慢性进行性肌无力，与肌营养不良非常类似。其中抗 SRP 抗体阳性的免疫介导坏死性肌病中最为常见。临床上女性多见，亚急性起病，多在半年内达到高峰，肌无力严重（0~2 级），吞咽困难、肌肉萎缩和体重下降较突出，50% 患者出现肺间质病变和心脏受累，肌酶显著增高。此外，还有他汀相关性免疫坏死性肌病，患者存在抗 HMGCR 抗体，较 SRP 而言，肢体无力及肌肉萎缩的程度均轻，且治疗效果较好。

### （三）散发性包涵体肌炎

散发性包涵体肌炎（sporadic inclusion-body myositis，sIBM）是一种炎症性改变的骨骼肌变性病，发病年龄 50 岁以上男性多见，起病隐匿、进展缓慢，临床主要表现为进行性非对称性肌无力，患者因股四头肌无力而出现频繁跌倒，可出现屈指和屈腕无力，约 50% 患者出现吞咽困难，还可伴周围神经病变和糖尿病，55% 患者出现面部无力，无症状呼吸功能损害也较为常见，心肌不受影响，预期寿命不受影响。

### （四）多发性肌炎

多发性肌炎（polymyositis）见于成人，数周至数月内进展，临床主要表现为对称的肢体无力、颈肌无力，颈屈肌重于颈伸肌。CK 明显增高，目前认为多发性肌炎较为罕见。以前很多诊断为多发性肌炎的可能是免疫坏死性肌病，无皮肤病变的皮肌炎或者结缔组织病变合并肌炎。

### （五）抗合成酶抗体综合征

抗合成酶抗体综合征（antisynthetase syndrome）为一类从其他炎性肌病中独立出来的抗体相关性疾病，好发于成人，临床主要表现为肢体无力、关节炎和间质性肺病，可同时或相继发生，仅少数患者出现技工手和雷诺现象。

### （六）结缔组织病伴肌炎

除前述的皮肌炎叠加综合征外，还有一些混合性或未分型的结缔组织病可以表现为肌炎改变，多发生于 36~48 岁，急性或亚急性发病，也可出现相对轻微或缓慢的病程进展。主要表现为对称性肢带型肌无力，少数出现肌肉钝痛、吞咽困难和痉挛。结缔组织病表现为间质性肺病、对称性远端关节炎、雷诺现象、淋巴结肿大、脑膜炎和发热等。

### （七）罕见类型的炎性肌病

一组具有特殊临床病理学表现的炎性肌病，包括风湿性多肌痛、肌筋膜炎、慢性移植物抗宿主病（GvHD）相关多发性肌炎、儿童急性良性肌炎、局灶性肌炎、肉芽肿性肌炎、坏死性肌病伴"烟斗干"样毛细血管、嗜酸性多发性肌炎、炎性肌病伴大量巨噬细胞等。

常见的特发性炎性肌病的主要特点见表 8-2。

表 8-2　常见特发性炎性肌病的特点

| 鉴别点 | 皮肌炎 | 免疫介导坏死性肌病 | 包涵体肌炎 |
|---|---|---|---|
| 发病年龄 | 成人或儿童 | 成人，多在 40 岁以后 | 50 岁以后，男性多见 |
| 起病形式 | 亚急性，少数急性 | 亚急性，少数隐匿性 | 隐匿性，缓慢进展 |
| 临床特点 | 对称性四肢无力，近端明显，有特征性皮疹，可累及其他脏器 | 对称性四肢无力，近端明显，可累及其他脏器 | 非对称性肌无力，股四头肌、屈指和屈腕无力 |
| 肌酸激酶 | 显著升高，多在 3 000U/L 以上 | 显著升高，多在 3 000U/L 以上 | 正常值 12 倍以下 |
| 肌肉病理 | 束周样肌萎缩改变 | 肌纤维坏死，伴或不伴炎症细胞浸润，或结缔组织增生 | 镶边空泡、线粒体异常 |
| 特异性抗体 | 多有 | 多有 | 无 |
| 肌肉磁共振 | 急性期皮下组织、筋膜及骨骼肌水肿 | 急性期骨骼肌水肿 | 选择性骨骼肌变性，如股四头肌 |
| 治疗 | 糖皮质激素或免疫抑制剂 | 糖皮质激素或免疫抑制剂 | 无特效药物 |

【辅助检查】

（一）血清肌酶检测

活动期血清肌酶，如 CK、LDH、ALT、AST 等均升高，其中 CK 最为敏感，可高达正常上限的 5~50 倍，甚至更高，是反映疾病活动性和治疗效果的重要指标。

（二）肌电图

患者存在活动性肌源性损害，包括：①静息时插入和自发电活动增多，有纤颤电位和正锐波，偶尔有复杂性重复放电；②轻收缩时，运动单位电位时限缩短、波幅降低、多相波百分比增加；③大力收缩时，出现低波幅干扰相。常规的神经传导检测通常正常，在严重弥漫肌无力患者中可出现复合动作电位波幅降低。

（三）肌肉活检

肌肉活检是确诊的金标准，炎性肌病的骨骼肌肉病理改变共同表现是肌纤维的坏死和炎症细胞浸润，皮肌炎肌肉病理特点是炎症分布位于血管周围或在束间隔及其周围，而不在肌束内。浸润的炎症细胞以 B 细胞和 CD4$^+$T 细胞为主。免疫坏死性肌病肌肉病理主要改变散在的肌纤维坏死和再生，伴或不伴炎症细胞浸润，毛细血管数量减少，结缔组织可增生，C5b-9 补体成分可见于毛细血管壁、肌纤维膜沉积。包涵体肌炎的病理特点是有炎症细胞浸润，以 CD8$^+$T 细胞为主，围绕和侵入非坏死的纤维，镶边空泡和线粒体损伤，电镜下可以看到管丝包涵体。多发性肌炎的病理显示散在和 / 或灶性分布的肌纤维变性、坏死及再生，肌内膜多发散在和 / 或灶性分布的、以淋巴细胞为主的炎症细胞浸润，酸性磷酸酶红染。特征性病理改变为肌纤维膜有 MHC-Ⅰ 异常表达，CD8$^+$T 细胞围绕在形态正常的表达 MHC-Ⅰ 的肌纤维周围，或侵入和破坏肌纤维。

（四）肌肉磁共振

肌肉磁共振主要通过骨骼肌信号和形态改变反映骨骼肌病变性质、范围、程度及受累顺序，对于治疗效果评估和长期随访观察尤为重要。皮肌炎主要表现为皮下组织、骨骼肌及肌筋膜的水肿，免疫坏死性肌病患者大腿后群肌水肿更为明显。散发性包涵体肌炎主要表现为肌肉脂肪浸润、萎缩，股外侧肌、股中间肌、股内侧肌及大收肌最易受累，所有炎性肌病患者后期均出现肌肉萎缩和脂肪化。

### （五）肌炎相关抗体

肌炎相关抗体包括肌炎特异性抗体和肌炎相关性抗体（表 8-3）。肌炎特异性抗体与患者的临床表现、疾病进展及治疗反应和预后等方面密切相关，对临床诊断和治疗具有重要的指导意义。

表 8-3　肌炎相关抗体

| 抗体名称 | 中文全称 | 临床意义 |
| --- | --- | --- |
| 抗 Jo-1 抗体 | 抗组氨酰 tRNA 合成酶抗体 | 约占 80% 抗合成酶综合征，常有间质性肺病、肌炎、关节炎、雷诺现象、技工手、发热等表现。肌肉病理以肌束衣病变为主 |
| 抗 PL-12 抗体 | 抗丙氨酰 tRNA 合成酶抗体 | 间质性肺病更为突出 |
| 抗 Mi-2 抗体 | 抗核解旋酶蛋白抗体 | 有皮肌炎典型的皮疹，激素治疗效果好 |
| 抗 SRP 抗体 | 抗信号识别颗粒抗体 | IMNM 血清标记物，吞咽困难发生率高，与肺间质病变发生无显著相关性，易复发 |
| 抗 PM-Scl 抗体 | 抗多发性肌炎硬皮病抗体 | 肌炎相关抗体，PM 合并硬皮病患者中该抗体阳性率为 24%，多合并间质性肺病、钙质沉着和食管病变 |
| 抗 Ku 抗体 | 抗 P70 和 P80 抗体 | 肌炎相关抗体，PM 和系统性硬化症重叠综合征患者的阳性率为 55%，与肌炎和肺间质性损害密切 |
| 抗 SAE 抗体 | 抗小泛素相关修饰物激活酶抗体 | 出现率与种族有关，仅在皮肌炎中发现，大多数患者皮肤损害出现在肌肉受累之前，伴有吞咽困难 |
| 抗 NXP-2 抗体 | 抗核基质蛋白 2 抗体 | 发病年龄轻，激酶显著升高，更容易出现钙沉着，老年阳性患者肿瘤发生率高，尤其是男性患者 |

| 抗体名称 | 中文全称 | 临床意义 |
|---|---|---|
| 抗 HMGCR 抗体 | 抗 3- 羟基 -3- 甲基 - 辅酶 A 还原酶抗体 | 皮肌炎患者可以出现，为 IMNM 血清标记物，不一定与他汀使用相关，预后较好 |
| 抗 TIF1-γ 抗体 | 抗转录中介因子 1-γ 抗体 | 在合并肿瘤的患者中阳性率较高，对 IIM 合并肿瘤有预测价值 |
| 抗 MDA5 抗体 | 抗黑色素瘤分化相关基因 5 抗体 | 皮肌炎的特异性抗体，与急性和亚急性肺间质病变密切相关，显著增加患者的死亡风险，监测病情变化 |
| 抗 cN-1A 抗体 | 抗胞质 5 核苷酸酶 1A 抗体 | 与 cN-1A 蛋白溶解有关，是目前 sIBM 患者体内发现唯一自身抗体，具有诊断意义 |

（六）其他实验室检查

除一些常规的实验室检查，如血、尿、便常规、血生化全项、传染病筛查、免疫全项、红细胞沉降率、风湿相关的筛查来反映患者的基本情况，还要完善肿瘤相关筛查，如肿瘤标志物、脏器超声、必要时全身 PET/CT 筛查，因为部分炎性肌病和肿瘤相关。完善血气分析及肺功能评价，评估患者呼吸肌累及情况并给予相应治疗及判断预后。心脏节律及功能监测也是非常必要的，如常规心电图、动态心电图、超声心动图、心房利尿肽等。同时，完善激素治疗前的准备评估，如骨密度、髋关节影像学、血的 TB-SPOT 等检查，明确有无相应的禁忌证等。此外，还有一些并发症相关检查，如长期卧床的血管超声、D- 二聚体及肺部或泌尿系感染的相关指标。

【诊断和鉴别诊断】

特发性炎性肌病一般为急性或亚急性起病，绝大多数患者表现为对称性的肢体无力，近端更为突出，同时关注患者其他系统的表现，如肺部、心脏及皮肤等表现，借助实验室检查如肌电图、肌肉磁共振等，诊断炎性肌病往往相对容易，需进一步借助肌肉活检及相关抗体进一步明确具体类型，来诊断和判断预后。

通过肌电图、肌肉磁共振和 CK 的结果，定位骨骼肌往往不难，出现典型皮肤改变或伴有肌无力时考虑皮肌炎，CK 在刚发病时明显增高时考虑免疫介导坏死性肌病。鉴别诊断首先考虑与肌营养不良的鉴别，成人起病的肢带型肌营养不良，患者 CK 增高，肌肉活检也可出现骨骼肌纤维坏死、炎症细胞浸润，有时候非常类似炎性肌病，但肌营养不良患者往往病史更长，肌肉磁共振出现脂肪化的程度较炎性肌病者高，肌炎相关抗体和基因检测能提供更多的诊断依据。此外需要和代谢性肌肉病鉴别，如脂肪沉积病，患者的临床表现极其类似，都表现为四肢近端肌肉无力、CK 升高，甚至激素治疗好转，肌肉磁共振尤其是肌肉活检结合基因检测往往可以明确诊断。

## 【治疗】

### （一）一般治疗

对患者进行系统评估，支持疗法和对症治疗：包括保持室内日照、加强通风、消毒，防止由于抵抗力下降造成的感染。优质蛋白及高维生素饮食，适当体育锻炼和理疗等。病情较重者，积极防止压疮、坠积性肺炎、下肢静脉血栓等并发症。有心肺功能异常或呼吸衰竭患者应严密监测生命体征，保持气道通畅。吞咽困难者，给予鼻饲营养液，保证每日营养摄入。加强心理沟通。

### （二）药物治疗

目前治疗方案遵循个体化原则，强调早期诊断、早期治疗，最大程度改善患者预后。糖皮质激素仍然是治疗炎性肌病的首选药物，但用法尚无统一标准，一般开始剂量为泼尼松 1~2mg/（kg·d）或等效剂量的其他糖皮质激素。对于严重的肌病患者或伴严重吞咽困难、心肌受累或进展性肺间质病变的患者，可给予甲泼尼龙冲击治疗，剂量为 1 000mg/d 静脉滴注，每 3~5 天减为 1/2 剂量，至相当于泼尼松的初始口服剂量时改为口服。糖皮质激素疗程一般在 2~3 年甚至更长，大部分患者在 2~3 个月后症状改善，若改善不明显或糖皮质激素无法耐受，则加用或换用免疫抑制剂。长期使用糖皮质激素，需要同时补钾、补钙、保护胃黏膜并监测血压、血糖、血脂等。注意糖皮质激素的禁忌证，特别是活动性乙型肝炎、结核等。

治疗无效，要考虑诊断是否正确，或用药时间等。对于复发性、难治性或持续恶化患者可给予规范静脉注射免疫球蛋白（IVIG）。对于激素不敏感、不耐受或起病较为严重患者，加用免疫抑制剂。可选甲氨蝶呤（MTX），MTX 是治疗皮肌炎/多发性肌炎最常用的二线药。MTX 不仅对控制肌肉的炎症有帮助，而且对改善皮肤症状也有益处，且起效比硫唑嘌呤（AZA）快，常用剂量 7.5~20mg 口服，每周 1 次。硫唑嘌呤，口服 1~2mg/（kg·d），起效时间较慢，通常在用药 6 个月后才能判断是否有效。环孢素（CsA）主要用于 MTX 或 AZA 治疗无效的难治性病例，常用的剂量为 3~5mg/（kg·d）。环磷酰胺（CTX）主要用于伴有肺间质病变的病例。对于激素或丙种球蛋白效果不佳者可选用利妥昔单抗和其他单抗，如艾库利珠单抗等。

**【预后】**

特发性炎症性肌病作为一组异质性疾病，可为多系统表现，需要多学科共同评估和诊治。早期诊断和治疗是改善预后的关键，绝大多数患者经过积极免疫治疗都能显著改善，达到临床治愈。所有患者都应接受长期物理治疗和定期康复，并根据治疗效果及时修改治疗方案，严格的随访和客观的评估是非常必要的。

（陈 彬）

**推荐阅读** ● ● ●

［1］袁云.特发性炎性肌病进展［J］.中国现代神经疾病杂志，2016，16（10）：

647-650.

　　［2］中华医学会风湿病学分会.多发性肌炎和皮肌炎的诊断及治疗指南［J］.中华风湿病学杂志，2010，14（12）：828-831.

　　［3］DALAKAS M C. Inflammatory myopathies：update on diagnosis，pathogenesis and therapies，and COVID-19-related implications［J］. Acta Myol，2020，39（4）：289-301.

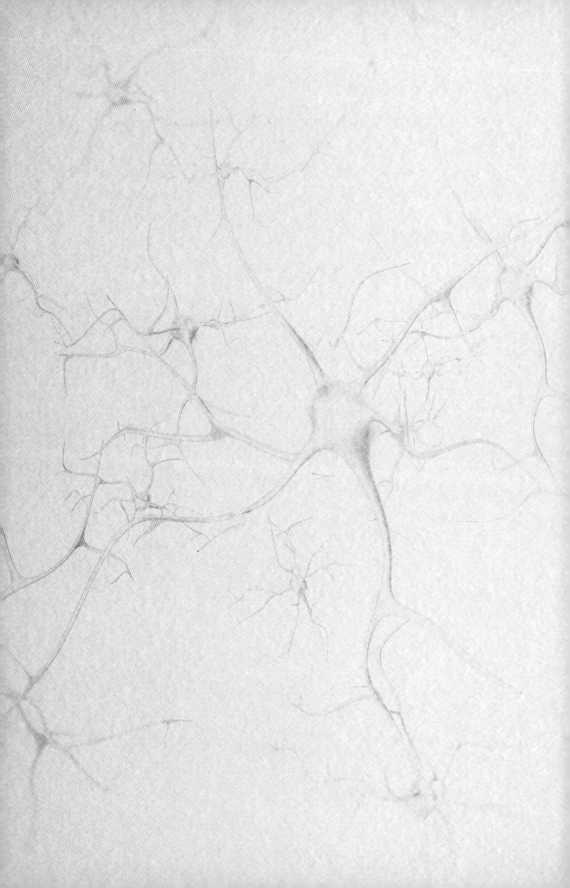

## 第九章

肌营养不良

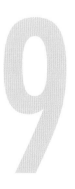

## 【概述】

肌营养不良（muscular dystrophy，MD）是一组进行性肢体或/和躯干肌肉萎缩无力为突出表现，甚至影响呼吸肌、心肌等，部分类型还可出现大脑、眼睛或皮肤等其他器官受累的疾病。一般而言，婴儿期或儿童期发病的患者病情较重。成人期发病相对较轻，除肌无力外，患者还可以表现为无症状的高肌酸激酶（CK）血症、扩张型心肌病、恶性高热、股四头肌肌病等非典型性表现。

Duchenne 肌营养不良是最常见的儿童遗传性肌肉疾病，男婴儿年发病率约为 1/（3 500~5 000），患病率为（2.8~7.1）/10 万；强直性肌营养不良患病率为（8~10.6）/10 万；面肩肱型肌营养不良患病率约为 3/10 万；肢带型肌营养不良的患病率为 1.56/10 万，国内以 2B 型最为常见。

目前发现超过 40 个基因可以引起肌营养不良，且趋于从蛋白水平分类，如细胞外基质蛋白突变主要引起先天性肌营养不良，而肢带型肌营养不良主要为膜相关蛋白突变所致。Duchenne 肌营养不良致病基因位于染色体 Xp21，该基因编码 3 685 个氨基酸，组成 427kD 的抗肌萎缩蛋白，作为细胞骨架蛋白，该蛋白在维持肌纤维的稳定、抗牵拉等功能。肢带型肌营养不良涉及数十个基因突变，相应蛋白与抗肌萎缩蛋白-糖蛋白复合物，构成肌纤维复合体，无论从结构及功能是统一整体，任何蛋白结构功能异常，都会影响肌细胞的稳定。强直性肌营养不良 1 型（DM1）是由染色体 19q 上萎缩性肌强直性蛋白激酶（dystrophia myotonica protein kinase，DMPK）基因非翻译区（CTG）核苷酸重复序列异常扩增引起的。DMPK 蛋白在心肌、骨骼肌及脑组织中均有表达，CTG 异常扩增影响 RNA 转录、剪接，这种毒性 RNA 进而影响骨骼肌氯离子通道引起症状。强直性肌营养不良 2 型（DM2）是由染色体 3q 锌指蛋白 9（zinc finger protein 9，ZNF9）基因 1 号内含子的（CCTG）核苷酸重复序列异常扩张引起的，mRNA 异常剪接的离子通道蛋白功能下降产生症状。

## 【临床表现】

Duchenne 肌营养不良，又称假肥大性肌营养不良。患者为男性，新生儿期出现肌酸激酶显著升高；2~5 岁出现腓肠肌肥大、足尖走路、易摔跤，上楼梯、跳跃动作能力明显落后，翼状肩胛、Gowers 征等典型的改变；6 岁左右肌酸激酶达最高峰；6~9 岁四肢近端肌萎缩无力明显，出现"鸭步"，下蹲起立及上楼更困难；12 岁后关节挛缩明显，需轮椅生活；成年期后会因呼吸肌无力出现肺部感染、呼吸衰竭、心力衰竭，多数患者在 30 岁前死亡。若有良好的通气支持，患者往往能活到 30 岁甚至 40 岁。约 1/3 患者存在智能障碍，甚至注意缺陷多动障碍。Becker 肌营养不良多在 5~15 岁发病，主要表现为近端肌肉受累，进展缓慢，智力正常，存活期长。dystrophin 基因突变的女性携带者通常没有症状，然而 2.5%~10% 的携带者会出现包括高 CK 血症、肌痛、近端肌无力和心肌病等表现。

强直性肌营养不良是第二常见肌营养不良，为常染色体显性遗传的多系统疾病，其中 DM1 外显率为 100%。DM1 患者多在成年前发病，肌无力和萎缩在远端肌肉和头面部肌肉更为明显，因此有时候甚至被误以为周围神经病，由于咬肌和颞肌萎缩明显，加之颧骨凸出，出现特征性"斧状脸"；此外还表现为肌强直，如用力握拳后不能立刻松开，叩击肌肉出现"肌丘"。在 DM2 中，肢体无力主要发生在肢体近端，肌肉疼痛和僵硬在 DM2 中很常见；患者还可出现白内障、睾丸萎缩、心律失常、糖尿病、脱发及性功能障碍等其他系统病变；有些患者还有嗜睡表现；后期患者可出现心源性猝死和呼吸衰竭。

面肩肱型肌营养不良是由于 4 号染色体长臂末端 3.3kb/KpnI 重复片段异常引起的常染色体显性遗传疾病，是仅次于假肥大性肌营养不良和强直性肌营养不良的第三大常见营养不良症。患者最初出现面部肌肉无力，导致微笑或吹口哨困难，口轮匝肌假性肥大而出现嘴唇增厚特殊面容。随后会出现肩胛带、三角肌、肱二头肌、肱三头肌及胸大肌无力萎缩。常不对称，后期可出现下肢无力萎缩。患者还可出现高频性耳聋和视网膜病变。

肢带型肌营养不良是一组常染色体显性或隐性遗传的肌营养不良，患者多在青春期或成年期发病，表现为盆带肌萎缩无力出现腰椎前凸和"鸭步"，下肢近端费力，肩带肌无力出现如梳头困难等。

眼咽型肌营养不良是由多聚腺苷酸蛋白核 1〔poly（A）binding protein nuclear 1 gen，*PABPN1*〕基因的三核苷酸（GCG）重复扩增引起的常染色体显性遗传疾病。患者多在 40 岁左右发病，表现为上睑下垂和眼球活动障碍，后期可出现吞咽困难，但进展缓慢，大部分患者肢体受累较轻或在疾病后期出现，寿命不受影响。

先天性肌营养不良是出生即发病或婴儿期起病，由于全身肌无力及肌张力低而成松软儿，哭声小，喂养困难、面肌无力和关节挛缩，可伴有其他系统表现，如智能减退和神经发育畸形。

常见的肌营养不良临床特点总结见表 9-1。

表 9-1 常见肌营养不良特点

| 鉴别点 | Duchenne 肌营养不良 | 肢带型肌营养不良 | 强直性肌营养不良 | 面肩肱型肌营养不良 | 眼咽型肌营养不良 |
|---|---|---|---|---|---|
| 发病年龄 | 多在 2~5 岁 | 儿童早期至成年期 | 成年期 | 青少年 | 40 岁以后 |
| 肌无力特点 | 腓肠肌假性肥大，鸭步，Gowers 征 | 近端肌无力明显，鸭步 | 远端突出，斧头脸，肌丘 | 面部无力，口唇肥厚，不对称 | 上睑下垂、眼球活动障碍和吞咽困难多 |
| 其他系统 | 心脏、脑 | 少数合并心脏 | 心脏、脑、眼睛及内分泌等 | 耳聋、视网膜病变 | 无 |
| 预后 | 30 岁前死亡 | 大部分预后较好 | 呼吸衰竭或心源性猝死 | 预后好 | 不影响寿命 |
| 肌酸肌酶 | 早期显著升高 | 升高，程度不等 | 轻至中度升高 | 正常或轻度 | 正常或轻度 |

续表

| 鉴别点 | Duchenne 肌营养不良 | 肢带型肌营养不良 | 强直性肌营养不良 | 面肩肱型肌营养不良 | 眼咽型肌营养不良 |
|---|---|---|---|---|---|
| 肌肉病理 | 肌营养不良样改变 | 有些分型可出现肌纤维分叶、镶边空泡 | 核内移、肌浆块 | 可伴炎性改变 | 镶边空泡 |
| 肌电图 | 肌源性 | 肌源性 | 肌源性伴有强直电位 | 肌源性 | 肌源性 |
| 遗传方式 | X 连锁隐性 | 常染色体显性或常染色体隐性 | 常染色体显性 | 常染色体显性 | 常染色体显性 |

## 【辅助检查】

### （一）血清肌酸激酶（CK）检测

不同类型的肌营养不良患者由于骨骼肌受累部位和时期的不同，其血清肌酸激酶和乳酸脱氢酶水平存在差异。Duchenne 肌营养不良、Becker 肌营养不良和某些肢带型肌营养不良患者早期显著升高，可达正常值的 20 倍以上，与疾病的严重程度不相关，后期由于肌肉萎缩而下降甚至在正常范围内。面肩肱型、眼咽型肌营养不良患者往往轻度升高或正常。

### （二）肌电图

针极肌电图提示肌源性改变，静息时可见纤颤电位和正锐波，小力收缩可见运动单位时限缩短、波幅降低和多相波，在强直性肌营养不良患者可见典型的强直电位。

### （三）肌肉活检

肌肉活检是确诊肌营养不良的关键检查手段之一，可以排除非肌营养不良，如特发性炎性肌病等，尤其是对基因或其他检查仍不能确诊的患者。基本病理变化为出现肌纤维的肥大萎缩、结缔组织不同程度增生，伴随肌纤维坏死再生，多无炎症细胞浸润等改变。一些关键的蛋白免疫组化往往起到定性的作用。

### （四）肌肉磁共振

肌肉磁共振主要通过骨骼肌信号和形态改变反映骨骼肌病变性质、范围、程度及受累顺序，对于治疗效果评估和长期随访观察尤为重要。典型患者可出现选择性肌肉萎缩和脂肪化，伴有少数肌肉相对保留，甚至肥大。在面肩肱型营养不良、肢带型肌营养不良 2B 患者中可以出现肌肉水肿样信号改变。

### （五）基因检测

随着以基因二代测序为代表的高通量测序时代的到来，目前可应用 panel 相关二代测序（panel based nest-generation sequencing P-NGS）、全外显子组测序（whole exome sequencing，WES）以及全基因组测序（whole genome sequencing，WGS），对于异常检测结果需要一代测序进一步验证。由于一些基因存在外显子缺失、重复等，还需配合应用多重连接探针扩增技术（multiple ligation dependent probe amplification，MLPA）。随着基因检测的普及，临床出现越来越多的不能肯定的突变，需要进一步结合临床特点、肌肉活检等检查，最后借助突变蛋白水平进一步验证。

### （六）其他检查

由于部分患者常合并心脏病变，如 Duchenne 肌营养不良患者常发生心脏病，强直性肌营养不良常出现心律失常和心脏传导阻滞，甚至猝死。心脏结构和电生理检查尤为重要，患者至少每年完善常规心电图和动态心电图监测，以明确是否存在传导系统异常。每 2~4 年完善超声心动图检查评估心脏结构功能。相当一部分患者在疾病的后期会出现呼吸衰竭，因此血气分析和肺功能检测评估患者由于呼吸肌无力造成的限制性呼吸功能异常尤为重要，呼吸睡眠监测有助于早期诊断发现夜间通气不足。此外，脊柱影像学可以提示脊柱侧弯。头颅磁共振检查可以发现颅内病变，尤其是在先天性肌营养不良和强直性肌营养不良的患者中，常会发现脑白质病变。

## 【诊断和鉴别诊断】

根据患者家族史、临床表现（发病年龄、肌无力分布和心脏受累特点）、辅助检查，尤其是肌酸激酶、肌肉磁共振，肌肉活检结合基因检测往往可以确诊，基因诊断至关重要，可以起到早期诊断、早期干预，同时可以产前诊断，起到优生优育作用。

借助临床表现及肌电图检查，往往可以定位到骨骼肌，肌营养不良需要和以下疾病鉴别：

1. 特发性炎性肌病　急性或亚急性起病，肢体近端无力明显，肌酸激酶显著升高，肌肉磁共振可以发现非选择性骨骼肌甚至皮下水肿等异常信号，肌炎特异性抗体阳性，肌肉活检往往显示炎性肌病的特点，绝大部分可以明确诊断，但值得注意的是，免疫坏死性肌病患者肌肉活检可能仅显示结缔组织的轻度增生，无明显的炎症细胞浸润，这时需要结合病史和其他实验室检查综合判断。

2. 代谢性肌肉病　代谢性肌肉病包括一大类病变，如线粒体肌病、糖原贮积症和脂肪沉积症，其肢体无力可以不耐受疲劳，代谢性肌病往往有其他系统的表现，如周围神经、心脏等异常表现，肌酸激酶正常和轻度增高，肌肉活检不出现肌营养不良样改变，往往有特征性肌病改变，如破碎红纤维、脂肪滴和糖原的异常沉积，特殊的酶替代治疗可使患者恢复正常生活，基因检测可鉴别。

3. 先天性肌病　患者发病年龄较早，可以出现四肢无力，但大部分进展较慢，肌肉活检可以发现特异性的病理改变，如杆状体等，结合基因检测往往可以确诊。

4. 其他肌病　眼咽型肌营养不良有时需要和重症肌无力鉴别。重症肌无力无晨轻暮重的特点及重复频率刺激正常，必要时行基因检测都是相对容易鉴别的。此外，脊髓性肌萎缩患者临床表现与肌营养不良临床表现极其类似，如双下肢假性肥大，但肌电图的神经源性改变可以轻松鉴别。

## 【治疗】

目前肌营养不良没有治愈的方法，强调早期诊断与护理，包括物理治疗、药物治疗和积极的心理和社会支持的综合治疗。应以神经科为主，联合呼吸科、心内科、康复科、心理科的医生及社会工作者在疾病的不同时期给予相应的治疗。

### （一）一般治疗

合理膳食，加强营养，注意饮食多样性，补充优质蛋白、含钙铁丰富、新鲜水果、蔬菜等富含维生素食物，同时控制总热量，防止肥胖，适当日照和户外活动，预防骨质疏松。尽可能从事日常活动，避免长期卧床。重视家庭的护理和康复。加强心理疏导、沟通交流，防止出现心理疾患如抑郁症等不良心境。

### （二）药物治疗

Duchenne 肌营养不良的患儿，若无禁忌，4~6 岁的患儿运动功能进入平台期，就可以开始给予口服泼尼松 0.75mg/（kg·d），延长患者的独立行走时间，同时给予补钾、钙和维生素 D，对抗激素副作用。对于不能行走的患儿，泼尼松应减为 0.3~0.6mg/（kg·d），此外补充维生素 E、辅酶 Q 等药物。对于其他类型肌营养不良，尤其是成人患者，可给予"鸡尾酒"疗法，改善骨骼肌代谢。合并癫痫者，尤其是儿童，应给予抗癫痫药物。在强直性肌营养不良患者中，可给予苯妥英钠或美西律缓解肌强直，但要注意相关的副作用。

### （三）康复治疗

患者需要终身接受不同类别的康复治疗，以维持肌肉的伸展性和预防关节挛缩，改善肌肉的微循环，促进代偿性肥大，延缓肌纤维的变性和坏死，最大限度地维持残留的肌肉功能，维持心肺功能并延长生命。

### （四）并发症的治疗

多数患者死于呼吸肌无力的并发症，如肺部感染、呼吸衰竭，如果出现肺部感染，需要抗生素治疗。无创通气可改善患者的预后，但是在使用时机上还存在争议。当患者咳嗽无力或不能排痰时，应气管切开。患者心脏病主要是扩张型心肌病和心律失常。窦性心动过速可用 β 受体阻滞剂，心律失常对症处理，心肌损害明显影响其射血功能时可使用洋地黄制剂。

（五）外科矫形治疗

行走能力丧失后，严重患者常会出现脊柱后凸或侧凸，影响呼吸或进食，可进行脊柱矫形手术，严重的马蹄内翻足也可进行手术矫正。眼咽型肌营养不良患者通过提上睑术改善上睑下垂。

## 【预后】

作为一类基因异质性的疾病，肌营养不良患者的预后与其致病基因密切相关，也存在个体差异，积极有效的治疗和护理能够延缓患者的寿命。Duchenne 肌营养不良患者若无良好的呼吸支持，多在 30 岁前死亡，因此遗传咨询尤为重要。部分肢带型肌营养不良患者在中年后需要借助轮椅，强直性肌营养不良患者可在中年后出现呼吸衰竭或心源性猝死，眼咽型肌营养不良患者绝大部分预后良好，少数在老年期死于肺部感染等呼吸系统病变。

（陈　彬）

**推荐阅读** ● ● ●

［1］中华医学会神经病学分会．中国假肥大型肌营养不良症诊治指南［J］．中华神经科杂志，2016，49（1）：17-20.

［2］袁云．骨骼肌的疾病诊断策略需要不断优化［J］．中华神经科杂志，2016，49（10）：745-747.

［3］MERCURI E，BONNEMANN C G，MUNTONI F. Muscular dystrophies［J］. Lancet，2019，394（10213）：2025-2038.

［4］陈彬，王朝霞，栾兴华，等．眼咽型肌营养不良汉族六家系的临床和遗传学特点［J］．中华神经科杂志，2010，43（10）：702-706.

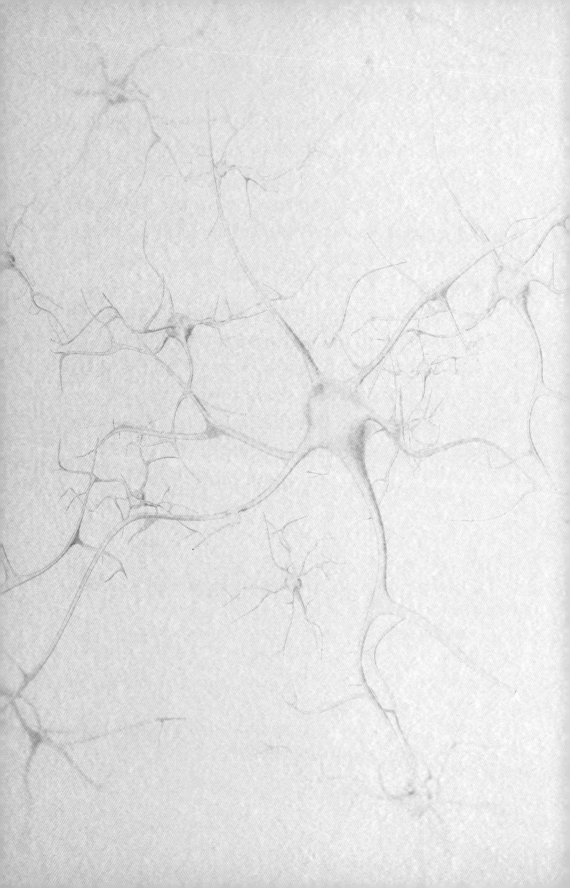

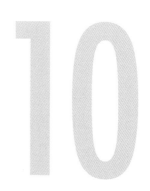

第十章

线粒体肌病及线粒体脑肌病

10

## 【概述】

线粒体病是一组由线粒体 DNA（mtDNA）或核 DNA（nDNA）突变导致线粒体结构或功能障碍，ATP 合成不足所导致的多系统疾病。如病变以侵犯骨骼肌为主，则称为线粒体肌病；如病变同时累及中枢神经系统，则称为线粒体脑肌病，其中最常见的是线粒体脑肌病伴高乳酸血症和卒中样发作（mitochondrial encephalomyopathy with lactic acidosis and stroke-like episode，MELAS）。

线粒体 DNA（mtDNA）为双链闭合环状结构，外环为重链（H），内环为轻链（L），由 16 569 个碱基（bp）组成，含有 37 个编码基因，分别编码 22 种 tRNA、2 种 rRNA（12s rRNA 和 16s rRNA）以及 13 种参与氧化磷酸化（OXPHOS）能量产生、呼吸链电子传递过程的蛋白亚基。研究发现，维持线粒体结构和功能的蛋白质大约为 1 500 种，涉及线粒体氧化磷酸化系统酶复合物的结构亚基、辅助亚基、组装因子和电子载体，mRNA 的复制和表达，线粒体的动态平衡以及底物代谢等，这些蛋白质大部分由 nDNA 编码。

MtDNA 与 nDNA 遗传机制不同。其分子遗传特征主要表现为：①半自主性：mtDNA 是独立于细胞核染色体外的基因组，具有自我复制、转录和翻译的功能。②母系遗传：这是线粒体遗传的最突出特点，即母亲将缺陷传递给子女，而只有女儿能将缺陷传递给下一代。在遗传过程中受瓶颈效应（bottleneck effect）影响，同一家系不同成员间突变比例和临床表型存在很大差异。③遗传密码与通用遗传密码不同。④异质性和遗传漂变现象：一个细胞中有成百上千个线粒体，一个线粒体中含 2~10 个 DNA 分子。当正常和突变的 mtDNA 以不同比例共存于同一线粒体、细胞、组织或者个体时，称为异质性（heteroplasmy）。异质细胞分裂时，mtDNA 通过母系遗传随机分配给子代，由于突变型和野生型 mtDNA 比例不同，子代的临床表现不一致。经过多代传递，mtDNA 表型向野生型或突变型 mtDNA 占优势方向漂变，异质细胞逐渐向全突变型发展，突变负荷随时间增加。⑤阈值效应：mtDNA 表型表达具有阈值效应，即突变 mtDNA 比例达到一定程度才引起组织、器官功能异常，且症状严重程度取决于突变性质、突变比例及各器官对能量的需求，所以耗能多的器官如肌肉、心脏、脑组织首先受累。⑥高突变率：由于mtDNA 没有内含子、保护性组蛋白和缺乏完整有效的修复体系，使之易受氧化磷酸化过程产生的氧自由基的影响，诱发突变概率较核 DNA 高得多。

## 【临床表现】

线粒体病的发病率约为 1/5 000，其可累及任何年龄段，几乎任何系统或器官均可受累，以能量需求旺盛的器官，如脑、心、肾、眼、耳、肌肉、胃肠道等受累多见，临床表现多种多样，可急性起病，也可隐袭起病，可表现为某种临床综合征，也可仅表现单个症状或者多种症状组合，归纳起来包括以下 10 个方面：①一般情况：宫内发育迟缓，发育不良，矮小，乳酸酸中毒，低血糖等；②中枢神经系统（CNS）：急性脑病，痫性发作，肌张力障碍，小脑性共济失调，偏头痛，卒中样发作，智能发育迟缓和衰退；③眼和耳：神经性耳聋，上睑下垂，进行性眼外肌麻痹，白内障/角膜混浊，视神经萎缩，色素性视网膜病变；④神经肌肉：肌无力，运动不耐受，横纹肌溶解，周围神经病；⑤心脏：心肌病（肥厚型、扩张型），传导障碍；⑥内分泌：糖尿病，生长激素缺乏，肾上腺功能不全，甲状腺功能减退，甲状旁腺功能减退；⑦胃肠和肝脏：呕吐，慢性腹泻，假性肠梗阻，胰腺外分泌功能不全，肝大，肝功能不全，暴发性肝衰竭；⑧肾脏：肾小管病变，间质性肾炎，激素抵抗型肾病综合征；⑨血液：铁粒幼细胞性贫血，中性粒细胞减少症，血小板减少，全细胞减少；⑩皮肤和毛发：如多毛症。

线粒体脑病包括 Leigh 综合征、Alpers 综合征、脊髓小脑性共济失调伴癫痫发作综合征（mitochondrial spinocerebellar ataxia and epilepsy syndrome，MSCAPS）等。线粒体脑肌病包括 MELAS、肌阵挛性癫痫伴破碎红纤维（myoclonic epilepsy with ragged red fibers，MERRF）、Keams-Sayre 综合征（KSS）、线粒体神经胃肠脑肌病（mitochondrial neurogastrointestinal encephalomyopathy，MNGIE）等。近年来，随着二代测序技术的发展，越来越多的由核基因突变所致的线粒体脑肌病相继报道，多为常染色体隐性遗传，如 DARS2 突变所致的伴有脑干、脊髓损害和乳酸增高的脑白质病（LBSL）和 AARS2 突变所致的进行性脑白质营养不良伴卵巢衰竭（女性）。

几种常见线粒体脑肌病的临床特点见表 10-1。

表 10-1　常见线粒体脑肌病的临床特点

| 受累器官 | 症状与体征 | KSS | MERFF | MELAS | NARP | MILS |
|---|---|---|---|---|---|---|
| 中枢神经系统 | 癫痫发作 | − | + | + | − | + |
| | 共济失调 | + | + | + | + | +/− |
| | 肌阵挛 | − | + | +/− | − | − |
| | 精神运动发育迟滞 | − | − | − | − | + |
| | 精神运动倒退 | + | +/− | + | − | + |
| | 偏瘫 / 偏盲 | − | − | + | − | − |
| | 皮质盲 | − | − | + | − | − |
| | 偏头痛样头痛 | − | − | + | − | − |
| | 肌张力障碍 | − | − | + | − | + |
| 周围神经 | 周围神经病 | +/− | +/− | +/− | + | − |
| 肌肉 | 肌无力 | + | + | + | + | + |
| | 眼肌麻痹 | + | − | +/− | − | − |
| | 上睑下垂 | + | − | +/− | − | − |
| 眼 | 视网膜色素变性 | + | − | − | + | +/− |
| | 视神经萎缩 | − | − | − | +/− | +/− |
| | 白内障 | − | − | − | − | − |
| 血液系统 | 铁粒幼细胞性贫血 | +/− | − | − | − | − |
| 内分泌系统 | 糖尿病 | +/− | − | +/− | − | − |
| | 身材矮小 | + | + | + | − | − |
| | 甲状旁腺功能减退 | +/− | − | − | − | − |
| 心脏 | 传导阻滞 | + | − | +/− | − | − |
| | 心肌病 | +/− | − | +/− | − | +/− |
| 胃肠道 | 胰腺外分泌功能障碍 | +/− | − | − | − | − |
| | 假性肠梗阻 | | | | | |
| 耳鼻喉 | 感音神经性耳聋 | − | + | + | +/− | − |
| 肾脏 | Fancon 综合征 | +/− | − | +/− | − | − |

续表

| 受累器官 | 症状与体征 | KSS | MERFF | MELAS | NARP | MILS |
|---|---|---|---|---|---|---|
| 实验室检查 | 乳酸酸中毒 | + | + | + | – | +/– |
| | 肌肉活检（破碎红纤维） | + | + | + | | |
| 遗传方式 | 母系遗传 | – | + | +/– | + | + |
| | 散发 | + | – | – | – | |

注：KSS，Kearns-Sayre syndrome，Kearns-Sayre 综合征；MELAS，mitochondrial encephalomyopathy with lactic acidosis and stroke-like episode，线粒体脑肌病伴高乳酸血症和卒中样发作；MERRF，肌阵挛性癫痫伴破碎红纤维（myoclonic epilepsy with ragged red fibers，肌阵挛性癫痫伴破碎红纤维；MILS，maternally inherited Leigh syndrome，母系遗传 Leigh 综合征；NARP，neuropathy，ataxia and retinitis pigmentosa，神经病，共济失调和视网膜色素变性综合征。+，表示"有"；–，表示"无"；+/–，表示可"有"可"无"。

## 【辅助检查】

### （一）多系统评价

线粒体病常伴有全身多个脏器系统的受累，如眼受累出现视力丧失、视网膜色素变性；耳受累出现神经性耳聋；心脏受累出现心脏传导阻滞、心肌病；另外也可出现肾脏、肝脏、胰腺、甲状旁腺等脏器受累，故需进行多系统评估，包括眼底和视力检查，电测听，神经传导，肌电图，诱发电位，脑电图，心电图，超声心动图，腹部超声等。

### （二）代谢筛查

包括血乳酸、丙酮酸、氨基酸分析，尿有机酸分析等。运动后血乳酸、丙酮酸应该高于正常值（安静时），一般 10 分钟后可恢复。如果 10 分钟后不能恢复即为阳性。运动量的把握非常重要，如果运动量太大，可能连正常人也超过了有氧代谢，进入无氧酵解状态，血清乳酸水平也会升高，如果运动量太小则不太敏感，试验会有假阴性。一般建议的具体方法为：室温采血，然后在自行车动量计上蹬车运动，转速限制在 20~40r/min，约 15W，令患者快速运动 15 分钟，运动后立即采血及恢复到第 10 分钟时再取血，观察血乳酸改变：安静状态下乳酸值大于 2mmol/L 为异常，特别是运动后乳酸值升高更有意义。运动后 10 分钟不恢复正常或运动前后乳酸值对比升高

4.0mmol/L 以上为异常。另外通过串联质谱检测干血滤纸片中酰基肉碱和氨基酸水平，气相色谱 - 质谱检测尿有机酸水平，可为诊断和鉴别诊断提供有价值的线索。

### （三）检测血浆成纤维生长因子 21 水平

近年研究发现在线粒体病患者中，血浆成纤维生长因子 21（FGF-21）平均浓度明显增高，FGF-21 可作为筛查线粒体病的生物学标志物，具有较高的诊断效能且与疾病的严重程度呈正相关。

### （四）影像学检查

头颅影像学检查在线粒体病诊断中有重要意义。如 MELAS 患者行头颅 CT 检查可见双侧基底节钙化。卒中样发作期头颅 MRI 可显示在颞、顶、枕叶的大脑皮质以及皮质下白质出现长 $T_2$ 信号，DWI 为高信号，常不按大血管供血区分布，MRS 可见病灶部位乳酸双峰。病灶可以动态变化，可出现局部脑萎缩。MERRF 患者可发现广泛的脑沟、脑室扩大，苍白球钙化，小脑萎缩。Leigh 综合征的头颅 MRI 显示双侧基底节、中脑导水管周围、四脑室底部对称长 $T_2$ 信号，少数患者存在脑白质弥漫性异常。KSS 的头颅 MRI 多表现为脑萎缩，皮质下白质以及丘脑、基底节和脑干的长 $T_2$ 信号。MNGIE 的头颅 MRI 显示脑白质营养不良改变，Alpers 综合征的头颅 MRI 多表现为脑萎缩以及皮质下白质长 $T_2$ 信号，以顶叶和枕叶为主。头颅磁共振增强对鉴别诊断血管炎有重要价值。

### （五）肌肉活检

取线粒体病患者肢体近端肌肉标本进行冷冻切片，行组织学和酶组织化学染色。典型者改良 Gomori 三色染色可见破碎红纤维（RRF），琥珀酸脱氢酶染色可见破碎蓝染肌纤维和 / 或深染的小血管，在细胞色素 C 氧化酶染色显示酶活性缺乏或增加。当然不能单独依靠肌肉活检确定是线粒体病，许多核基因突变导致的线粒体病没有骨骼肌的形态学改变。电镜检查可见肌膜下大量异常线粒体堆积，典型者可见晶格状包涵体。另外，取新鲜的肌肉标本可以行呼吸链酶复合物活性测定，为线粒体病的诊断提供重要信息。

### （六）基因检测

基因检测对线粒体病诊断有重要意义，阳性结果有助于确定诊断，但阴性结果并不能否定诊断，因为 mtDNA 突变率在不同组织存在巨大差异。不同的线粒体病存在不同的突变热点，因此基因检测时应重点关注。如 MELAS 重点查 mtDNA 的 A3243G 点突变（约占 80%），在 MERRF 重点查 mtDNA A8344G 点突变，母系遗传的 Leigh 综合征和 NARP 主要查 mtDNA T8993C 突变，散发型慢性进行性眼外肌麻痹（CPEO）、KSS 重点查 mtDNA 片段缺失，Leber 遗传性视神经病（LHON）重点查 mtDNA G11778A 及 T14484C 突变。此外，检测到的突变需要结合临床、其他辅助检查结果以及既往报道确定是否为致病突变，没有典型临床表现特点的 mtDNA 致病突变，可以确定为 mtDNA 突变携带者。

### 【诊断和鉴别诊断】

线粒体病具有多系统器官受累（如中枢神经系统、眼和耳、心脏、肌肉、内分泌系统、消化系统、泌尿系统、血液系统、皮肤和毛发）的可能性，因此，当存在下列情况时，应该考虑线粒体病可能性：肌病，合并另外两个系统（其中之一可能为中枢神经系统）的损害；中枢神经系统疾病，同时累及另外两个系统（其中之一可能为肌肉）；多系统疾病（至少三个系统），包括肌肉和 / 或中枢神经系统。

怀疑线粒体病应该进行系统评估，以确定累及的范围和程度，包括中枢神经系统、周围神经和肌肉、耳或眼、心脏、内分泌、胃肠和肝肾、血液系统、皮肤和毛发等，必要时通过腰穿、骨穿、有机酸和氨基酸等检查排除其他疑似疾病，最后行线粒体 DNA 或核 DNA 检测明确诊断。过去通过肌肉活检发现线粒体病的典型病理改变作为诊断首选，近年来随着遗传诊断技术的发展，无创的基因检测已成为诊断线粒体病的首选，但对于 mtDNA 和 nDNA 基因检测全阴性的患者，仍需要进行肌肉活检或其他组织学检测作为诊断补充。

另外，2006 年 Morava 等在 *Neurology* 著文推荐采用线粒体病的评分系统进行诊断（表 10-2）。

表 10-2　线粒体病的评分系统

| 临床症状与体征<br>（最多 4 分） | 代谢与影像<br>（最多 4 分） | 形态学<br>（最多 4 分） |
|---|---|---|
| **A. 肌肉症状（最多 2 分）** | 1. 乳酸升高 [#] | 1. 破碎红纤维（RRF）[##] |
| 1. 眼肌麻痹 [#] | 2. 乳酸 / 丙酮酸升高 | 2. COX 阴性纤维 [##] |
| 2. 面肌受累 | 3. 丙氨酸升高 [#] | 3. COX 染色减低 [##] |
| 3. 运动不耐受 | 4. 脑脊液乳酸升高 [#] | 4. SDH 染色减低 |
| 4. 四肢无力 | 5. 脑脊液蛋白升高 | 5. SDH 阳性血管 [#] |
| 5. 横纹肌溶解 | 6. 脑脊液丙氨酸升高 [#] | 6. 电镜下见异常线粒体 [#] |
| 6. 肌电图异常 | 7. 尿三羧酸代谢产物增多 [#] | |
| **B. 中枢神经系统（最多 2 分）** | 8. 乙基丙二酸尿症 | |
| 1. 发育迟滞 | 9. MRI 见卒中样病灶 | |
| 2. 获得性技能减退 | 10. MRI 见 Leigh 表现 [#] | |
| 3. 偏头痛 | 11. MRS 见乳酸峰 | |
| 4. 癫痫 | | |
| 5. 卒中样发作 | | |
| 6. 肌阵挛 | | |
| 7. 锥体束征 | | |
| 8. 锥体外系体征 | | |
| 9. 皮质盲 | | |
| 10. 脑干受累 | | |
| **C. 多系统受累（最多 3 分）** | | |
| 1. 血液系统 | | |
| 2. 胃肠道 | | |
| 3. 内分泌 / 生长发育 | | |
| 4. 心脏 | | |
| 5. 肾脏 | | |
| 6. 视力 | | |
| 7. 听力 | | |
| 8. 周围神经病 | | |
| 9. 反复发作 / 家族性 | | |

　　注：总分分析：1 分，不可能是线粒体病；2~4 分，可能是线粒体病；5~7 分，很可能是线粒体病；8~12 分，确定是线粒体疾病。[#] 可评 2 分；[##] 可评 4 分。

　　MELAS 为最常见的线粒体脑肌病类型，其诊断需综合临床、生化、病理、影像学和遗传学信息。其临床特点包括：①发病年龄一般 10~40 岁，多为母系遗传，少数散发。②临床表现为肌肉无力、运动不耐受、肌萎缩等肌肉受累表现，肌电图多为肌源性改变；发作性头痛、呕吐、癫痫发作、偏盲、偏瘫、精神症状、痴呆等中枢神经系统症状，可伴神经性耳聋、糖尿病、部分眼外肌麻痹等；患者身材矮小，低体重，体质差。③运动前后血乳酸、丙酮酸水平升高，肌酶及血糖亦可增高。④头颅 CT 及 MRI 检查显示双侧基底节区钙化，位于半球后部颞、顶、枕叶脑皮质或皮质下区多发卒中样病灶，病灶与血管分布不一致，且随病情发展呈迁移性改变。MRS 检查可见乳酸双峰。⑤肌肉活检可见 RRF，电镜下见线粒体增生、形态异常及晶格状包涵体；脑组织病检显示皮质层状或灶状坏死和海棉样改变，胶质细胞增生，小血管弥漫增生；生化测定线粒体功能缺陷。⑥基因检测有 mtDNA 异常，如 A3243G 或 T3271C 突变则更支持诊断。

　　参照 2020 中国线粒体脑肌病伴高乳酸血症和卒中样发作的诊治专家共识，MELAS 的诊断标准如表 10-3 所示。

表 10-3　MELAS 诊断标准

| 标　　准 | |
| --- | --- |
| A. 核心证据 | 1. 有卒中样发作（包括头痛伴 / 不伴呕吐，癫痫发作，偏盲或皮质盲，失语，偏身感觉障碍或偏瘫）<br>2. 头颅影像学显示局限于皮质和 / 或皮质下、不符合单一血管支配的病灶，随访复查病灶可完全或部分可逆 |
| B. 支持证据 | 1. 以下临床表现至少满足 1 条<br>认知 / 精神障碍，癫痫发作，感觉神经性耳聋，糖尿病，身材矮小，毛发异常，运动不耐受，胃肠功能障碍，心肌病 / 心脏传导异常，肾病等<br>2. 血 / 脑脊液乳酸显著增高或磁共振波谱成像显示病灶 / 脑脊液乳酸峰<br>3. ≥2 次卒中样发作<br>4. 家系成员临床表现满足支持证据 (B) 第 1 项中的 1 种或多种，且符合母系遗传 |

| 标 准 | |
|---|---|
| C. 确诊证据 | 1. 骨骼肌活检病理发现线粒体异常的证据，即改良 Gomori 三色染色发现不整红边纤维（>2%），和／或琥珀酸脱氢酶染色发现琥珀酸脱氢酶活性异常肌纤维和／或琥珀酸脱氢酶深染的小血管，或电镜发现异常线粒体<br>2. 基因检测明确有 MELAS 相关的线粒体 DNA 或核 DNA 致病突变 |

| 诊 断 |
|---|
| 确诊 MELAS，满足至少 1 项 "C. 确诊证据" |
| 很可能 MELAS，满足至少 1 项 "A. 核心证据" + 至少 2 项 "B. 支持证据" |
| 可能 MELAS，满足至少 1 项 "A. 核心证据" + 至少 1 项 "B. 支持证据" |
| 疑诊，满足 2 项 "A. 核心证据" |

　　线粒体病由于可累及多个器官系统，因此需要与其他可累及多器官多系统的疾病相鉴别，如内分泌疾病、胶原血管病、其他遗传代谢病、维生素缺乏等。以脑病症状为主的需要与病毒性脑炎、自身免疫性脑炎、多发性硬化、急性播散性脑脊髓炎、脑血管病、脑肿瘤等鉴别。以肌病为主的需要鉴别肌营养不良、离子通道病、脂肪沉积症、糖原贮积症、周期性瘫痪、纤维肌痛症、慢性疲劳综合征等。CPEO 特别需要与以眼肌受累为主的重症肌无力鉴别，避免误诊误治。

　　MELAS 的鉴别诊断主要包括具有类似临床和影像学改变的疾病，在没有进行基因检测和肌肉活检前需要排除脑小血管炎、心源性脑栓塞、大脑皮质静脉血栓形成、病毒性脑炎、自身免疫性脑炎、甲基丙二酸血症、高氨血症、癫痫后脑部 MRI 可逆性信号改变、可逆性后部脑病综合征等。

## 【治疗】

　　线粒体病患者日常生活中应保持能量代谢的均衡和连续，避免劳累、饥饿和精神刺激，保证充足的睡眠，适度增加有氧运动，进行耐力锻炼。

目前对线粒体病尚无确切有效的治疗药物，可通过补充能量及维生素、清除氧自由基及毒性物质改善症状，临床上多采取"鸡尾酒"疗法，给予艾地苯醌、辅酶 Q10、谷胱甘肽、维生素 $B_1$、维生素 $B_2$、维生素 C、维生素 E、左旋肉碱、亚叶酸、牛磺酸等药物。

线粒体病出现癫痫发作，首选左乙拉西坦、拉莫三嗪和苯二氮䓬类药物，但对有明显呼吸肌受累的患者尽量避免使用苯二氮䓬类药物。建议拉莫三嗪和左乙拉西坦为治疗 MERRF 的一线药物。

线粒体病治疗过程中应注意避免使用引起线粒体损伤的药物，如丙戊酸类（POLG 突变患者禁忌）、他汀类、氨基糖苷类抗生素、化疗药物（卡铂）、抗病毒药（拉米夫定、替比夫定和齐多夫定）和二甲双胍等。

当线粒体脑病（如 MELAS）出现急性卒中样发作（在临床上可表现为多种神经系统症状，如癫痫发作、头痛、意识状态改变、局灶性无力、视力下降、感觉缺失、构音障碍和共济失调），应该静脉给予负荷剂量盐酸精氨酸治疗。2016 年美国医学会推荐起病 3 小时内应用 0.5g/kg 的大剂量精氨酸静脉推注，随后以 0.5g/kg 的剂量持续给药 24 小时至接下来的 3~5 日。当患者吞咽评估安全且能耐受口服药物时，可过渡至口服。为预防卒中样发作，推荐给予 0.15~0.30g/kg 的每日剂量（分 3 次）减少复发风险。大剂量精氨酸可导致低血压、高血糖、高血钾、胃肠道不适、酸中毒或头痛。应做好对症处理的准备但不能停止精氨酸给药。盐酸精氨酸应当通过专用的静脉通路给予，中心静脉通路为首选，以降低药物渗透导致静脉炎和局部组织坏死的风险。在大剂量精氨酸治疗期间应每隔 15 分钟测量 1 次血压以观察有无低血压，每隔 30 分钟需通过手指采血监测血糖。精氨酸静滴期间至少每隔 4 小时测量 1 次血压。

近年来，通过刺激线粒体生物合成，如应用苯扎贝特、白藜芦醇或生酮饮食治疗线粒体病的方案一直在评价中。其他新的治疗方法如核苷替换、基因治疗等方案也在积极探索中。

## 【遗传咨询】

当线粒体病的基因变异位于 nDNA 时，遵从孟德尔遗传规律，其遗传咨询与其他单基因病相同。当基因变异位于 mtDNA 时，则遵从母系遗传规律。由于含有不同突变负荷的线粒体在女性生殖细胞内分布是随机的，对携带致病突变的妊娠女性，胎儿携带变异 mtDNA 的比率难以确定，产前诊断仍存在很大难度。

如果母亲携带高突变率线粒体，可以通过供卵的方式（线粒体捐赠技术）进行生育或线粒体移植的体外生殖方式防止突变的线粒体传递。线粒体移植是将携带 mtDNA 突变的卵细胞或受精卵的细胞核，移植到去除细胞核的捐赠卵细胞内，从而保留了来自双亲的细胞核遗传物质，而突变的线粒体基因被去除。这种方法对 mtDNA 突变引起的线粒体病预防有良好的应用前景，但是该方法医学伦理上尚存争议，且对于胎儿远期的健康问题也缺乏支持证据。

（王新高）

**推荐阅读** ● ● ●

［1］王新高，张在强.线粒体病的诊治概况［J］.中国医刊，2019，54（2）：136-140.

［2］北京医学会罕见病分会，北京医学会神经内科分会神经肌肉病学组，中国线粒体病协作组.中国线粒体脑肌病伴高乳酸血症和卒中样发作的诊治专家共识［J］.中华神经科杂志 2020，53（3）：171-178.

［3］中华医学会神经病学分会，中华医学会神经病学分会神经肌肉病学组，中华医学会神经病学分会肌电图与临床神经生理学组.中国神经系统线粒体病的诊治指南［J］.中华神经科杂志，2015，48（12）：1045-1051.

［4］COLLEEN C，MURARESKU M S，ELIZABETH M，et al. Mitochondrial Disease: Advances in clinical diagnosis，management，therapeutic development，and preventative strategies［J］.Curr Genet Med Rep，2018，6（2）：62-72.

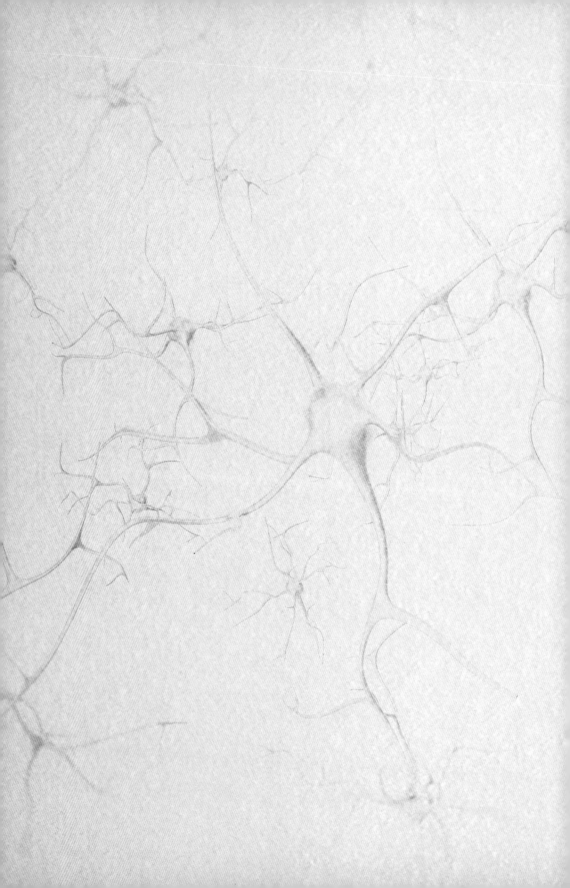

第十一章

原发性周期性瘫痪

11

## 【概述】

原发性周期性瘫痪（periodic paralysis，PPs）是一组以发作性四肢弛缓性瘫痪为主要表现的骨骼肌离子通道病，因编码骨骼肌的钙、钠、钾离子通道的基因发生突变而致病，呈常染色体显性遗传。主要类型包括：低钾型周期性瘫痪（hypokalemic periodic paralysis，HypoPP）、高钾型周期性瘫痪（hyperkalemic periodic paralysis，HyperPP）和 Andersen-Tawil 综合征（Andersen-Tawil syndrome，ATS）；正常血钾型周期性瘫痪是否可单独划分为一类尚存在争议。

HypoPP、HyperPP 和 ATS 的患病率分别为 1/10 万、1/20 万和 1/100 万。相关基因和染色体位置、常见突变位点见表 11-1。*CACNA1S* 基因编码骨骼肌电压门控性钙通道 $Ca_V1.1$ 的 α1 亚单位，其错义突变见于 60% 的 HypoPP，即 1 型 HypoPP。*SCN4A* 基因编码电压门控性钠通道 $Na_V1.4$ 的 α 亚单位，*SCN4A* 突变可导致 HyperPP 或 2 型 HypoPP（约占 HypoPP 家系的 20%）。*KCNJ2* 基因编码内向整流性钾通道 Kir2.1，其基因突变引起 ATS。

表 11-1　原发性周期性瘫痪的分子基础和临床特点

| 鉴别点 | HypoPP | HyperPP | ATS |
|---|---|---|---|
| 基因 | *CACNA1S*；*SCN4A* | *SCN4A* | *KCNJ2* |
| 染色体位点 | 1q32；17q23 | 17q23 | 17q24 |
| 蛋白产物 | $Ca_V1.1$；$Na_V1.4$ | $Na_V1.4$ | Kir2.1 |
| 常见突变举例 | R528H/G, V876E, R1239H/G；R222G/W, R669H, R672H/G/S, R1132Q, R1135H | T704M, M1592V, N440K, L689I, I693T | R67W/Q, R40X, R218W/Q, D71N/V/Y, R82Q/W, G300D/V |
| 起病年龄 | 5~35 岁 | <20 岁 | 2~18 岁 |
| 发作性肌无力 | + | + | + |
| 平均发作持续时间 | >2h | <2h | 1~36h |
| 最大无力程度 | 重 | 轻 ~ 重 | 中 |

续表

| 鉴别点 | HypoPP | HyperPP | ATS |
|---|---|---|---|
| 肌强直 | – | + | – |
| 发作期血钾 | 降低 | 升高 / 正常 | 降低 / 正常 / 升高 |
| 颅面和骨骼畸形 | – | – | + |
| 心律失常 | – | – | + |

注: HypoPP, 低钾型周期性瘫痪; HyperPP, 高钾型周期性瘫痪; ATS, Andersen-Tawil 综合征。+ 有; – 无。

发作性骨骼肌弛缓性瘫痪是各类 PPs 的共同特征, 钙离子、钠离子、钾离子通道突变, 分别通过渗漏性门控孔电流、钠通道失活障碍、钾通道开放障碍钾外流减少等不同病理生理过程, 最终导致肌细胞静息膜电位异常去极化, 钠通道活性降低, 肌纤维兴奋性降低而肌无力。

【临床表现】

周期性瘫痪的共同核心症状是间断性出现的发作性弛缓性肢体无力, 近端为著, 下肢为著; 常常对称性累及双侧上下肢, 也可仅累及部分肢体或单个肢体。初次发作多开始于儿童或青少年期, 发作前常有饮食或行为诱因, 发作期常伴血钾改变。发作的严重程度不一, 重者四肢完全性瘫痪, 被迫卧床, 肢体抬举困难, 查体肌张力减低, 腱反射减退或消失; 轻者发作时间短暂仅持续数分钟或数小时, 部分肢体轻微无力, 甚至被患者本人忽视而不认为是一次发作, 或被医生归结为心因性症状, 这也是某些患者的以往发作史和家族史难以问出的原因。发作间期患者肌力、肌张力和腱反射正常, 但仔细检查可能有轻度的近端肌萎缩, 无功能受限。部分患者 40~50 岁出现持久性近端肌无力、近端肌病和肌萎缩, 在发作程度轻、持续时间短、发作频率低的患者中也有发生, 并有可能进一步缓慢进展。

HypoPP 的初次发作见于 5~35 岁, 10~20 岁为多, 间隔数日、数周、数月或数年, 肌无力发作再次出现; 15~35 岁常发作频繁, 之后随年龄增长发作减少; 部分患者发生迟发性近端肌病和持久性近端肌无力。急性发作常见于剧烈运动后休息、高碳水化合物饮食、高盐饮食、精神紧张/激动/恐惧、寒冷、长时间静止不动、麻醉、糖皮质激素和胰岛素应用等诱因，也可自发。肌无力发作前可能有模糊的肢体沉重、僵硬感等前驱不适，患者轻微活动肢体有可能避免严重的发作。典型的发作场景见于清晨醒来时，患者四肢活动困难但神志清楚，呼吸肌、咽喉肌、面肌和眼外肌一般不受累（极严重病例除外），心率和血压稳定。发作期血钾降低（<3.5mmol/L），但除中度以上低血钾时心电图可见异常 U 波外，心律失常罕见。心肌、括约肌、平滑肌不受累。HypoPP 患者一般无肌强直，可有肌痛。肌无力发作持续时间数小时至数日，逐渐自发缓解，补钾治疗可加速缓解。$Ca_V1.1$ 突变的 1 型 HypoPP 和 $Na_V1.4$ 突变的 2 型 HypoPP 的临床表现基本无差异。*CACNA1S* 基因存在外显不全，男性的外显率约 90%，女性的外显率降低，约为 50%；女性患者的发作次数也较少。$Na_V1.4$ 突变的 HypoPP 较 $Ca_V1.1$ 突变的 HypoPP 外显率高。文献报道基因检测无已知位点突变的 HypoPP 患者初次发病年龄较晚，发作频率较低。

HyperPP 初次发作在 0~20 岁，多见于 10 岁以前，初次发作的平均年龄较 HypoPP 早。发病初期病情轻，50 岁前发作频率及严重程度逐渐增长，50 岁以后发作频率显著降低。诱发因素有富钾食物、剧烈运动后休息、活动强度改变、饥饿、寒冷、紧张、妊娠、月经、疲劳及饮酒等。肌无力发作常见于晨起早餐前，持续 15~120 分钟自发缓解；发作持续时间多较 HypoPP 短，但一日内可反复多次频繁发作。仅 20% 的患者发作持续时间达数日。发作期血钾升高或正常。高血钾可能引起皮肤感觉异常而预示即将到来的发作。HyperPP 患者常有临床上的肌强直或副肌强直或肌电图记录到肌强直放电，在肌无力发作前、发作初期及发作间期均可出现，多累及眼睑、面部、舌和手部肌肉。肌痛常见，继发于肌强直或肌无力。HyperPP 外显率高，大于 90%，但病情轻重在个体之间、家系之间变异大。

ATS 是钾敏感性心律失常型 PP，钾通道 Kir2.1 不仅表达于骨骼肌，还表达于心脏和骨骼，所以 Kir2.1 突变的 ATS 为多系统受累，表现为周期性瘫痪、心脏异常、骨骼畸形三联征。间歇性无力自发发生，或由运动后休息或过长时间休息所诱发。心脏不适表现为心悸、晕厥，也可能无自觉症状，心脏停搏罕见；心电图显示 QT 间期延长、宽大 U 波或室性心律失常；有发生继发性扩张型心肌病的报道。特征性颅面部和肢体骨骼畸形包括：小下颌、宽眼距、宽额头、低耳位、乳牙不脱落、多缺齿、牙列拥挤、身材矮小、脊柱侧弯、小指 / 趾弯曲、第 2/3 趾并趾畸形等。发作期血钾降低最常见，也可能正常或升高。典型的三联征见于 58%~78% 的 *KCNJ2* 基因突变患者；因外显不全的变异性大，同一家系中的不同 ATS 患者可能仅表现出三联征中的一个或两个特征。

## 【辅助检查】

### （一）实验室检查

人体的正常血钾范围为 3.5~5.3mmol/L。监测发作间期基线血钾和发作期血钾。发作期血钾是 PPs 的重要支持诊断依据，通常在 HypoPP 降低，在 HyperPP 升高或正常，约 50% 的 HyperPP 患者发作期血钾正常。原发性 PPs 患者发作间期血钾正常。血清肌酸激酶正常或 2~3 倍轻度增高，个别患者呈 5~10 倍显著增高。甲状腺功能、尿常规、尿钾浓度、血气分析、肾素、醛固酮、皮质醇等检测，以排除低钾血症的其他病因。

### （二）心电图

与血钾降低或升高相关，HypoPP 患者发作期可见 T 波低平、ST 段压低、U 波或窦性心动过缓，HyperPP 患者发作期可见 T 波高尖。ATS 患者发作期和发作间期均有心电图异常，包括宽大 U 波、QT 或 QU 间期延长、T 波下降支持续时间延长，以及室性期前收缩二联律、连续性或多灶性室性期前收缩、多形性室性心动过速、双向性室性心动过速等室性心律失常。行 24 小时动态心电监测（HOLTER）很重要，记录是否存在室性心律失常、发生频率和持续时间、有无相关症状，及时发现和处理可导致晕厥、心脏停搏或猝死的心电异常。

### （三）神经电生理检查

肌无力发作期可见复合肌肉动作电位（compound muscle action potential，CMAP）波幅降低，针极肌电图运动单位电位募集减少。发作间期神经传导测定和针极肌电图均正常。50% 的 HyperPP 患者针极肌电图可记录到肌强直放电。当疾病后期出现永久性肌无力和近端肌病时，肌电图可呈现运动单位电位窄小多相的肌源性改变。

长时运动诱发试验，即 McManis 试验，通过运动诱发局部肌肉无力发作，以表面电极定量记录 CMAP 波幅变化，反映 PPs 特征性的肌纤维兴奋性改变，目前已成为发作间期确证 PPs 的重要电生理方法。常用的操作程序如下：运动前于腕部刺激尺神经于小指展肌记录，获取稳定的基线 CMAP 波幅；嘱患者最大用力外展小指，每用力 15 秒休息 2~4 秒，共 5 分钟；用力5 分钟后放松，记录运动后即刻 CMAP 波幅，然后间隔时间多次记录 CMAP波幅至运动后 1 小时或 2 小时。如运动后 CMAP 波幅较运动前降低超过 33%被认为异常，为长时运动诱发试验阳性（图 11-1）。

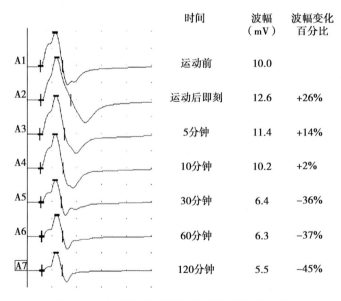

| | 时间 | 波幅（mV） | 波幅变化百分比 |
|---|---|---|---|
| A1 | 运动前 | 10.0 | |
| A2 | 运动后即刻 | 12.6 | +26% |
| A3 | 5分钟 | 11.4 | +14% |
| A4 | 10分钟 | 10.2 | +2% |
| A5 | 30分钟 | 6.4 | −36% |
| A6 | 60分钟 | 6.3 | −37% |
| A7 | 120分钟 | 5.5 | −45% |

图 11-1　长时运动诱发试验典型 CMAP 变化

### （四）肌肉活检

肌肉活检在 PPs 一般不推荐，PPs 的肌肉病理改变也非特异性，可见空泡样变或管聚集；有持久性近端肌无力的患者可见慢性肌病样改变：肌纤维大小不一，可见小圆形纤维和分裂肌纤维，肌纤维核内移。有轻度近端肌萎缩者，可行肌活检以除外肢带型肌营养不良等近端肌病。在基因检测阴性，但临床高度怀疑 PPs 的患者，肌肉病理见管聚集或空泡肌病可支持诊断。

### （五）肌肉磁共振成像

非常规检查项目。有学者应用 $^1$H MRI 研究 PPs 患者的骨骼肌，发现有水肿、脂肪变性、肌萎缩等改变；$^{23}$Na MRI 研究发现存在肌细胞内钠超载，且在有永久性肌无力的 PPs 患者中尤著。肌肉 MRI 今后有可能成为监测肌肉病理生理和结构变化、病情进展和药物治疗效果的新手段。

### （六）基因检测

基因检测是确诊的依据。临床高度怀疑原发性 PPs 的患者，推荐多基因组套靶向测序，组套中应包括 *CACNA1S*、*SCN4A*、*KCNJ2* 和其他需鉴别的基因（如 *KCNJ5*、*KCNJ18*、*KCNE3*、*CLCN1* 等）；HypoPP 患者优先关注 *CACNA1S*，然后是 *SCN4A*；HyperPP 患者重点关注 *SCN4A*；ATS 患者重点关注 *KCNJ2*。在临床表现不典型、临床拟诊不明或多基因组套测序阴性时，可考虑全外显子测序、核基因组测序或线粒体基因组测序。

## 【诊断和鉴别诊断】

### （一）诊断

原发性 PPs 的诊断依靠临床特点、家族史、发作期血钾水平、长时运动诱发试验和基因检测，并排除其他可引起低钾血症或高钾血症的病因。诊断标准在 2000 年由第 87 界欧洲神经肌肉病中心国际研讨会专家委员会提出，并于 2018 年进行了修订。HypoPP、HyperPP 和 ATS 的诊断标准见表 11-2~表 11-4。

因 PPs 的基因存在外显不全及外显率在家系中的变异性，缺乏家族史的散发性病例可能源自新发突变，也可能由于上代亲属或其他家系成员的致病突变未外显。

表 11-2  HypoPP 的支持性诊断标准

1. 2 次或以上的肌无力发作，且记录到血钾 <3.5mmol/L

2. 先证者只有 1 次肌无力发作，但 1 位亲属有 1 次肌无力发作，至少其中 1 次记录到血钾 <3.5mmol/L

3. 以下 6 项临床或实验室特征符合 3 项

   a. 初次发病在 20 岁前

   b. 累及 1 个或多个肢体的肌无力发作持续时间 >2h

   c. 高碳水化合物饮食、运动后休息、紧张或应激为诱因

   d. 补钾治疗症状改善

   e. 家族史阳性或基因检测确证骨骼肌钙通道或钠通道突变

   f. 长时运动诱发试验（McManis 试验）阳性

4. 排除其他可引起低钾血症的病因（肾 / 肾上腺 / 甲状腺功能障碍，肾小管酸中毒，利尿剂或通便药滥用）

5. 除眼睑外，无临床或针极肌电图检测到的肌强直

表 11-3  HyperPP 的支持性诊断标准

1. 2 次或以上的肌无力发作，且记录到血钾 >4.5mmol/L

2. 先证者只有 1 次肌无力发作，但 1 位亲属有 1 次肌无力发作，至少其中 1 次记录到血钾 >4.5 mmol/L

3. 以下 6 项临床或实验室特征符合 3 项

   a. 初次发病在 20 岁前

   b. 累及 1 个或多个肢体的肌无力发作持续时间 <2h

   c. 运动、紧张或应激为诱因

   d. 有肌强直

   e. 家族史阳性或基因检测确证骨骼肌钠通道突变

   f. 长时运动诱发试验（McManis 试验）阳性

4. 排除其他可引起高钾血症的病因（肾 / 肾上腺 / 甲状腺功能障碍，保钾利尿剂应用）

表 11-4　ATS 的支持性诊断标准

A. 以下 3 条标准满足至少 2 条

　　1. 周期性瘫痪

　　2. 症状性心律失常或心电图显示宽大 U 波、室性异位节律或 QT/QU 间期延长

　　3. 特征性面部、牙齿异常，小手小脚，以及至少下面 2 项畸形

　　　　a. 低位耳

　　　　b. 宽眼距

　　　　c. 小下颌

　　　　d. 小指 / 趾弯曲畸形

　　　　e. 2/3 趾并趾畸形

B. 如先证者仅满足上述 3 条标准中的 1 条，则需要至少 1 位家族成员符合上述 A 中 3 条标准中的 2 条

　　符合临床标准的 PPs 患者，60%~70% 经基因检测可发现已知致病突变而确诊。另有 30% 未见已知致病突变，在再次确认临床特点和分类并除外继发性病因的基础上，可行进一步基因分析，结合家系验证和功能验证，解释已知基因的意义未明变异的致病意义，或全外显子、全基因组测序以发现新的致病基因和突变位点。

　　明确 PPs 患者的基因诊断，可进一步确定患者的临床分类和病理生理基础，有助于个体化合理化的精准治疗。

（二）鉴别诊断

原发性 PPs 应与以下疾病相鉴别。

　　1. 甲亢性周期性瘫痪　临床表现和发作期血钾降低与 HypoPP 相同，亚洲人多发，男性患者多见，起病早晚取决于甲状腺功能亢进症的发病年龄。甲状腺功能亢进时体内升高的甲状腺激素和儿茶酚胺增加 $Na^+/K^+$-ATP 酶的活性，易致钾离子内流进入细胞。通过检测血清促甲状腺激素降低，伴游离甲状腺素和游离三碘甲腺原氨酸升高，即可诊断。治疗甲状腺功能亢进（甲亢），甲状腺激素水平恢复正常，即不再出现肌无力发作。一项研究发现，在其收集的甲亢性周期性瘫痪的病例中，大约 1/3 存在编码内向整流性钾

通道 Kir2.6 的 *KCNJ18* 基因突变，*KCNJ18* 可能为甲亢性周期性瘫痪的易感基因。

2. 低钾血症的其他病因　低钾血症的主要临床表现是肌肉乏力，慢性低钾血症可在血钾降低加重时出现突出的肢体无力症状，而易与原发性 HypoPP 相混淆。HypoPP 发作期血钾降低，发作间期血钾正常。如患者血钾在发作期和发作间期均降低，需考虑其他原因引起的低钾血症。钾摄入不足罕见，低钾血症的主要原因可分为肾性失钾、肾外失钾和钾向细胞内转移三大类。通过详细的病史询问、随机尿钾/尿肌酐比、血气分析、尿常规、$NH_4^+$ 排泄率、尿氯浓度、血压、血清肾素、醛固酮、皮质醇检测等逐步分析，查找肾小管酸中毒、醛固酮增多症、肾动脉狭窄、肾素瘤、库欣综合征、异位 ACTH 综合征、利尿性失钾、胃肠失钾、药物性钾内移、可溶性钡盐中毒等病因。

3. 高钾血症和继发性 HyperPP　持续性高血钾见于某些长期应用螺内酯、血管紧张素转换酶抑制剂、甲氧苄啶、非甾体抗炎药或肝素的患者，也见于某些肌肉病（如 McArdle 病、肉碱棕榈酰转移酶 II 缺乏症）致阵发性肌红蛋白尿和肾损伤钾潴留者。在血钾显著升高（超过 7mmol/L）时出现类似 PPs 的弛缓性瘫痪发作，发作期血钾远高于原发性 HyperPP，可伴手套、袜套样感觉异常，高血钾可引起室性心动过速、T 波升高、P 波消失；发作间期血钾也高。此外，Addison 病、X 连锁肾上腺脑白质营养不良、低肾素性醛固酮减少症等也可引起血钾升高，也为持续性高钾血症，可与原发性 HyperPP 相鉴别。

4. 先天性副肌强直（paramyotonia congenita，PMC）　与 HyperPP 一样，先天性副肌强直也是 *SCN4A* 基因突变导致的 $Na_V1.4$ 钠通道病。热点突变有 *T1313M*、*R1448C*、*R1448H*，主要临床表现为寒冷诱发肌强直发作，反复主动运动不减轻反而加重，呈现反常性肌强直（即副肌强直）的特点，也可出现轻度弛缓性肌无力。与 HyperPP 的鉴别要点在于 PMC 的突出症状是副肌强直，无力发作少而轻，且突变位点不同。但有经典的 PMC 致病突变在某些患者出现高钾饮食诱发全身性肌无力发作的报道；也有同一突变在家系中多数患者表现为 HyperPP，而在一位家系成员表现为 PMC 的报道；PMC 与 HyperPP 互有重叠，均是骨骼肌钠通道谱系病成员。

5. 其他疾病　PPs 急性发作期多表现为四肢或双下肢弛缓性瘫痪，需与急性吉兰 - 巴雷综合征、重症肌无力、肉毒毒素中毒、脑干 / 脊髓炎性脱髓鞘或血管性病变、过度换气综合征、癔症等神经科、精神科急症相鉴别。与上述疾病相区别可资鉴别诊断的要点为：PPs 患者无客观感觉障碍和括约肌功能障碍，眼外肌、面肌、咽喉肌、呼吸肌一般不受累；病前无美容注射史；肢体无力近端为著，不伴意识障碍，查体无锥体束征；神经电生理检查除可能出现 CMAP 波幅降低外，无运动传导速度减慢，无感觉传导异常，重复神经电刺激无低频递减及高频递增，体感诱发电位无异常；血化验及血气分析可见血钾降低或升高，无呼吸性碱中毒；既往有类似发作并自发缓解，发作期持续时间相对短，为数小时至数日；肌无力不受暗示所影响，低血钾者补钾治疗、高血钾者进食糕点无力程度可改善。

【治疗】

PPs 的治疗包括急性发作期治疗和发作间期预防性治疗。ATS 患者需要多学科合作管理。

（一）急性发作期治疗

四肢无力急性发作期，当血钾分型不明时，嘱患者轻度活动肢体以促进肌力恢复。急查血钾、血气分析、心电图、尿常规，观察和评估患者呼吸和吞咽情况，保证生命体征平稳。血钾回报后，开始针对性治疗。

低血钾的 HypoPP 患者，口服补钾以避免病情进一步加重并促进恢复；选择氯化钾或枸橼酸钾，避免使用缓释剂型。以氯化钾为例，首次剂量 1mmol/kg 体重，按 1g 氯化钾 =13.4mmol 换算，60kg 的成人首次服用氯化钾约 4.5g；30 分钟后如病情无改善，再予 0.3mmol/kg 口服，60kg 的成人约服用 20mmol（1.5g）。再过 30 分钟复查血钾，每 30 分钟可口服氯化钾 0.2~0.4mmol/kg 直至血钾恢复正常，但 24 小时补充氯化钾不超过 200mmol

（15g）。氯化钾可用温水冲服，每 1.5g 配以 100ml 温开水，避免使用高糖或高钠溶液配制。

HypoPP 发作期的低血钾，并非因为体内缺钾，而是钾离子由细胞外液转移至细胞内。补钾治疗提升血钾至激发肌细胞膜复极化和细胞内羁押的钾释放出来即足够，过快过多的补钾加上病情恢复时钾由细胞内转移回到细胞外，有发生高血钾和室性心律失常、心脏停搏的风险。口服是最安全有效的补钾方式，为首选推荐。只有在患者无法口服钾剂或病情严重（完全性瘫痪或呼吸肌 / 延髓肌受累或心律失常）伴血钾极低时，需要静脉补钾；患者需收入院或监护室，补钾同时行心电监护和血钾监测。静脉补氯化钾浓度不超过 40mmol/L（0.3%），速度不超过 13.4~20mmol/h（1~1.5g/h）；溶液优先选择 5% 的甘露醇，其次选生理盐水。葡萄糖液因促进胰岛素分泌和钾向细胞内转移，应避免使用。过多的钠盐输入也可能加重肌无力。心电图和血钾监测应持续至血钾正常后数小时，以及时发现低钾血症复发或过多补钾造成的高血钾。肌力恢复多较血钾正常延迟出现，一旦血钾恢复正常即应停止补钾。

HyperPP 患者肌无力急性发作时，轻微活动肢体、进食含糖糕点、吸入沙丁胺醇（1~2 喷，约 0.1mg）或静脉注射葡萄糖酸钙，可阻止或减轻发作。β 受体激动剂沙丁胺醇和轻度运动的作用机制一样，均通过激活 $Na^+/K^+$-ATP 酶，促进钾离子内向转运进入细胞而降低血钾和细胞外钾浓度，终止发作。

ATS 患者发生急性肌无力时，根据血钾水平，参照 HypoPP 或 HyperPP 的措施处理，注意加强心电和血钾监测。沙丁胺醇可能恶化室性心律失常，应避免使用。

### （二）发作间期预防性治疗

PPs 患者的症状虽为发作性，但易引起跌倒和意外伤害，限制患者参与家庭和社会生活及体育锻炼，影响患者的生活质量和社会活动，需要积极预防性治疗。频繁发作会加重肌细胞内钠超载和水肿，可能是促发疾病后期持久性肌无力和迟发性近端肌病的因素之一。预防性治疗的目的在于减少发作、减轻发作程度，具体干预措施遵循避免诱因、稳定血钾水平和更积极的药物治疗三步骤。

1. 避免诱因，营造安全生活环境　通过改变生活方式和饮食习惯以避免诱发因素。HypoPP 患者推荐低钠低碳水化合物高钾饮食，避免紧张、激动、寒冷、饮酒、口服或静脉应用糖皮质激素，避免剧烈运动和运动后长时间休息，避免脱水、高血糖等高渗状态。HyperPP 患者宜多次进食高碳水化合物饮食，作息和就餐规律，避免饥饿、高钾饮食和药物、紧张工作和运动、寒冷、疲劳及饮酒。ATS 患者根据血钾变化类型个体化调整生活和饮食以避免诱因。鼓励患者记饮食 / 生活方式日记和发作日记，以发现发作规律和真正诱因并避免之。发作日记包括发作开始时间和结束时间，无力程度可以 0~9 分评判，0 分为正常肌力，9 分为完全无力 / 完全瘫痪。发作日记记录基线和治疗后的发作频率、持续时间和严重程度，评价干预措施的效果，有助于下一步治疗决策。

PPs 患者（尤其是未成年患者）本人和身边的老师、同伴应了解此病特点，确保在患者无力发作时能及时提供帮助。HypoPP 患者被建议在衣服口袋、手提包、床头、车里、办公桌抽屉等日常活动的地方准备足够的钾制剂，如有发作预兆，能随时取用自行口服补钾并轻微活动肢体，有可能避免严重发作。运动前后宜热身，运动量适度，合理安排运动时间，避免夜间就寝前运动。

PPs 患者在麻醉前后发生肌无力的风险增高，相关因素包括：体温降低、葡萄糖或生理盐水输液及某些麻醉药物的应用。PPs 患者对麻醉相关的恶性高热的易感性也增高。阿片类药物和去极化型麻醉剂、血浆渗透压和 pH 改变、低体温导致的肌肉颤抖以及机械刺激，在 HyperPP 患者还有可能诱发咀嚼肌、呼吸肌肌强直，而影响气管插管和机械通气。围手术期在给 PPs 患者实施麻醉时需注意：严格控制血钾水平；HypoPP 患者避免大量输注葡萄糖溶液及生理盐水，手术前后维持低碳水化合物饮食；HyperPP 患者给予葡萄糖输液，避免含钾药物；维持正常体温和酸碱平衡；谨慎使用神经肌肉阻滞剂，避免使用去极化型肌松剂（如琥珀酰胆碱、胆碱酯酶抑制剂）。

2. 稳定血钾水平　HypoPP 患者除食用富钾食物外，常选用缓释制剂行日常预防性补钾，氯化钾每次 10~20mmol，每日 3 次口服，以稳定血钾，预防发作。如肌无力发作常发生于清晨醒来时，则睡前服钾可能有较好效果。提升血钾也可以选择保钾利尿剂，相应药物有：氨苯蝶啶 50~150mg/d，螺内酯 25~100mg/d，依普利酮 50~100mg/d。氨苯蝶啶半衰期长，可能引起高钾血症、无力、室性心律失常和脱发；螺内酯有雄激素样副作用；螺内酯的衍生物依普利酮对激素水平影响小，且具有复极化的功效，可优先选用。HypoPP 患者，预防性补钾和保钾利尿剂可同时应用，但需常规监测血钾。补钾的同时，注意补充镁离子，镁可促进肾脏保钾，从而降低补钾所需剂量。

HyperPP 患者应用噻嗪类利尿剂可降低血钾，预防肌无力发作。剂量维持于最小有效量，氢氯噻嗪隔日 25mg 至每日 75mg，晨起即服。监测血钾不低于 3.3mmol/L，血钠不低于 135mmol/L。

呈现低钾型表现的 ATS 患者，每日服用缓释制剂补钾，有可能减少发作频率，血钾提升至 4mmol/L 以上还可以缩短 QT 间期，降低发生长 QT 间期相关性心律失常的风险。根据病情需要，也可以个体化应用保钾利尿剂。噻嗪类及其他排钾利尿剂，因可能引起低钾血症和 QT 间期延长，ATS 患者应避免使用。

3. 更积极的药物治疗　碳酸酐酶抑制剂（乙酰唑胺和双氯非那胺）对 PPs 的经验性治疗已经有 50 年的历史。其作用机制尚不完全清楚，推测的机制之一为通过增加尿中碳酸氢盐的分泌，促进尿钾排泄而对 HyperPP 有治疗作用，同时造成非阴离子间隙酸中毒，系统性酸中毒可能降低机体对各种 PPs 的肌无力发作的易感性；另一可能的机制是，碳酸酐酶抑制剂通过增强骨骼肌钙激活的钾通道的开放而减少减轻发作。对 HyperPP 患者，既往病例报道乙酰唑胺尚有抗肌强直作用。一项回顾性研究显示，乙酰唑胺对 HypoPP 的有效率，在 *CACNA1S* 突变的 1 型患者为 56%，在 *SCN4A* 突变的 2 型患者为 16%，2 型 HypoPP 患者还有使用乙酰唑胺病情加重的报道。近期，四项随机安慰剂对照研究证实双氯非那胺对 HypoPP 和 HyperPP 均有效，显著降低发作频率和严重程度。

经过饮食和生活方式干预以及稳定血钾治疗而效果不佳时，应给予碳酸酐酶抑制剂治疗。乙酰唑胺，成人 125~1 000mg/d，儿童 5~10mg/（kg·d），分 3 次与餐同服。双氯非那胺，50~200mg/d，分 2 次口服。碳酸酐酶抑制剂的副作用有：感觉异常、疲乏、轻度可逆性认知障碍、味觉障碍、头痛、肌痉挛、肾结石等。与乙酰唑胺相比，双氯非那胺的副作用程度相对轻。为增加患者用药的耐受性，宜由小剂量起始逐渐增量至最小有效剂量，多饮水。患者每 3 个月复查血常规、电解质、血糖、尿酸和肝功能，开始治疗前及治疗后每年复查泌尿系超声。

值得一提的是，碳酸酐酶抑制剂因能减轻肌细胞内的钠蓄积，对发作间期持久性肌无力和迟发性近端肌病也有治疗和预防作用。保钾或排钾利尿剂应用于相应患者，也可能减轻细胞内水肿，而起到积极的治疗作用。

### （三）ATS 患者的多学科管理

ATS 为骨骼肌、心脏、牙齿和骨骼多系统病变，需要神经内科神经肌肉病专业、心血管病心律失常专业、口腔科、整形外科、脊柱外科等专业医师分工合作，共同诊治和随访。

频发严重的室性心律失常伴左室功能减退时，需考虑氟卡尼治疗，为经验性治疗，其作用机制可能是通过调节 $Na^+/Ca^{2+}$ 交换电流而抑制不规律的钙释放和心律失常。β 受体阻滞剂、钙通道阻滞剂和胺碘酮也可治疗 ATS 患者的室性心律失常。某些抗心律失常药：利多卡因、美西律、普罗帕酮、奎尼丁，会反常地加重神经肌肉症状，慎用于 ATS 患者。延长 QT 间期的药物、沙丁胺醇、噻嗪类及其他排钾利尿剂，禁用于 ATS 患者。心动过速诱发晕厥的患者，应植入心律转复除颤器。有 *KCNJ2* 致病突变的无症状患者，每年复查 12 导联心电图和 24 小时 HOLTER。

【遗传咨询】

PPs 是常染色体显性遗传性疾病。评估 PPs 患者的亲属（父母、同胞、子女和其他家庭成员）的患病风险，使患者亲属得以早期诊断和从预防性或治疗性措施中获益，降低未预料到的无力发作、麻醉意外和心律失常的风险。评估患者生育后代的患病风险，尽可能阻止疾病遗传至下一代，实现优生优育。

大部分先证者的致病突变遗传自父母一方的杂合变异，但由于存在外显不全，父 / 母可能未发病，或父 / 母仅有轻微症状但未能意识到是患病。为先证者父母评估患病风险包括：详细的病史询问、神经系统查体、心血管系统检查（包括 12 导心电图和 24 小时 HOLTER）及已知致病突变的基因检测，以明确父母的患病情况和基因携带情况。家族史阴性的患者，小部分是真正的新发突变。

先证者的同胞的患病风险取决于先证者父母的临床和基因状态。如果父母患病或携带致病突变，则先证者同胞遗传此致病突变的概率是 50%。如果父母临床上未患病但未行基因检测，先证者同胞遗传致病突变的概率也增高，因父母存在外显率降低或生殖细胞嵌合型的可能性。如果父母的基因检测阴性，则先证者同胞携带此突变的概率较一般人群仅轻度增高，因存在父母的生殖细胞为嵌合型的可能性。

先证者的每位子女均有 50% 的概率遗传致病突变。其他家庭成员的患病风险取决于先证者父母的临床和基因状态。如果父母中的一位患病或携带致病突变，则这位父 / 母的家庭成员存在风险。

如果致病突变明确，有患病风险的亲属可行此致病突变的分子遗传学检测以明确自己的基因状态。如果致病突变不明，详细的病史采集、神经系统和心血管系统检查以评估临床疾病状态。有患病风险的亲属均需注意避免与难以预料的无力发作相关的意外伤害和麻醉相关的不良事件。

患病或携带致病突变的年轻人，准备生育前，要考虑到致病基因有 50%

的可能性遗传给下一代，需考虑进行产前诊断，或可选择辅助生育技术和胚胎植入前基因检测，以降低致病突变下传的风险。

（翦 凡）

**推荐阅读 ● ● ◉**

［1］STATLAND J M，FONTAINE B，HANNA M G，et al. Review of the diagnosis and treatment of periodic paralysis［J］. Muscle Nerve，2018，57（4）：522-530.

［2］SANSONE V A. Episodic muscle disorders［J］. Continuum（Minneap Minn），2019，25（6）：1696-1711.

［3］CANNON S C. Channelopathies of skeletal muscle excitability［J］. Compr Physiol，2015，5（2）：761-790.

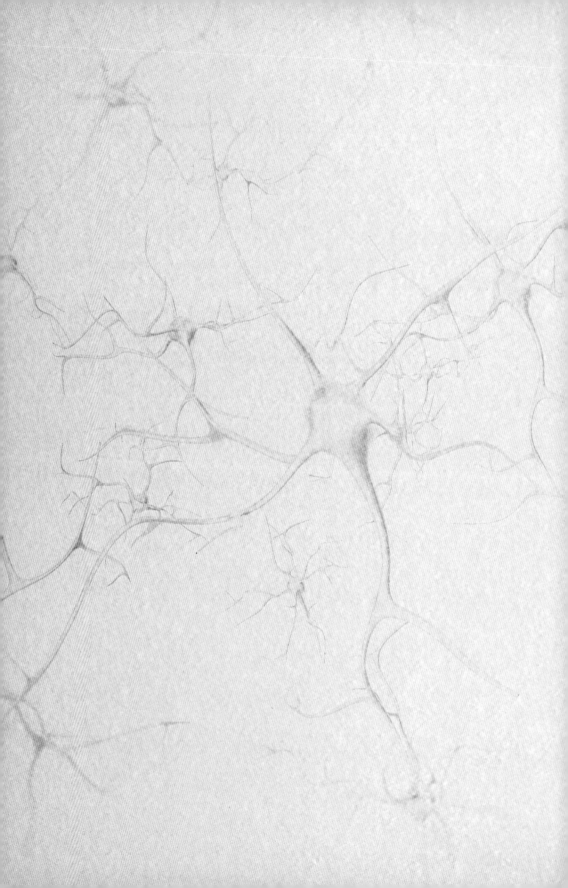

第十二章

面神经麻痹

12

## 【概述】

面神经麻痹也称面瘫,是以面部表情肌群的运动功能障碍为主要特征的一种常见病、多发病,不仅影响患者的表情运动等生理功能,而且会继发眼、口腔等器官的疾患,严重影响患者的身心健康,损害患者的生活质量。按照引起面瘫的损害发生部位,可分为中枢性面瘫和周围性面瘫。

引起面瘫的常见原因有:①炎症,如急慢性中耳炎、乳突炎、病毒感染、恶性外耳道炎、脑膜炎、岩锥炎、腮腺炎、耳结节等;②外伤,如颞骨骨折、手术损伤、产伤、面部外伤、爆震伤等;③肿瘤,面神经鞘瘤、面神经纤维瘤、前庭神经鞘瘤、三叉神经肿瘤、脑桥小脑角脑膜瘤及胆脂瘤等;④先天性发育异常;⑤血管源性疾病,如高血压、脑卒中、结节性动脉周围炎等;⑥脱髓鞘性疾病,如吉兰-巴雷综合征。

面神经麻痹其发病率各家报道不一,各国文献报道发病率在(30~70)/10万人·年。

## 【临床表现】

周围性面瘫,也称核下性面瘫,常为单侧患病,表现为患侧所有面部表情肌肉瘫痪,即上下面部都发生瘫痪:患侧额纹消失、眼裂扩大、鼻唇沟平坦、口角下垂;在微笑或露齿动作时,口角向健侧歪斜;病侧不能作皱额、蹙眉、闭目、鼓气和撅嘴等动作;鼓腮和吹口哨时,因患侧口唇不能闭合而漏气;进食时,食物残渣常滞留于病侧的齿颊间隙内,并常有口水自该侧淌下;由于泪点随下睑外翻,使泪液不能按正常引流而外溢。

中枢性面瘫,也称核上性面瘫,是病变破坏大脑皮质中枢至面神经核之间的信息联系所引起的面肌瘫痪。因支配上半部分面肌的面神经运动细胞核团接受两侧皮质脑干束的纤维支配,其轴突组成的面神经运动纤维支配同侧睑裂以上的表情肌,而支配睑裂以下面肌的面神经运动细胞核团仅受对侧皮质脑干束控制,当一侧中央前回下部锥体细胞及其轴突(即上运动神经元)发生变性,则引起病变对侧睑裂以下的表情肌瘫痪,如鼻唇沟消失、口角下垂等。但肌肉不萎缩、额纹仍存在，患者可皱眉、提眉，常伴有面瘫同侧肢体偏瘫、腱反射异常，Babinski 征等。另有一种情感性面瘫，主要表现在笑或哭等情感运动时显示有面肌麻痹，而随意运动时，面肌仍能收缩，该种情感性面瘫也属于中枢性面瘫，系由于锥体外系的基底节、丘脑或下丘脑损害所致。

## 【辅助检查】

### （一）面神经功能评价

准确评价面瘫程度对判断面神经功能、面瘫预后及疗效具有重要意义。目前国际上使用最多的标准有两种。

1. House-Brackmann 标准　简称 H-B 评分法，以两名美国提出者的名字命名，是迄今为止在面神经功能评价方面较完善、应用较广的一个系统。H-B 评分法兼顾了动静态评判，结果分 Ⅰ~Ⅵ级别，级别越高，面神经功能越差，此评分法简单明了，便于临床统计分析，国际权威期刊均认可此标准。

2. Sunnybrook（多伦多）面神经评定标准　简称 Sunnybrook 评分法，此评分法从静态与动态两方面较细微地评定了面神经功能，总分 100 分，分值越高，表示面神经功能越好。与 H-B 评分法相比，它更加细致，对恢复期面神经功能的评价更精确，比较适合临床应用。

### （二）味觉检查方法

1. 用棉卷蘸糖或盐或醋等溶液，放于患者舌前 2/3，嘱患者勿伸舌，用手示意有无味觉。

2. 用 Krarup 定量味觉计检查，将阳极放于舌前 2/3 刺激，以最小电流量测试（经电流刺激患者口中刚好有苦味或金属味），须分别测试舌两侧各 3 次，取其平均值。正常味阈为 50~100A，如患侧比健侧增大 50% 则有临床意义。

### （三）涎液流量检查法

检查时用适当的塑料管分别插入两侧的颌下腺导管内，在给被检者口含柠檬后，收集 1 分钟内两侧唾液量，测量 3 次取平均值。如患侧比健侧分泌减少 25% 以上，则表示有神经功能障碍。

### （四）流泪功能检查法

检查时用 2 条消毒后的 pH 试纸，在无麻醉状态下悬挂于患者两侧下睑穹窿中部，观察 3 分钟内试纸的渗透长度的变化（泪液渗入后试纸即由黄色变为蓝色）。如患侧长度比对侧减少 30% 以上，或两侧相加长度不超过 2.5cm，均应视为异常，提示损伤在膝状神经节以上部位。如两侧分泌均减少，可用氨气或甲醛置于患者鼻孔下方让其嗅之，以刺激泪液分泌。约有 60% 的膝状神经节病变患者可发生双侧泪腺分泌减少。

### （五）镫骨肌反射检查法

用声阻抗仪进行测试，正常情况下 85~98dB 的纯音即可引起镫骨肌收缩而增加声阻抗。如无此反应表明有镫骨肌麻痹。但味觉试验和镫骨肌反射试验在严重的特发性面神经麻痹（贝尔麻痹）和面神经瘤的患者可以正常，故此种情况诊断价值较小。

### （六）电生理检查

电生理检查是评价神经功能的一种客观指标。在周围性面瘫早期作出准确的预后判断非常重要，它决定着患者能否得到及时恰当的治疗，有助于避免严重并发症的发生。

1. 面神经传导检测　表面电极记录置于面肌上，记录由刺激面神经后产生复合肌肉动作电位，记录到动作电位的波幅和潜伏期，动作电位的波幅与放电的面神经纤维成正比，通过健患双侧的波幅比较，可算出患侧面神经纤维变性程度。由于面瘫早期的病理改变是脱髓鞘及轴索变性，因此可出现波幅降低、末端潜伏期延长。波幅越低、末端潜伏期越长，神经损害的程度越重。一般认为面神经纤维变性等于或超过 90%，患者预后不良，需手术减压。面神经传导检测只能了解面神经出颅后的传导情况即面神经茎乳孔外段的传导时间。面神经干近端受损发生到远端轴索变性约需 1 周左右，所以它早期异常率不高。

2. 瞬目反射　又称眼轮匝肌反射，是由三叉神经传入，脑干中继核以及面神经传出共同构成的反射弧，刺激一侧眶上神经可引出同侧的 R1 波（早反射）和双侧 R2、R2' 波（晚反射），早反射 R1 波的反射途径是从三叉神经传入至三叉神经感觉核，再经面神经核传至同侧面神经，其中枢位于脑桥。晚成分同侧 R2 波和对侧 R2 波（即 R2'）的反射途径是由三叉神经到脑桥，再沿三叉神经脊束下行到延髓，并与外侧网状结构的中间神经元进行多突触联系后，上行同侧和对侧面神经核，最后由面神经传出。因此，组成该反射弧的任何一段受损，都将造成 R1、R2 及 R2' 波潜伏期和波幅异常。瞬目反射 R1 波的潜伏期可反映面神经全长的传导，包括骨性面神经管内段，弥补面神经传导检测的不足。一侧面瘫患者刺激患侧眶上神经后，患侧 R1、R2 波潜伏期延长或消失，而健侧 R2' 波潜伏期正常；而刺激健侧眶上神经，健侧 R1、R2 波潜伏期正常、患侧 R2' 波潜伏期延长或消失，为传出型障碍。

3. 针极肌电图（EMG）　面神经路径短，受损后 1~2 周可出现所支配肌肉的 EMG 异常。EMG 出现纤颤电位、正锐波提示神经源性损害，是判断神经变性的客观依据，但不能反映神经变性的程度。而且有些面肌受双侧面神经支配（如口轮匝肌等），少数患者失神经电位在 3 周以后才出现，因此在面瘫早期采用 EMG 判断预后的准确性有限。多次检测 EMG 变化可提高判断预后的准确性，还可以动态观察神经恢复再生情况。在面神经传导检测、瞬目反射评价为重度损害的患者中，如 EMG 检测在肌肉主动收缩时出现运动单位说明面神经部分受损，预后较好；无运动单位说明面神经受损严重，预后差；若复查时运动单位由无至有表明面神经有所恢复。

4. 面神经 F 波检测　F 波是脊髓前角运动神经元（或脑干运动神经核）在受到逆行冲动的刺激后产生兴奋并再次沿着运动轴突顺行传导至肌肉而引出的小电位。由于 F 波兴奋两次经过神经近段，因此可检测出近端神经存在的变性。面神经 F 波潜伏期长短与肢体神经的 F 波一样，是与个体的身高相关的。运动单位的生理完整性是 F 波出现的基础，一旦神经的某段发生病变导致冲动传导减慢，F 波的潜伏期即会延长，在神经严重变性或被切断时，F 波就不能被引出；只要能引出 F 波，表明面神经传导通路未完全破坏，患者一般能获得较满意的恢复。

（七）影像学检查

1. CT 检查　颞骨 CT 三维颅底重建，可以立体再现颅底骨结构，可以随意更换观察角度，对一些罕见复杂疾病的诊治非常有帮助。多排螺旋 CT 可以发现 0.5mm 宽的骨折线，也可以发现沿神经长轴 2mm 以上的骨折塌陷，现在已是确定面神经受伤部位的最佳手段。面神经骨管壁的骨折、碎裂、塌陷，以及碎骨片刺入面神经都是面神经骨管损伤的直接征象，可以作为手术探查减压的辅助指征。

2. 磁共振成像　面神经位于小脑脑桥角区，由脑桥腹侧面桥延沟出入脑组织。MRI 成像技术已能清晰分辨面神经起始段、伴行的前庭耳蜗神经以及邻近走行的血管，应用 MRI 常规扫描可以很好地显示或排除占位性病变，诊断准确率为 97.1%，能够检出继发性面瘫的病因。

3. B 超　尽管由于骨骼对超声波的影响，它无法探测到颞骨内面神经，但它可以用于腮腺的检查，经验丰富的 B 超医生可以发现 5mm 以上的腮腺肿瘤，可以弥补腮腺扪诊的不足，从而有助于面神经远端病变的病因学诊断。

【诊断和鉴别诊断】

（一）定位和定性诊断

面瘫是面神经在其行程中，受各种原因的影响而发生的神经麻痹、面肌瘫痪。因此首先要作出面瘫的病因诊断，其次要明确病变的部位，还要通过测定面神经的功能来判断其预后，为进一步治疗提供依据。面瘫的诊断主要依据其临床特征和相关的辅助检查。

面神经损害的节段不同，除均产生面肌麻痹外，还可出现其他的症状和体征，有助于定位。

1. 茎乳孔或以下的节段受损　因该部分鼓索支已分出，所以仅表现为病变侧面部表情肌瘫痪，不伴有舌前 2/3 味觉的障碍和听觉过敏。

2. 面神经管中鼓索支和镫骨肌支之间受损　表现为病变侧周围性面瘫，舌前 2/3 味觉丧失，涎腺分泌功能障碍。

3. 面神经管中镫骨肌支和膝状神经节之间受损　表现为病变侧周围性面瘫，舌前 2/3 味觉丧失，涎腺功能障碍以及听觉过敏。

4. 膝状神经节处受损　表现为病变侧周围性面瘫，舌前 2/3 味觉丧失、除涎腺分泌功能障碍外，还有泪腺分泌丧失、听觉障碍以及鼓膜、耳甲和乳突区的疼痛。另外因膝状神经节病变多为带状疱疹病毒所致，故在神经节纤维的分布区如鼓膜、外耳道、耳郭外侧面及耳郭与乳突间可发生疱疹。

5. 脑桥和膝状神经节之间受损　此部位相当于内听道及小脑脑桥角，因该处面听神经一起走行，故病损时除周围性面瘫外，还有耳鸣、耳聋及眩晕。同时，中间神经也一起受损，可有舌前 2/3 味觉减退及唾液、泪液分泌减少。小脑脑桥角的病变尚可影响三叉神经、小脑半球及小脑脚。表现为同侧面部疼痛或麻木、同侧平衡共济失调及眼球震颤。

6. 脑桥内核性及核下性损害　脑桥内的病变可损害面神经核或其发出的面神经根纤维，表现为周围性面瘫，由于面神经核及其发出的纤维与展神经核关系密切，因此，脑桥病变除引起面瘫外，还常引起同侧展神经麻痹，并可同时损害皮质脊髓束而出现对侧肢体偏瘫，临床称交叉性瘫痪。

7. 面神经核以上损害　脑桥内面神经核以上至大脑皮质中枢（中央前回下 1/3）间的损害引起的面瘫为中枢性面瘫，又叫核上性面瘫。其特点是病变对侧眼睑以下的面肌瘫痪，常伴有面瘫同侧的肢体瘫痪，无味觉及涎腺分泌障碍。

（二）鉴别诊断

完整的病史及详细的局部查体是疾病的正确诊断及鉴别诊断的基础。如是否有头面部外伤史，因为颅底骨折或颞骨骨折延续至颅中窝可造成面神经损伤；出现面瘫的同时或之前是否有同侧耳鸣、耳聋及前庭神经症状，上述症状的出现提示小脑脑桥角肿瘤的可能；如有同侧耳流脓史，同时检查发现鼓膜松弛部穿孔并伴有胆脂瘤碎片，则面瘫由慢性中耳炎性胆脂瘤压迫引起的可能性最大；如面瘫伴耳痛，查体发现鼓膜及耳部有疱疹，则为带状疱疹病毒感染引起。

对患者进行辅助检查，如听力检查，若患者同时伴有同侧感音神经性耳聋，应考虑到小脑脑桥角肿瘤的可能；若同时伴有同侧传导性耳聋，则中耳疾患引起的面瘫可能性大；前庭功能检查，小脑脑桥角区的前庭神经鞘瘤、耳带状疱疹病毒引起的面瘫常伴有前庭神经症状；头颅CT或磁共振检查，可显示小脑脑桥角区占位，对面瘫的诊断和鉴别诊断非常重要。

## 【治疗】

### （一）非手术治疗

1. 药物治疗 包括激素、抗病毒药、血管扩张剂和神经营养药等。

（1）激素治疗：激素是治疗贝尔麻痹常用的方法，可阻止组织变性，防止病情进一步恶化。神经的沃勒变性（wallerian degeneration）在麻痹症状出现后2周完成，故应在神经变性前早期给药，否则预后不良。早期使用激素对面瘫患者的面神经功能恢复有重要作用，还有消炎、消肿、抑制免疫反应。可用泼尼松口服，每日60mg，共4日，以后逐渐减少至每日40、20、10mg，10日为1个疗程，或地塞米松每日10mg加入葡萄糖注射液或生理盐水内静脉滴注，3~5日。

（2）抗病毒治疗：部分学者认为贝尔麻痹是因面神经受病毒感染导致神经肿胀，因此用抗病毒药物对多种RNA和DNA病毒有抑制作用。如利巴韦林每日100~200ml，静脉滴注，共5~7日；阿昔洛韦每次200mg，口服，每日5次，共5~7日，或400mg溶于葡萄糖注射液或生理盐水内静脉滴注，每日1次，共5~7日；其他药物还有干扰素及中药板蓝根。

（3）血管扩张剂：有人认为神经损伤主要是由于缺血所致，因此烟酸和其他抑制颈交感神经节的药物被用于周围性面瘫的治疗，通过扩张血管，增加面神经血供，治疗面神经损伤。

（4）神经营养药：有B族维生素和生长因子。研究表明维生素$B_1$参加体内糖代谢过程，为维持神经正常功能的重要物质。维生素$B_{12}$参与核蛋白的合成等重要代谢过程，对维持神经髓鞘的完整性十分重要。

（5）中医中药治疗：如牵正散等。

2. 物理治疗　如红外线疗法、超短波电疗法、微波疗法、激光疗法、低频脉冲电疗法、生物反馈疗法、针灸治疗等。

（二）手术治疗

外科治疗周围性面瘫的最终目的是恢复面部表情肌的运动功能，达到双侧面部同步的、对称的和自然的表情运动效果。对于保守治疗效果欠佳的患者采用手术治疗，根据不同的病情，选择合适的手术治疗方式，常用的方法有减压术、改道和吻合术、面神经的移植术及面神经与其他脑神经吻合术、面瘫整容修复术等。减压术的主要目的是裸露面神经并解除其压力、改善血液供应，促进神经功能的恢复。而在其他术式中，以神经移植的修复效果最佳。

1. 面神经减压　适用于贝尔麻痹或耳带状疱疹面瘫，并经药物、物理、针灸等治疗3周后不见恢复或部分恢复后又停止者，电生理检测2周后神经有退变现象者，手术尽早做效果较好。根据减压手术的范围分为：

（1）鼓室及乳突段减压术：手术方法为经乳突入路，耳后切口，暴露乳突，用凿或电钻去除乳突小房，前方暴露水平半规管或砧骨短脚，后方达乙状窦板及二腹肌隆突。去除隆突，切开骨膜，顺着神经干向上追踪直达砧骨窝，然后用2~3mm钻石钻头磨开水平段骨壁，直抵膝状节下方。为方便起见，可临时摘除砧骨，剪除锤骨头，磨去上鼓室下壁侧，这样就可顺利地磨开面神经水平段与垂直段骨管。应在显微镜下操作，并不断地用水冲洗钻头以减热，一面用吸引器吸水，将面神经骨管外、前、后三面磨成纸样薄层，然后用钩针将骨片剥除，一般要求减压到正常神经 0.5cm 为止。用镰状利刃切开神经鞘膜，使渗液外流，水肿纤维膨出，达到减压目的。如神经萎缩，粘连变细，轻度者可取带蒂颞肌或胸锁乳突肌瓣覆于神经纤维上，以期增加血运，改善神经营养；如严重萎缩，可行神经修补或移植术。术腔不放其他物质即缝合切口，放橡皮管引流，2 日后拔除。

（2）全段减压术：适用于岩骨骨折、耳带状疱疹等损害在膝状神经节以上者。

1）颅中窝入路：于颞部颧弓中上、耳屏前 2cm 处，垂直向上纵切开 6~7cm 皮肤，分离颞肌骨衣，暴露颞骨鳞部，钻一骨孔，用咬骨钳扩大骨窗达 4cm×4cm，将硬脑膜由颅底分开，先探查棘孔，在棘孔之后 0.5~1cm 处找到岩浅大神经，此处为第一标志，由面神经管裂孔向外用电钻磨开骨壁，暴露膝状神经节，此处为第二标志。然后用电钻将弓状隆起骨质磨薄，显露上半规管的蓝线，于此管前端向后内画一与该蓝线成 60° 角的虚线，此线即为内听道的长轴，此时用电钻沿此线仔细磨去骨质，宽度在 0.5cm 左右，使成蓝线，即内听道腔隙，用骨撬将骨片剔除，即达内听道腔内。纵行切开内听道硬脑膜，放出脑脊液，即可查见外前方的面神经。必须将内听道出口处骨质磨开，彻底减压，然后沿面神经、膝状神经节向后外磨开鼓室盖，进入上鼓室。在锤骨头后再用电钻磨开水平段骨管，使与耳后乳突入路减压的水平垂直段会合，即完成全程减压。最后切开鞘膜，用颞肌小块或游离颞筋膜覆盖内听道顶及鼓室盖处，以免发生脑脊液耳漏。

2）迷路入路：适用于听力丧失严重者，耳后切口，电钻切除乳突小房、鼓窦及外耳后骨壁，保留鼓膜，摘除砧骨，剪去锤骨头，切除三个半规管及迷路，向内抵达内听道底，由鼓室水平段磨开骨壁直达内听道底，再由卵圆窗后下磨开神经的垂直段，即达全程减压。全段切开神经鞘膜，取颞筋膜覆盖迷路漏孔，然后取颞肌块或腹壁脂肪块填塞乳突腔，逐层缝合。

2. 面神经改道和吻合术　适用于中耳炎、外伤和肿瘤切除后神经断离或缺损者。在鼓室乳突段面神经呈"7"状走行，自膝状神经节至茎乳孔全长 27mm，如全程取直改道，则可缩短 22mm，如面神经缺损 5mm 以内，即可用神经改道吻合术。由膝状神经节到腮腺后面神经长度为 61mm，若将垂直骨管去除，神经改道可直达腮腺处，即可减少 44mm，缩短行程 17mm，如腮腺再相应向上后牵拉，又可缩短 6mm，总共缩短 23mm，故神经缺损 2cm 以下者，可以采用此法改道吻合。颅内迷路段缺损，亦可将岩浅大神经切断，使神经改道经内听道、鼓室牵出，与腮腺上提的神经进行端端吻合。

手术方法：鼓室乳突段神经缺损者多采用耳后切口，用电钻磨开乳突垂直段，再根据缺损长短和位置磨开水平段，主要由断端向两头追踪，分头将断端剥离处行端端吻合，但吻合处不能太紧，否则有断裂之虞。同时将面神经骨槽磨平，使神经能牢固地贴靠在鼓室内壁上，不能让神经悬空或游离，亦可将内壁磨成浅沟以容固定神经，端 - 端粘合可用生物胶，通常可采用无创尼龙线将神经膜缝合两针，然后再用自体静脉片或颞筋膜、替尔皮片覆盖在神经上，外用明胶海绵和碘仿纱布条填塞。

3. 面神经移植术　适用于神经缺损过长和听力不好不适宜行改道吻合术者。用电钻分别将两断端骨管外壁去除 3~5mm，但要保留前后及内侧壁的骨槽，以作为安置移植段神经用。移植神经多取自自体的耳大神经或大腿的股内侧或股外侧皮神经。

（1）耳大神经切取法：局麻，取仰卧侧头位，从外耳道垂直向下，与胸锁乳突肌前缘相交点，水平切开皮肤 4cm，分离颈阔肌到胸锁乳突肌后缘，相当于颈外静脉与枕小神经之间，找出粗细与面神经相当的耳大神经，切取较缺损神经长 0.5cm 的一段神经备用。

（2）股内侧皮神经切取法：局麻、仰卧位，于患者侧腹股沟下 10cm 或五横指宽处，横形切开皮肤 6cm，深至阔肌膜，先找到大隐静脉，于该静脉外 2~4cm 处，即可查见与其平行的股内侧皮神经前支，斜行于缝匠肌浅面，切取备用。

（3）神经移植：将切取的神经按缺损的长度修剪适当，在显微镜下将其安置在已备好的骨槽内，使之两断端相连，接头可滴加凝血酶或生物胶粘合，不用缝合。乳突腔内植入颞筋膜或替尔皮片，将神经覆好，用明胶海绵和碘仿纱条填塞。术后用抗生素预防感染。神经吻合和移植的乳突腔内填塞物，一般手术后 12~15 日取出，不宜过早或过晚，以免愈合不良造成感染。一般术后 4~24 个月功能即可恢复。

4. 面神经与其他脑神经吻合术　适用于听神经瘤和颞骨肿瘤切除后有长距离面神经缺损者。可用于替代面神经功能的脑神经有咬肌神经、副神经、舌下神经，其中舌下神经为目前最常用的移植神经。目前利用舌下神经治疗颅底术后面瘫的主要手术方法有以下几种：移植神经桥接舌下神经 - 面神经"侧" - 端吻合术，舌下神经纵行半劈开 - 面神经"端" - 端吻合术，舌下神经与移位的颞骨内面神经"侧" - 端吻合术，预变性自体神经桥接舌下神经 - 面神经"侧" - 侧吻合术。颅底术后完全且不可逆的面肌瘫痪患者，如无手术禁忌证，原则上应采取手术治疗。当颅底手术导致面神经断裂，面神经近、远端无法直接或通过移植物桥接缝合，且舌下神经功能正常，可利用舌下神经转位治疗面神经功能障碍，可考虑上述前三种治疗方式。当面神经解剖完整性保留，且电生理检查提示面神经尚保留部分残存功能，可采用预变性自体神经桥接舌下神经 - 面神经"侧" - 侧吻合术。

手术方法：

（1）移植神经桥接舌下神经 - 面神经"侧" - 端吻合术（图 12-1）：手术切口从乳突尖至舌骨大角（图 12-1A）；腮腺后缘靠近茎乳孔处游离面神经主干，并在茎乳孔处锐性切断，准备与移植神经一端吻合（图 12-1B）；切取耳大 / 腓肠神经 5~8cm，修剪神经残端的神经外膜；在颈部二腹肌深面，颈内静脉和颈内动脉之间分离舌下神经（图 12-1B），在舌下神经降支发出后的远端半横切开舌下神经，并与移植神经近端行端 - "侧"吻合；移植神经远端与面神经远端行端 - 端吻合（图 12-1C）。

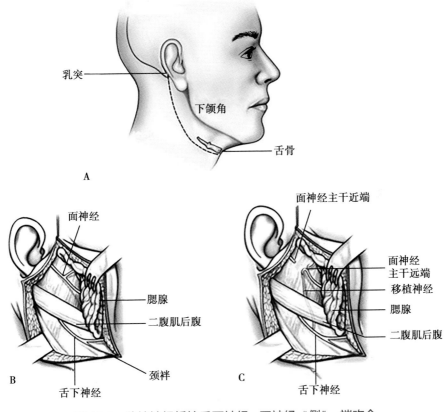

图 12-1　移植神经桥接舌下神经 - 面神经 "侧" - 端吻合

A. 手术切口从乳突尖至舌骨大角；B. 舌下神经、面神经准备吻
合；C. 行端 - "侧" 吻合。

（2）舌下神经纵行半劈开 - 面神经 "端" - 端吻合术（图 12-2）：手术
切口从耳后至颈部舌骨水平；从胸锁乳突肌和二腹肌后腹前缘分离腮腺，避
免腮腺包膜破裂，暴露乳突尖部，找到面神经主干，向前分离面神经至面
神经分叉部，尽可能靠近茎乳孔锐性切断面神经干，向下翻转，准备与舌
下神经吻合；向后牵开胸锁乳突肌，暴露二腹肌深面的舌下神经；尽量在
舌下神经紧邻颅底的位置纵行半劈开，舌下神经背侧半神经纤维切断后与
翻转的面神经 "端" - 端吻合；准确匹配神经缝合残端且无张力缝合至关
重要。

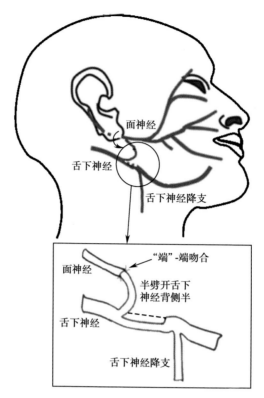

图 12-2　舌下神经纵行半劈开 - 面神经"端" - 端吻合

（3）舌下神经与移位的颞骨内面神经"侧" - 端吻合术（图 12-3）：手术切口从耳后沿着胸锁乳突肌前缘至颈部舌骨水平；游离面神经腮腺丛至茎乳孔的面神经段；在颈部二腹肌深面将舌下神经与周围组织广泛游离；磨钻磨除乳突，暴露面神经管垂直段面神经，在面神经离开鼓室（面神经第二膝）处锐性切断并向下翻转，准备与舌下神经吻合，注意在乳突尖分离面神经时茎乳动脉易出血；面神经从二腹肌下方翻转；舌下神经半横切开，与翻转的面神经"侧" - 端吻合。

（4）预变性自体神经桥接舌下神经 - 面神经"侧" - 侧吻合术，见图 12-4。

1）腓肠神经预变性：行舌下神经 - 面神经"侧" - 侧吻合术前 1 周对患者进行腓肠神经预变性，在面瘫同侧小腿足外踝中点以上约 10cm 处做一长约 3cm 的切口，暴露腓肠神经；以普通持针钳于腓肠神经中部钳夹（可反复多次），直至神经纤维完全离断而神经外膜完整，在损伤神经近端结扎并标

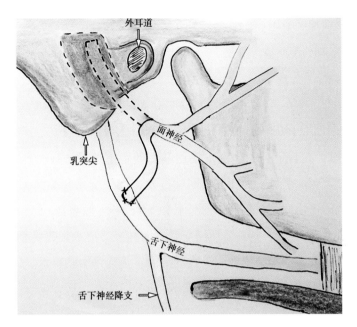

图 12-3　舌下神经与移位的颞骨内面神经"侧"- 端吻合

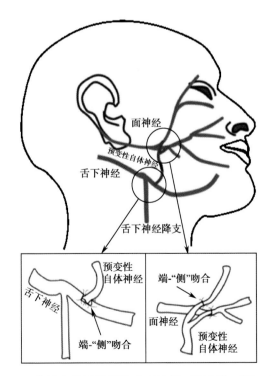

图 12-4　预变性自体神经桥接舌下神经 - 面神经"侧"- 侧吻合

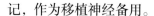 

记，作为移植神经备用。

2）舌下神经 - 面神经"侧" - 侧吻合术：手术切口从耳前沿着胸锁乳突肌前缘至颈部舌骨水平呈 S 形；游离面神经至面神经分叉部；向后牵开二腹肌暴露舌下神经，利用神经刺激器明确面神经功能及确认舌下神经；切开足外踝原切口，切取 1 周前预变性的腓肠神经，切取标记处至远端神经 8~10cm 备用；在舌下神经降支发出远端切断舌下神经 1/2 主干，将腓肠神经一端与其行端 - "侧"吻合；在面神经发出的颈面干和颞面干侧面开窗，将腓肠神经移植物的两个末端分别与两个主干行端 - 侧吻合。

5. 面瘫整容手术　面瘫后神经变性或面神经移植术失败后面肌萎缩者、腮腺肿瘤切除大部分神经支和先天性面瘫者，需要采取整容术。最常用的为筋膜悬吊和肌瓣移植术。前者可获得面静止的肌平衡，后者可望获得一部分肌肉运动功能。

（1）阔筋膜悬吊术：于颞下发际内沿耳前自下颌缘至下颌角外做弓形皮肤切口，分离面颊皮肤至咀嚼肌后缘，再于患侧口角外 1cm 处口轮匝肌外缘做弧形切口，分离口轮匝肌，取 1cm×20cm 阔筋膜条，用筋膜针穿绕过口轮匝肌，并用丝线固定，两端牵向颞侧，拉紧口角使之与对侧平衡，并略超过中线，然后将筋膜带交叉穿在颞肌筋膜上缝合固定，再于上下唇红线外纵行切开皮下 2cm，由皮下潜行穿通到悬吊的口轮匝肌处，向健侧分离到鼻唇沟外下，然后取短筋膜条钩绕在固定患侧口角的筋膜带上，两端由上下唇皮下潜行牵拉向健侧，使口角达到正常位置，然后用丝线将其固定在健侧上下唇皮下，最后切去松弛多余的面颊部及鼻唇沟处皮肤，逐层缝合包扎。为使眼睑能很好地闭合，在距内外眦外 1.5cm 处各做直线切口，由外眦处皮下沿眼轮匝肌潜行分离达内眦切口，再于健侧额部和患侧颞区各做 1.5cm 小横切口，然后用 3cm×11cm 筋膜带由外眦穿过皮下达内眦处，用丝线将其分别缝合固定在额部、颞部切口内的肌骨膜上，可使下睑上提，睑裂缩小。为取得满意效果，还应做下睑皮肤缩短术。

（2）肌瓣移植术：即取邻近的颞肌和咀嚼肌瓣移植到眼和口的轮匝肌上，利用肌瓣上的三叉神经纤维增长到面肌上，以激活面肌。除能维持两侧面肌平衡外，还有可能产生运动，对麻痹肌亦可起到营养作用。取耳前弧形切口，由下颌角延长到咀嚼肌前下缘，将咀嚼肌前半部下端于下颌骨处切断游离并剪成两半，分别向口角方向拉紧，与口轮匝肌接合，用丝线固定。再于颧弓上垂直切口，切取前 1/3 颞肌，同样将其切断分成两半，分别牵拉于眼上下睑轮匝肌上，汇集于内眦处缝合固定。术后应让患者面对镜子进行眼睑和口角运动练习。青年人效果比老年人好，故老年人不适用此术。

## 【预后】

大多数特发性面神经麻痹（贝尔麻痹）预后良好。大部分患者在发病后 2~4 周开始恢复，3~4 个月后完全恢复。在面肌完全麻痹的患者，即使未接受任何治疗，仍有 70% 在发病 6 个月后也可以完全恢复。部分患者可遗留面肌无力、面肌连带运动、面肌痉挛或鳄鱼泪现象。肿瘤术后或外伤导致的面神经麻痹，恢复时间长，效果差，需要长期面肌功能锻炼。患者治疗后定期随访，通过电生理检测及面神经功能评定方法评估面神经恢复情况。

（刘　松）

**推荐阅读** ● ● ●

［1］ARAI H, SATO K, YANAI A. Hemihypoglossal-facial nerve anastomosis in treating unilateral facial palsy after acoustic neurinoma resection［J］. J Neurosurg, 1995, 82（1）: 51-54.

［2］DARROUZET V, GUERIN J, BEBEAR J P. New technique of side-to-end hypoglossal-facial nerve attachment with translocation of the infratemporal facial nerve［J］. J Neurosurg, 1999, 90（1）: 27-34.

［3］ZHANG L W, LI D Z, WAN H, et al. Hypoglossal-facial nerve "side"-to-side neurorrhaphy using a predegenerated nerve autograft for facial palsy after removal of acoustic tumours at the cerebellopontine angle［J］. Journal of Neurology, Neurosurgery & Psychiatry, 2015, 86（8）: 865-872.

［4］SU D Y, LI D Z, WANG S W, et al. Hypoglossal-facial nerve "side"-to-side neurorrhaphy for facial paralysis resulting from closed temporal bone fractures［J］. Restorative Neurology and Neuroscience, 2018, 36（4）: 443-457.

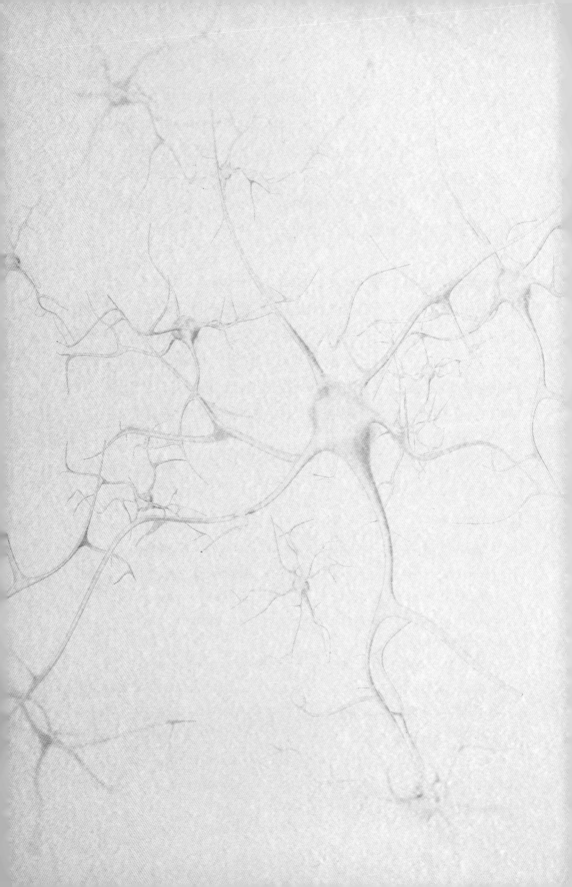

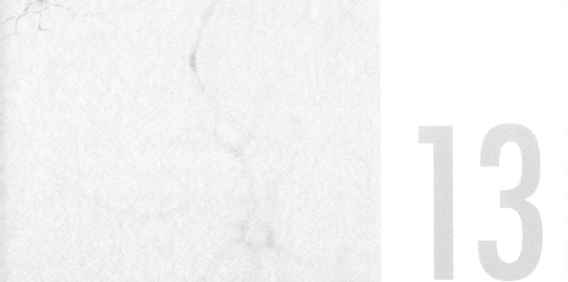

第十三章

面肌痉挛

13

【概述】

面肌痉挛或称偏侧面肌痉挛（hemifacial spasm，HFS），是指一侧或双侧面部肌肉（眼轮匝肌、表情肌、口轮匝肌）反复发作的阵发性、不自主的抽搐，在情绪激动或紧张时加重，严重时可出现睁眼困难、口角歪斜以及耳内抽动样杂音。

HFS 好发于中老年，女性略多于男性，但发病年龄有年轻化的趋势。面肌痉挛虽然大多位于一侧，但双侧面肌痉挛也并非罕见。

针对面肌痉挛发病机制主要存在两种假说：①"短路"学说：该学说的支持者认为面神经根进/出脑干区（root entry/exit zoon，REZ）区无髓鞘，仅由少突胶质细胞包绕。由于此段长时间受血管压迫，使暴露的轴突间形成跨膜突触传递而产生异位冲动。②"核性"学说：从事电生理学研究的学者们认为面神经 REZ 区受血管压迫而产生逆向冲动，从而"点燃"了面神经核团，随着兴奋性的增加，使得肌肉出现了不随意运动。目前，"核性"学说正在被越来越多的人所接受，它可以解释"短路"学说所不能解释的一些问题。

尽管如此，面肌痉挛的发病机制迄今未明，但临床发现面神经自桥延沟至内耳门的任何部位受到血管压迫都可能导致面肌痉挛的发生，血管与面神经根之间的接触可能是面肌痉挛发生的重要条件。

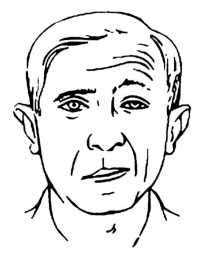

图 13-1　反 Babinski 征
抽动侧眼裂变小，但眉毛上扬。

【临床表现】

（一）特发性 HFS 的临床表现

特发性 HFS 表现为阵发性半侧面部肌肉不自主抽搐，多在中年后起病，极少数为双侧先后发作。开始发病多起于上、下眼睑，逐渐缓慢向面颊扩展至一侧面部所有肌肉，重者可累及颈部肌肉。抽搐发作有间歇期。神经系统检查多无阳性体征。部分患者抽动时，可见抽动侧眼眉部呈反"Babinski 征"（图 13-1）。即抽动侧眼闭合，但眉毛上扬。本病缓慢进展，极少自愈。

### （二）继发性 HFS 的临床表现

继发性 HFS 甚为少见，多由小脑脑桥区表皮样囊肿、脑膜瘤或神经鞘瘤引起，症状典型，且多合并同侧三叉神经痛或耳鸣、眩晕、听力下降等前庭蜗神经受压迫症状，影像学检查可资鉴别。

## 【辅助检查】

### （一）影像学检查

1. 意义 在治疗之前，准确的影像学评估对于排除继发病变、手术患者的筛选、术中责任血管的识别以及对手术难度的预估都有重要意义。后颅窝薄层 CT 扫描的意义在于鉴别肿瘤、明显的血管疾病以及发现粗大的责任动脉、颅底骨质畸形，但 CT 无法显示脑神经及其周围的细小血管。高场强常规序列 MRI 扫描能明确可能的颅内病变，如肿瘤、脑血管畸形（AVM）、颅底畸形等。MRI 检查的重要意义还在于明确与面神经存在解剖接触的血管，甚至显示出血管的类别、粗细以及对面神经的压迫程度。尤其是三维时间飞越法磁共振血管成像（3D-TOF）已成为手术前、后常规的检查（图 13-2），以此为基础的 MRI 成像技术不断发展，已经能够 360° 显示与神经存在解剖关系的所有血管。

2. 神经血管压迫（neurovascular compression，NVC）的影像学诊断标准对神经血管 3 个不同方位层面（轴位、斜矢状位及冠状位）进行观察，如在 2 个以上层面观察到神经血管压迫或接触征象，则可诊断为 NVC；如仅能在某一层面上显示神经血管接触，则诊断为可疑 NVC。

3. 注意事项 针对 NVC 的任何影像学检查结果都有一定的假阳性率和假阴性率，MRI 检查显示的血管并不一定是真正的责任血管，3D-TOF-MRA 检查阴性也不是微血管减压手术（microvascular decompression，MVD）手术的绝对禁忌证，只不过对于 3D-TOF-MRA 检查阴性的患者选择 MVD 需要更加慎重，同时需要再次检查患者的诊断是否确切，必要时应参考电生理学评估结果。

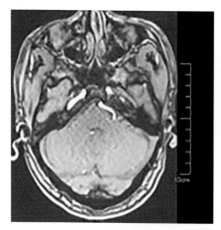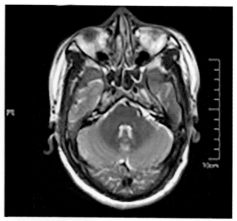

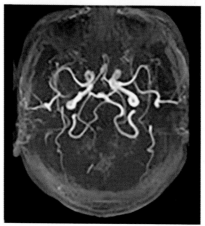

图 13-2　左侧面肌痉挛患者术前头部 MRI

MRI 提示未见明显占位病变，左侧面神经根部可见迂曲增粗的椎动脉血管压迫。

## （二）神经电生理学评估

神经电生理评估有助于 HFS 的鉴别诊断和客观了解面神经与前庭神经的功能水平，有条件的医院应积极开展。电生理评估主要包括面神经直接反应，瞬目反射，异常肌反应（abnormal muscle response，AMR）或称为侧方扩散反应（lateral spread response，LSR），针极肌电图（needle electromyography，EMG）以及听觉脑干诱发电位（brainstem acoustic evoked potential，BAEP）。

AMR 是 HFS 特有的异常肌电反应，潜伏期一般为 10ms 左右，AMR 阳性支持 HFS 诊断。AMR 检测方法：①刺激面神经颞支，在颏肌记录。

②刺激面神经下颌缘支，在额肌记录。采用方波电刺激，波宽 0.2ms，频率 0.5~1.0Hz，强度 5~20mA。面神经直接反应，瞬目反射及针极肌电图是用于面神经相关疾病的鉴别诊断；BAEP 则被用于 HFS 术前检查听觉通路的功能，主要观察Ⅰ、Ⅲ、Ⅴ波，潜伏期延长说明神经传导障碍。由于出现的各波发生源比较明确，因此对疾病的定位有一定价值，也可结合纯音测听综合评估术前的前庭蜗神经功能。

### （三）临床评分

常用的两种评分。

1. 痉挛强度分级标准（Cohen 制定）　0 级，无痉挛；1 级，外部刺激引起瞬目增多或面肌轻度颤动；2 级，眼睑、面肌自发轻微颤动，无功能障碍；3 级，痉挛明显，有轻微功能障碍；4 级，严重痉挛和功能障碍，如患者因不能持续睁眼而无法看书，独自行走困难等。根据 Cohen 分级对术后痉挛症状评分，痉挛完全消失为 0 分，痉挛强度 4 级为 4 分。

2. 面肌痉挛分级量表评分（Hemifacial Spasm Grading Scale，HSGS）　HSGS 是一种客观、快速、可靠的 HFS 评估量表，可用于 HFS 手术监测和肉毒毒素的治疗效果等的判断。HSGS 由三个核心特征组成：抽动的部位、强度和频率。局限于上或下面部肌肉的抽动，仅限于单次抽动的强度，以及仅由肌肉激活引起的低频率都得到了最低分 1 分。如果上下面部肌肉都有局限性，或强度表现为亚连续性抽搐（痉挛），则得分为 2 分，而如果在评估时间的 50% 以下和 50% 以上出现高频自发收缩，则得分为 3 分或 5 分。将单项得分相加计算总分（表 13-1）。

表 13-1　面肌痉挛分级评分（HSGS）

| 偏侧面肌痉挛 | 得分 / 分 |
| --- | --- |
| 局部 | |
| 　孤立上面部（如眼轮匝肌）/ 下面部 | 1 |
| 　上下面部均累及 | 2 |

续表

| 偏侧面肌痉挛 | 得分 / 分 |
| --- | --- |
| 强度 | |
| 　单一抽动 | 1 |
| 　亚 - 持续抽动 | 2 |
| 频率 | |
| 　运动诱发肌肉收缩 | 1 |
| 　自发肌肉收缩 | |
| 　　<50% 的时间 | 3 |
| 　　>50% 的时间 | 5 |
| 总分 | / 最高分 9 分 |

## 【诊断和鉴别诊断】

（一）诊断

HFS 的诊断主要依赖于特征性的临床表现。对于缺乏特征性临床表现的患者需要借助辅助检查予以明确。

（二）鉴别诊断

HFS 需要与双侧眼睑痉挛、梅杰综合征、咬肌痉挛、面瘫后遗症等面部肌张力障碍性疾病进行鉴别。

1. 双侧眼睑痉挛　表现为双侧眼睑反复发作的不自主闭眼，往往双侧眼睑同时起病，患者常表现睁眼困难和眼泪减少，随着病程延长，症状始终局限于双侧眼睑。

2. 梅杰综合征　患者常常以双侧眼睑反复发作的不自主闭眼起病，但随着病程延长，会逐渐出现眼裂以下面肌的不自主抽动，表现为双侧面部不自主的异常动作，而且随着病情加重，肌肉痉挛的范围会逐渐向下扩大，甚至累及颈部、四肢和躯干的肌肉。

3. 咬肌痉挛　为单侧或双侧咀嚼肌的痉挛，患者可出现不同程度的上下颌咬合障碍、磨牙和张口困难，三叉神经运动支病变是可能的原因之一。

4. 面瘫后遗症　为同侧面部表情肌的活动受限，同侧口角不自主抽动以及口角与眼睑的连带运动，依据确切的面瘫病史可以鉴别。

## 【治疗】

### （一）药物治疗

HFS 药物治疗常用于发病初期、无法耐受手术或者拒绝手术者以及作为术后症状不能缓解者的辅助治疗。药物治疗仅减轻一部分患者面肌抽搐症状。

常用药物包括氯硝西泮、巴氯芬、乙哌立松、苯海索等。

药物治疗可有肝肾功能损害、头晕、嗜睡、共济失调、震颤等不良反应，如发生药物不良反应即刻停药。特别注意，有些应用卡马西平治疗的患者有白细胞减少，甚至有发生剥脱性皮炎的风险，严重者可危及生命，用前应行卡马西平过敏基因分析。

### （二）肉毒毒素注射

注射用 A 型肉毒毒素（botulinum toxin A）主要应用于不能耐受手术、拒绝手术、手术失败或术后复发、药物治疗无效或药物过敏的成年患者。当出现疗效下降或严重不良反应时应慎用。过敏性体质者及对本品过敏者禁止使用。

注射采用上睑及下睑肌肉多点注射法，即上、下睑的内外侧或外眦颞侧皮下眼轮匝肌共 4 点或 5 点。如伴面部、口角抽动还需于面部中、下及颊部肌内注射 3 点。依病情需要，也可对眉部内、外或上唇或下颌部肌肉进行注射。每点起始量为 2.5U/0.1ml。注射 1 周后有残存痉挛者可追加注射；病情复发者可做原量或加倍量（5.0U/0.1ml）注射。但是，1 次注射总剂量应不高于 55U，1 个月内使用总剂量不高于 200U。需要指出的是，每次注射后的效果与注射部位选择、注射剂量大小以及注射技术是否熟练等因素密切相关。两次治疗间隔不应少于 3 个月，如治疗失败或重复注射后疗效逐步降低，应该考虑其他治疗方法，因此，肉毒毒素注射不可能作为长期治疗 HFS 的措施。

注意事项：发热、急性传染病者、孕妇和 12 岁以下儿童慎用；在使用本品期间禁用氨基糖苷类抗生素；应备有 1∶1 000 肾上腺素，以备过敏反应时急救，注射后应留院内短期观察。

不良反应：少数患者可出现短暂的症状性干眼、暴露性角膜炎、流泪、畏光、复视、上睑下垂、瞬目减少、睑裂闭合不全、不同程度面瘫等，多在

3~8周内自然恢复。反复注射肉毒毒素患者将会出现永久性的眼睑无力、鼻唇沟变浅、口角歪斜、面部僵硬等体征。

（三）微血管减压手术（MVD）

1. 手术适应证　①原发性 HFS 诊断明确，经头颅 CT 或 MRI 排除继发性病变；②HFS 症状严重，影响日常生活和工作，患者手术意愿强烈；③应用药物或肉毒毒素治疗的患者，如果出现疗效差、无效、药物过敏或毒副作用时应积极手术；④MVD 术后复发的患者可以再次手术；⑤MVD 术后无效的患者，如认为首次手术减压不够充分，而且术后 AMR 检测阳性者，可考虑早期再次手术；随访的患者如症状无缓解趋势甚至逐渐加重时也可考虑再次手术。

2. 手术禁忌证　①同一般全麻开颅手术禁忌证；②严重血液系统疾病或重要器官功能障碍（心、肺、肾或肝）患者；③患者对手术疗效及可能出现的并发症理解不够、准备不充分；④高龄患者选择 MVD 手术应慎重。

3. 术前准备　术前 1 日患侧耳后枕部剃发，上界到耳郭上缘水平，后方到枕部中线，下方至发际。

4. 麻醉　气管插管静脉复合麻醉。除麻醉诱导阶段，术中应控制肌松药物的使用量，以避免干扰神经电生理监测。术中应控制补液总量，维持二氧化碳分压 26mmHg 左右，并适当使用 β 受体阻滞剂，方便手术操作。

5. 体位　可根据术者的习惯选择合适的手术体位，通常取侧卧位，或上头架固定。床头抬高 15°~20°，头前屈至下颏距胸骨柄约 2 横指，肩带向尾端牵拉同侧肩部维持头部过伸位，避免过度牵拉损伤臂丛神经，最终使得乳突根部位于最高点，便于保持显微镜光轴与手术入路相一致。

6. 切口与开颅　发际内斜切口或耳后横切口，切口以乳突根部下方 1cm 为中心，切口大小取决于患者颈部的长短粗细、局部肌肉厚度、可能存在的颅底骨质凹陷等畸形、术前预估手术难度等。用磨钻、咬骨钳或铣刀形成直径约 2.5cm 的骨窗，外侧缘到乙状窦，骨窗形成过程中应严密封堵气房，防止冲洗液和血液流入。以乙状窦为底边切开硬脑膜并进行悬吊。

7. 显微操作要点

（1）开放蛛网膜下隙释放脑脊液（cerebrospinal fluid，CSF），应避免

CSF过多过快地释放，因可能导致颅底、小脑幕附近岩静脉属支出血，甚至会出现幕上远隔部位出血。待颅内压下降后，使用脑压板应逐步牵开、深入，牵开范围不应大于1cm，且牵拉应为间断性。

（2）血管减压技术

1）脑神经根REZ的重要意义：判断责任血管必须首先明确脑神经REZ在MVD中的重要意义，即血管减压只针对脑神经REZ构成压迫的血管。不同类型的脑神经其REZ范围是不同的，因此MVD减压范围亦应不同。减压范围不足可致疗效不佳，而盲目扩大减压范围则可增加术后并发症风险，手术有效率也不能相应提高。面神经根REZ则仅限于脑干附近，因此面神经的减压范围仅限于神经根REZ即可。当在术中反复探查面神经REZ未发现血管时，可进一步探查REZ稍远端部分面神经干。

2）责任血管的判断：责任血管多呈袢状从REZ通过并造成压迫。当REZ有多根血管存在时，责任血管常位于血管丛的深面。HFS MVD术中主要责任血管依次为：小脑前下动脉及其分支、小脑后下动脉及其分支、椎动脉、岩下静脉属支。静脉单独对面神经REZ构成压迫者罕见。

3）下列因素可能影响主要责任血管的识别：侧卧位时责任血管离开REZ；未能良好显露REZ而遗漏血管；对小脑半球的牵拉、脑脊液过多过快的排放或蛛网膜的广泛切开使责任血管行程发生移位。

4）责任血管的减压：将责任血管充分游离后，向小脑幕、颅底方向或腹侧推移离开REZ，垫开物置于责任血管与脑干之间。垫开物选用Teflon棉团。强调使责任血管远离REZ而非简单的血管与REZ之间"绝缘"（图13-3）。垫棉不宜过大以免形成新的压迫。置入垫棉后应确保其固定，防止滑脱。责任血管垫开后注意动脉不能扭曲成角。当有岩下静脉属支单独或参与压迫时可将其充分解剖游离后以垫棉推离REZ，难以解剖游离时可电凝后切断。

5）责任动脉悬吊法：遇到一部分困难减压情况时可考虑采用责任动脉悬吊法：用Teflon棉包绕责任动脉后推向颅壁硬膜，先将局部硬膜电凝使之变粗糙，在责任动脉或包绕动脉的Teflon棉与该处硬膜之间涂以少量医用胶固定，从而将责任动脉悬吊离开REZ而达到满意减压效果。

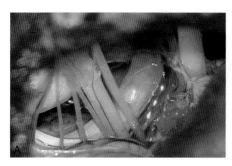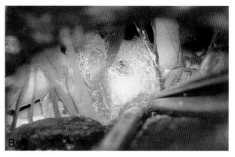

图 13-3　Teflon 垫棉植入

A. Teflon 垫棉植入前，可见左侧面神经根部迂曲增粗的椎动脉血管及 AICA 压迫；B. Teflon 垫棉植入后，可见 Teflon 棉将椎动脉垫离 REZ 区。

6）神经内镜的应用：MVD 术中应用神经内镜有助于责任血管的判断、评价神经根部减压情况及垫棉的大小和放置位置等，对提高手术治疗效果、减少症状复发和并发症发生有一定临床意义。但在目前的技术条件下，不提倡全面推广全内镜下 MVD。

（3）注意事项：①术中应实时进行 AMR、BAEP 监测，对于进行电生理学监测的患者，还应争取让 AMR 波形完全消失。对于 AMR 波形持续存在的患者，建议再次仔细全程探查，避免血管遗漏，必要时可辅助面神经梳理术。在复发患者的再次手术中，更强调使用神经电生理监测，确保面神经充分减压。②双侧 HFS 的处理，建议选择症状严重的一侧首先手术，术后根据手术一侧症状缓解程度及患者的身体状况择期进行另外一侧手术，不主张一次进行双侧 MVD 手术，但是两次手术之间的间隔时间目前没有特别规定。③复发无效患者再次手术前，医师需慎重向患者及家属交代手术风险，术后症状可能仍然不缓解或部分缓解。

【预后】

对于临床症状轻、药物疗效显著，并且无药物不良反应的患者可长期应用药物治疗。

90% 以上的患者对初次注射肉毒毒素有效，1 次注射后痉挛症状完全缓解及明显改善的时间为 1~8 个月，大多集中在 3~4 个月，而且随着病程延长及注射次数的增多，疗效逐渐减退。

对于微血管减压手术，约 20%~25% 的 HFS 患者在 MVD 术后症状不能立即完全消失，或缓解数日后再现，症状可与术前相似、稍减轻或明显减轻，需经过一段时间（1 周~1 年）后才逐渐完全消失，此现象称为延迟治愈（delayed resolution）。鉴于延迟治愈现象的存在，建议对 MVD 术后 HFS 患者持续随访至少 1 年后再评价疗效。不可在 MVD 术后短期内针对症状依然存在的患者实施二次 MVD。

首次 MVD 治疗 HFS 无效或复发后可实施二次 MVD，但手术难度和风险增大，疗效降低，并发症增多。对于无效和部分缓解的患者，建议复测 AMR，如果 AMR 阳性可建议再次手术；相反，则可以随访或者辅助药物、肉毒毒素治疗。

（杨岸超　潘　华）

## 推荐阅读 ● ● ●

［1］MONTAVA M, ROSSI V, CURTOFAIS C L, et al. Long-term surgical results in microvascular decompression for hemifacial spasm：efficacy, morbidity and quality of life［J］. Acta Otorhinolaryngol Ital, 2016, 36（3）：220-227.

［2］ABABNEH O H, CETINKAYA A, KULWIN D R. Long-term efficacy and safety of botulinum toxin A injections to treat blepharospasm and hemifacial spasm［J］. Clin Experiment Ophthalmol, 2014, 42（3）：254-261.

［3］HALLER S, ETIENNE L, KÖVARI E, et al. Imaging of Neurovascular Compression Syndromes：Trigeminal Neuralgia, Hemifacial Spasm, Vestibular Paroxysmia, and Glossopharyngeal Neuralgia［J］. AJNR Am J Neuroradiol, 2016, 37（8）：1384-1392.

［4］KAUFMANN A M, WILKINSON M F. The origin of the abnormal muscle response seen in hemifacial spasm remains controversial［J］. Clin Neurophysiol, 2016, 27（7）：2704-2705.

［5］TAMBASCO N, SIMONI S, SACCHINI E. Validation of the Hemifacial Spasm Grading Scale：a clinical tool for hemifacial spasm［J］. Fondazione Società Italiana di Neurologia, 2019, 40（9）：1887-1892.

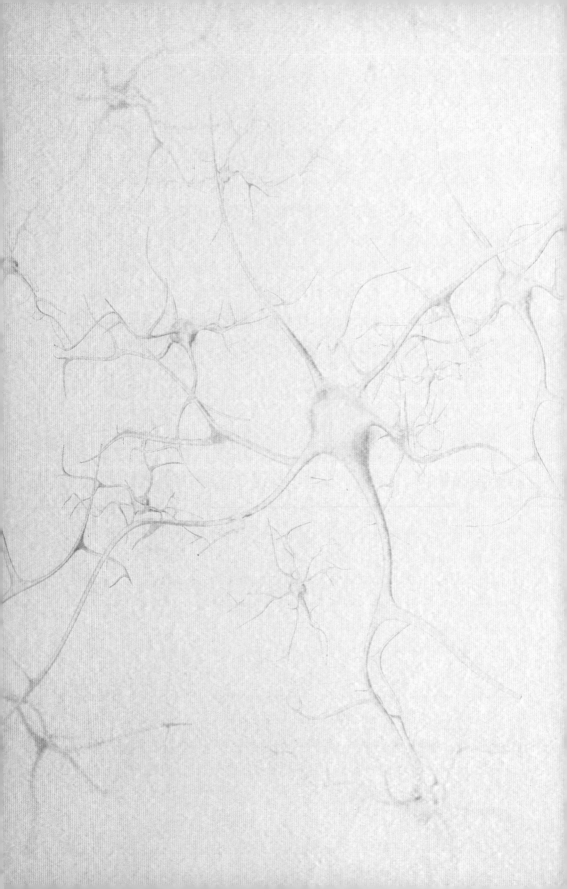

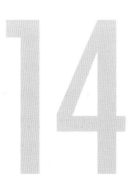

第十四章

三叉神经痛和舌咽神经痛

14

# 第一节　三叉神经痛

【概述】

三叉神经为混合性神经，含有一般躯体感觉和特殊内脏运动两种神经纤维。自三叉神经节向前发出三支由周围突组成的三条大的分支，自内向外依次为眼神经、上颌神经和下颌神经，分布于头面部皮肤和眼、鼻及口腔的黏膜。三叉神经运动纤维起自脑桥三叉神经运动核，发出纤维在脑桥的外侧出脑，经卵圆孔出颅，走行于下颌神经内，支配咀嚼肌和鼓膜张肌，主要司咀嚼运动和张口运动。

1756 年法国 Nicolas Andri 首先报道了三叉神经痛（trigeminal neuralgia，TN）。国际疼痛研究协会（IASP）将 TN 定义为在面部三叉神经分布区内短暂的反复发作性剧烈疼痛，发作时多突然发生，可呈针刺样，这种疼痛通常是单侧的，常影响神经的一个或多个分支。

TN 相对少见，因此难以获得高质量的流行病学的数据。美国 20 世纪 90 年代验证的数据显示，女性年发病率为 5.7/10 万，男性年发病率 2.5/10 万，发病高峰在 50~60 岁，并且随着年龄增长其发病率也逐渐增高。一项来自伦敦的神经系统疾病的调查显示，TN 发病率为 8/10 万人·年。荷兰最初的数据也大致如此。研究还显示，多发性硬化症的患者可能更容易发生 TN。高血压和卒中与 TN 也存在关联。

至于三叉神经痛的病因和发病机制，强有力的证据证明，大约 95% 的患者是由于血管压迫三叉神经所引起的，然而，目前对于血管是如何压迫三叉神经导致 TN 的病理生理机制仍不明了。

较多的学者认为是各种原因引起三叉神经局部脱髓鞘产生异位冲动，相邻轴索纤维伪突触形成或产生短路，轻微痛觉刺激通过短路传入中枢，中枢传出冲动亦通过短路传入，如此叠加造成 TN 发作。其他因素还包括遗传基础所致的生物因素等。

## 【临床表现】

三叉神经痛的典型临床表现为三叉神经分布区域内的反复发作的短暂性剧烈疼痛，呈电击样、刀割样和撕裂样剧痛，突发突止。每次疼痛持续数秒至数十秒，间歇期完全正常。疼痛发作常由说话、咀嚼、刷牙和洗脸等面部随意运动或触摸面部某一区域（如上唇、鼻翼、眶上孔、眶下孔和口腔牙龈等处）而被诱发，这些敏感区称为"扳机点"。为避免发作，患者常不敢吃饭、洗脸，面容憔悴、情绪抑郁。发作严重时可伴有同侧面肌抽搐、面部潮红、流泪和流涎，又称痛性抽搐。根据 2018 年国际头痛学会（International Headache Society，IHS）头痛国际分类第 3 版（International Classification of Headache Disorders，3rd version，ICHD-3），伴有形态改变的神经血管压迫造成的三叉神经痛定义为经典性三叉神经痛，继发于其他疾病的三叉神经痛定义为继发性三叉神经痛，其他没有阳性病因发现的三叉神经痛则归为特发性三叉神经痛。多见于 40 岁以上的患者。

继发性 TN 疼痛发作时间通常较长，或为持续性疼痛、发作性加重，多无"扳机点"。体检可见三叉神经支配区内的感觉减退、消失或过敏，部分患者出现角膜反射迟钝、咀嚼肌无力和萎缩。经 CT、MRI 检查往往可发现桥小脑脚区占位病变，可明确诊断。多见于 40 岁以下的患者。

## 【辅助检查】

（一）影像学检查

请参见第十三章"面肌痉挛"中相应部分内容。

（二）卡马西平治疗试验

TN 患者在疾病的开始阶段一般都对卡马西平治疗有效（少部分患者可出现无效），因此，卡马西平治疗试验有助于诊断。

## 【诊断和鉴别诊断】

三叉神经痛可通过特征性的临床表现和影像学检查明确诊断。根据 ICHD-3，三叉神经痛具体诊断标准见表 14-1。

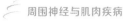

表 14-1　国际头痛学会头痛国际分类第 3 版三叉神经痛的诊断标准

1. 三叉神经痛

　　A. 一个或多个三叉神经分支区域内，反复出现的单侧阵发性面部疼痛，疼痛
　　　 范围不超过三叉神经分布区，且符合下述标准 B 和 C

　　B. 疼痛具有全部以下性质：

　　　 a. 持续一秒钟到两分钟

　　　 b. 剧烈疼痛

　　　 c. 疼痛性质类似于电击样、枪击样、刺痛或锐痛

　　C. 由受影响的三叉神经分布区域内的非伤害性刺激引起

　　D. 不能被另一个 ICHD-3 诊断所更好地解释

2. 经典性三叉神经痛

　　A. 反复出现的单侧阵发性面部疼痛，满足 1. 三叉神经痛的诊断

　　B. 磁共振检查或手术探查证实的伴有形态改变的神经血管压迫（不只是接触）

3. 继发性三叉神经痛

　　A. 反复出现的单侧阵发性面部疼痛，满足 1. 三叉神经痛的诊断，或纯阵发
　　　 性或伴有连续性或近乎连续性的疼痛

　　B. 已经证实的一种潜在的疾病，该疾病能够引起并解释神经痛

　　C. 不能被另一个 ICHD-3 诊断所更好地解释

4. 特发性三叉神经痛

　　A. 反复出现的单侧阵发性面部疼痛，满足 1. 三叉神经痛的诊断，或纯阵发
　　　 性或伴有连续性或近乎连续性的疼痛

　　B. 未有包括电生理或磁共振检查在内的足够的检查确定符合上述"2. 经典性
　　　 三叉神经痛"或"3. 继发性三叉神经痛"

　　C. 不能被另一个 ICHD-3 诊断所更好地解释

　　继发性三叉神经痛多由肿瘤、动脉瘤、动静脉畸形等引起。另外需要鉴别的疾病为：

　　1. 牙源性疼痛　主要表现为牙龈及颜面部持续胀痛、隐痛，检查可发现牙龈肿胀、局部叩痛、张口受限，明确诊断治疗后疼痛消失。

　　2. 三叉神经炎　因头面部炎症、代谢病变（如糖尿病）、中毒等累及三叉神经，引起的三叉神经炎症反应，表现为受累侧三叉神经分布区的持续性疼痛；多数为一侧起病，少数可两侧同时起病。神经系统检查可发现受累侧三叉神经分布区感觉减退，有时运动支也被累及。

3. 舌咽神经痛 疼痛部位多位于颜面深部、舌根、软腭、扁桃体、咽部及外耳道等，疼痛性质及持续时间与 TN 相似，少数患者有"扳机点"，一般位于扁桃体窝或舌根部。

4. 蝶腭神经痛 主要表现为颜面深部的持续性疼痛，疼痛可放射至鼻根、颧部、眼眶深部、耳、乳突及枕部等，疼痛性质呈烧灼样，持续性，规律不明显，封闭蝶腭神经节有效。

## 【治疗】

### （一）药物治疗

药物治疗对经典性和特发性 TN 的疗效确切，尤其适合于治疗初发生TN 患者。但药物治疗对继发性 TN 的疗效不确切。苯妥英钠是首个用于治疗经典性 TN 的有效药物，但是缺少随机对照研究。卡马西平治疗 TN 的疗效确切。奥卡西平治疗 TN 可能有效。加巴喷丁、拉莫三嗪、匹莫齐特可以考虑用于辅助治疗 TN。其他用于镇痛的药物（如 5- 羟色胺 / 去甲肾上腺素再摄取抑制剂和三环类抗抑郁药）在治疗 TN 中的疗效尚缺乏循证医学证据。

卡马西平疗效非常好，能有效减轻阵发性疼痛发作的频率和强度。在英国，是唯一一种被批准专门治疗 TN 的药物。然而，最新的英国国家卫生与临床优化研究所（The National Institute for Health and Care Excellence，NICE）神经病理性疼痛管理指南指出，卡马西平只能用于初级治疗，若治疗失败，应该转入专科进行治疗。

奥卡西平通常作为治疗 TN 的首选药物。虽然卡马西平的疗效优于奥卡西平，但后者耐受性好且药物相互作用较少，所以奥卡西平比卡马西平更有优势。

典型 TN 的自然恢复几乎是不可能的，药物治疗的效果可能是部分缓解、完全缓解与复发交替出现，因此，应鼓励患者根据发作的频率来调整药物剂量。

### （二）经皮半月神经节手术

经皮半月神经节手术指经卵圆孔穿刺后通过各种方法对半月神经节进

行局灶性损毁，包括热能（射频热凝术）、化学（甘油注射）和机械方法（Meckel 囊球囊压迫）。

循证医学证据表明，甘油注射的临床应用已经很少，经皮三叉神经半月神经节射频温控热凝术、Meckel 囊球囊压迫术治疗更适合治疗以下 TN：①患者年龄 >70 岁；②全身情况较差（有心、肺、肝、肾、代谢性疾病等）；③微血管减压手术后无效或者疼痛复发；④拒绝开颅手术者；⑤带状疱疹后遗症；⑥鼻咽癌相关性 TN。

脉冲射频是一项非毁损的疼痛治疗技术。与传统的射频热凝毁损术原理不同，脉冲射频的参数为：脉冲频率 2Hz、输出电压 45V、输出频率 500kHz、电流持续作用 20ms、间歇期 480ms、治疗温度不超过 42℃，不引起局部组织的毁损变性，无神经损毁的相关副作用。脉冲射频的治疗原理尚不清楚，但一些学者认为其通过电场效应发挥神经调控的作用。虽然脉冲射频治疗后无麻木副作用，患者术后生活质量高，但其有效率可能不及射频热凝。脉冲射频对于病程较短的初发 TN 患者可能更有效。另外，提高脉冲射频治疗电压可能有助于提高疗效。

（三）伽玛刀治疗

伽玛刀主要是针对后颅窝三叉神经根的放射治疗法。采用立体定向原理，通过聚焦的方法，将许多束细小的伽玛射线全方位聚集于三叉神经根，形成照射焦点，一次性大剂量（70~90Gy）照射毁损神经根。治疗过程安全，不开刀，无感染，无须住院，患者易于接受，但可影响感觉功能。

（四）微血管减压手术

微血管减压手术（MVD）是目前治疗 TN 中疗效最好和缓解持续时间最长的治疗方法。对于能耐受开颅手术的患者，MVD 是首选外科治疗方法，优于伽玛刀或射频等其他手段。

1. 手术适应证　包括：①经典性 TN，排除继发病变；②症状严重，影响患者日常生活；③保守治疗效果差或有严重副作用；④患者有积极手术治疗的要求。

2. 手术禁忌证　①同其他全麻开颅手术禁忌证，如存在严重系统性疾病且控制不佳等；②患者对手术疗效及可能出现的并发症理解不够、准备不充分。

3. 体位　合适的体位是满意暴露的基础。患者取侧卧位，面部向前，患者后背尽量靠近手术床边缘，同侧肩部向下牵拉，以方便术者操作。亦可以无须头架固定，头部略转向切口侧，这样可以使小脑由于本身的重力而离开岩骨，无须使用脑压板。

4. 皮肤切口　平行并紧贴发际内缘的斜切口或者经乳突根部的横切口，长约 5~6cm。横切口平齐外耳孔上缘，斜切口 1/3 位于枕骨隆突 - 颧骨连线之上，2/3 位于其下方。为保留良好血供，应避免过度电凝，只需用乳突牵开器迅速撑开伤口，便能有效止血，无须使用头皮夹。

5. 骨窗　骨窗应尽可能向外贴近乙状窦。通常骨窗直径只需 2~3cm，但应充分暴露横窦和乙状窦夹角。为了防止损伤静脉窦，可在离静脉窦最远处钻孔，随后咬开颅骨，逐渐向横窦和乙状窦方向扩大骨窗。为使骨窗尽可能靠近乙状窦，必要时可以打开乳突气房，但必须及时用骨蜡封堵。

6. 硬脑膜剪开　切开硬脑膜充分暴露横窦乙状窦夹角与面听神经主干之间的区域。可"V"或"∪"形剪开硬脑膜，以乙状窦后缘为底边，上端起自横窦乙状窦夹角，充分暴露横窦乙状窦夹角与面听神经主干之间的区域。硬脑膜切开的中点以对应小脑裂外侧端为佳，切口过分靠近头端或者尾端都不利于三叉神经根的充分暴露，也不方便手术操作。

7. 入路　切开硬脑膜后，充分剪开蛛网膜，自外向内解剖，可直达三叉神经根进入区。通常不需要使用甘露醇或行腰穿释放脑脊液，以脑压板由内下斜向外上方向轻柔牵拉小脑、避免持续压迫对脑组织带来的损害。过度牵拉还可能将岩静脉从其进入岩上窦处撕裂，这会引起灾难性后果。

8. 责任血管识别　三叉神经根的任何部位都可能有责任血管。由于三叉神经颅内段的无髓鞘部分较长，其抵御周围血管压迫能力差，其神经根的任何部位都有可能发生神经血管压迫。因此，行三叉神经根减压术时要暴露该神经根的颅内段全长。任何与三叉神经根及其 REZ 区存在解剖接触的血管都可能是责任血管。需注意的是，超过 50% 的 TN 患者存在多根血管压迫或者多个部位压迫，术中强调全程探查避免责任血管遗漏。

9. 减压　原则是通过将责任血管从三叉神经根分离移位而实现减压的目的。可以采用 Teflon 棉团固定、悬吊、胶水黏附等方法移位责任血管，确保血管不再压迫和接触三叉神经根。Teflon 棉团的作用仅是为了防止血管弹回造成对神经再次压迫，因此，垫片的位置和数量应该适当，尽可能避开神经受压迫的部位。

10. 关颅　硬脑膜必须严密缝合，硬膜外无须放置引流。关颅前需用温生理盐水彻底冲洗硬脑膜下腔，一是再次检查术野是否有出血，二是防止低颅压和颅内积气。冲洗时应检查垫片有无脱落。硬脑膜无法严密缝合时可用肌肉片及人工硬脑膜修补。硬脑膜外可用骨屑伴胶水或钛板修补颅骨缺损。肌肉需逐层紧密缝合，伤口内不放置引流。

（五）术后管理

颅内出血是 MVD 术后 24 小时内出现的最严重的并发症，需密切观察患者的生命体征、神志、呼吸、瞳孔、肢体活动等，一旦有顽固性头痛、剧烈而频繁呕吐、意识障碍等，应立即复查 CT 并采取相应措施。发生术后低颅压时，应取平卧位或头低足高位，伴随恶心呕吐者，头偏向一侧，避免误吸并积极对症处理。术后出现脑神经受损表现（如周围性面瘫、麻木、口唇疱疹、感觉减退、听力下降等），应注意眼角膜及口腔的护理，做好心理护理，在患者健侧耳边交流，避免噪声刺激等。同时积极给予解痉、扩血管、营养神经药物等治疗。术后出现脑脊液漏时，应采取平卧位头高 30°，禁忌鼻腔、耳道的填塞、冲洗和滴药等，并积极查明原因妥善处理。

（六）并发症防治

MVD 治疗 TN 并发症包括脑神经损伤、脑脊液漏、小脑及脑干损伤、低颅压综合征、无菌性脑膜炎等。

1. 脑神经功能障碍　主要为复视、听力下降、面瘫和面部麻木，少数患者可出现声音嘶哑和饮水呛咳等。复视的发生主要是第 Ⅳ 对和第 Ⅵ 对脑神经损伤所造成，多为暂时性。单侧听力下降是较严重的并发症，是第Ⅷ对脑神经受损所致。三叉神经本身受损可以引起面部麻木。第Ⅶ对脑神经受损引起面瘫但较少发生。术中注意以下操作能有效降低脑神经功能障碍的发生：①尽量避免电凝灼烧脑神经表面及周围穿支血管，若有小血管出血，尽量采取压迫止血；②避免牵拉脑神经，减少对脑神经的直接刺激以避免其滋养血管发生痉挛；③充分解剖脑神经周围蛛网膜，实现术中对脑神经的无牵拉；④常规术中电生理监测；⑤手术当日即开始使用扩血管药物、激素和神经营养药物。

2. 小脑、脑干损伤　包括梗死或出血，是 MVD 的严重并发症。避免小脑损伤的关键在于减少牵拉时间、降低牵拉强度。术前半小时使用甘露醇降低颅压、术中适量过度通气、骨窗尽量靠近乙状窦、避免使用脑压板、逐渐打开小脑脑桥池缓慢充分放出脑脊液后再探查小脑脑桥角等措施可最大程度减少术中对小脑半球的牵拉，尽量避免电凝灼烧小脑、脑干表面血管。术后通过多参数心电监护仪对血压、脉搏、呼吸、血氧饱和度实行 24 小时连续监测，密切观察意识、瞳孔的变化。出现血压骤然升高、同时脉搏减慢，清醒后又出现意识障碍，一侧瞳孔散大、对光反射减弱或消失，均应考虑小脑梗死、肿胀、出血可能，应及时行头颅 CT 扫描，根据 CT 实施扩大骨窗枕下减压或脑室外引流。

3. 脑脊液漏　严密缝合硬膜是防治脑脊液漏的关键。对于硬膜无法严密缝合者，可取肌肉筋膜进行修补，同时应用生物胶将人工硬膜与硬膜贴敷完全。用骨蜡严密封闭开放的气房。严格按肌肉、筋膜、皮下组织、皮肤四层缝合切口，不留死腔。如发生脑脊液鼻漏，立即嘱咐患者去枕平卧，告知患者勿抠、挖及堵塞鼻孔和耳道，保持鼻孔和耳道清洁，观察体温变化，使用抗生素预防感染。保持大便通畅，防止咳嗽、大便用力而引起颅内压增高，必要时可使用脱水剂或腰大池引流降低颅压，若漏孔经久不愈或多次复发需行漏孔修补术。

4. 低颅压综合征　可能原因是术中长时间暴露手术部位，释放大量脑脊液，术后脑脊液分泌减少等所致。常表现为头痛、头晕、恶心及非喷射状呕吐，同时血压偏低、脉率加快，放低头位后症状可缓解。术中在缝合硬膜时应尽量硬膜下注满生理盐水，排出空气，术后平卧。

5. 无菌性脑膜炎　是较常见的并发症，手术结束时，要用生理盐水仔细冲洗术区，必要时可以加用激素治疗。

## 【预后】

### （一）药物治疗

基于 4 项随机对照试验表明，大约 70% 的患者应用卡马西平最初能获得完全的疼痛缓解。然而，大多数患者服药之后有副作用，表现为主要影响中枢神经系统，如疲劳、注意力不集中，且药物互相作用风险较高。

### （二）热凝术治疗

两项热凝术报道，90% 的患者接受手术治疗之后疼痛得到缓解：手术后 1 年疼痛缓解的比率是 68%~85%，术后 3 年疼痛缓解率下降至 54%~64%，热凝术后 5 年，约有 50% 的患者疼痛仍能得到缓解。但是约有一半患者治疗后出现感觉缺失，其中约 6% 的患者发展成感觉迟钝、4% 出现痛性麻木、12% 的患者主诉各种不适（烧灼感、沉重感、疼痛和麻木）、4% 患者术后出现角膜炎。另外高达 50% 的经皮球囊压迫手术的患者出现暂时性咀嚼困难，但多数可以逐渐恢复。

### （三）伽玛刀治疗

有独立疗效评估和长期随访的 3 项病例系列报道，平均起效时间在治疗后 1 个月开始，治疗 1 年后疼痛完全缓解率 69%（不需要药物辅助治疗），治疗 3 年后疼痛完全缓解率降为 52%；虽然伽玛刀治疗相对于其他外科治疗方法是微创的，但是治疗后面部麻木的发生率为 9%~37%，感觉缺失的发生率 6%~13%；尽管如此总体上 88% 的患者对治疗效果满意。

### （四）MVD 手术

1. TN 术后疗效评价时间　MVD 术后延迟治愈者偶可见到，一般不超过 3 个月。

2. TN 术后无效或复发的处理　无效或复发的患者根据首次手术具体情

况和当前患者身体状况可考虑二次 MVD、神经根选择性部分切断术（partial rhizotomy，PR）、射频毁损、球囊压迫或伽玛刀（立体定向放射外科治疗）。

3. 术后疼痛完全缓解率大于 90%，术后 1 年、3 年和 5 年的疼痛完全缓解率为 80%、75% 和 73%。但是，MVD 术也有较其他方法更多的风险，平均病死率为 0.2%，术后面部感觉减退 7%，听力下降 10%，无菌性脑膜炎 11%，还有 4% 的风险会出现脑脊液漏、小脑缺血或者小脑血肿。需要指出的是，MVD 术的手术疗效和并发症发生率与病情复杂程度及手术医生的操作水平密切相关。

（杨岸超　罗　芳）

## 推荐阅读 ●●●

［1］JANNETTA P J. Trigeminal Neuralgia ［M］.［S.l.］: Oxford，2010.

［2］RICHARD W H. Youmans and Winn Neurological Surgery ［M］. 7th ed. Philadelphia: Elsevier，2017.

［3］Headache Classification Committee of the International Headache Society（IHS）. The International Classification of Headache Disorders，3rd edition［J］. Cephalalgia，2018，38（1）: 1-211.

［4］BENDTSEN L，ZAKRZEWSKA J M，ABBOTT J，et al. European Academy of Neurology guideline on trigeminal neuralgia ［J］. Eur J Neurol，2019，26（6）: 831-849.

［5］中华医学会神经外科学分会功能神经外科学组，中国医师协会神经外科医师分会功能神经外科专家委员会，北京医学会神经外科学分会，等. 中国显微血管减压术治疗三叉神经痛和舌咽神经痛专家共识（2015）［J］. 中华神经外科杂志，2015，31（3）: 217-220.

［6］中华医学会神经外科学分会功能神经外科学组，中国医师协会神经外科医师分会功能神经外科专家委员会，等. 三叉神经痛诊疗中国专家共识［J］. 中华外科杂志，2015，53（9）: 657-664.

# 第二节 舌咽神经痛

## 【概述】

舌咽神经痛（glossopharyngeal neuralgia，GN），又称舌咽神经痛性抽搐，临床上较少见，系指局限于舌咽神经感觉支支配区内，有时伴有迷走神经耳支和咽支的分布区内反复发作性的一种炙痛或刺痛。其特征为扁桃体、咽后、舌后和外耳道区的阵发性剧痛。可分为原发性及继发性两种。

原发性 GN 病因多数不明，部分患者发病前有上呼吸道感染病史。Jennelta 认为，这类疼痛的发病机制与原发性三叉神经痛相似，是由于异常血管压迫，导致舌咽及迷走神经根丝之间形成"短路"而触发疼痛发作。

舌咽神经根在进出脑桥处，即中枢与周围神经的移行区，有一段神经缺乏施万细胞的包裹，平均长度 2mm，称为脱髓鞘区。该部位受到血管搏动性压迫、刺激即可出现舌咽神经分布区阵发性疼痛。

造成舌咽神经根部受压的原因可能有多种情况，除血管因素外，还与小脑脑桥角周围的慢性炎症刺激有关，慢性刺激致蛛网膜炎性改变逐渐增厚，使血管与神经根相互紧靠，促成神经受压的过程。因为神经根部受增厚蛛网膜的粘连，动脉血管也受其粘连发生异位而固定于神经根部敏感区，致使神经受压和冲击而缺乏缓冲余地。舌咽神经根部与附近血管紧贴现象是本病的解剖学基础，而颈内静脉孔区蛛网膜增厚粘连造成舌咽神经根部的无法缓冲，受其动脉搏动性的压迫是病理学基础。

继发性 GN 可继发于各种舌咽神经周围的肿瘤、椎动脉硬化、动脉瘤、残留舌下动脉、蛛网膜炎、局部感染、茎突过长、茎突舌骨韧带骨化、舌咽神经颅外段的损伤、颈内动脉颅外端闭塞和颈外动脉狭窄，进而致颈静脉孔附近的舌咽神经发生缺血性变化形成假性突触等。因为舌咽神经、迷走神经和副神经一起经颈静脉孔出颅，此部位的肿瘤导致多个脑神经麻痹（颈静脉孔综合征），所以通常伴有邻近神经受累的体征。

GN 发病率仅为三叉神经痛的 0.2%~1.3%，性别间无显著差异，其中 25% 的病例最终进展至需要手术干预，近 25% 的患者累及双侧。

【临床表现】

GN 为突然发生的一侧舌后 1/3 和扁桃体剧痛，并迅速放射到咽、喉、软腭、耳咽管、外耳道、中耳以及外耳的前后区域。

（一）原发性 GN

1. 诱发因素 疼痛常因吞咽、说话、打呵欠或掏耳甚至走路转动头部等动作而发生，严重者为了减免发作而拒食，甚至不敢吞咽唾液，而采取低头姿势让唾液自口中自行流出。在为患者进行检查时，如触及舌咽神经的分布区域也可诱发剧烈疼痛。

2. 疼痛部位 疼痛多局限于一侧咽后壁、舌根、扁桃体区和外耳道等部位，有时以耳根部疼痛为主要表现。各个患者虽各有不同，但均不超过上述范围。

3. 疼痛性质 类似三叉神经痛，呈发作性刺痛、刀割样剧痛或烧灼样疼痛，发作时间持续数秒到数分钟不等，程度剧烈，发作时可伴有流涎、出汗、面红、耳鸣、流泪、眩晕。发作间歇期疼痛可完全缓解。部分患者疼痛较轻。

4. "扳机点" 多在扁桃体、软腭、咽后壁或外耳道等处，一经触碰即可引起疼痛发作。"扳机点"经可卡因麻醉后可缓解发作。

5. 其他症状 个别患者疼痛发作时可伴有心动过缓、心脏停搏、血压下降、晕厥及抽搐等症状。心动过缓或心脏停搏系因支配颈动脉窦的窦神经（舌咽神经的一个分支）过度兴奋，促使迷走神经功能过分亢进所致，也有作者推测可能与迷走神经本身的高敏感状态及舌咽神经近心端假突触形成有关。晕厥和抽搐则为心动过缓、心脏停搏促使血压下降和脑严重缺血缺氧所致。

（二）继发性 GN

疼痛常为持续性，有阵发性加重，无"扳机点"。检查中可见患侧有舌咽神经功能障碍如舌咽部感觉和舌后部味觉减退、咽反射迟钝、软腭运动无力等或其他脑神经异常体征，以及有局部病变发现（如鼻咽部肿瘤），必要时可做特殊辅助检查，如 CT、MRI、DSA、颅底或颅骨摄片等寻找病因。

## 【辅助检查】

影像学检查请参见第十三章"面肌痉挛"中相应部分内容。

## 【诊断和鉴别诊断】

原发性 GN 可根据典型临床症状和体征予以诊断。咽部喷涂丁卡因后疼痛缓解是 GN 的最重要特点。服用卡马西平多有效。

舌咽神经痛临床上应与三叉神经痛、喉上神经痛、膝状神经痛、蝶腭神经痛、颈肌炎病和颅底、鼻咽部及小脑脑桥角肿瘤等病变引起疼痛者鉴别。

1. 三叉神经痛　两者的疼痛性质与发作情况完全相似，部位亦与其毗邻，第三支痛时易和 GN 相混淆。二者的鉴别点为：三叉神经痛位于三叉神经分布区、疼痛较浅表，"扳机点"在睑、唇或鼻翼，说话、洗脸、刮须可诱发疼痛发作；GN 位于舌咽神经分布区，疼痛较深在，"扳机点"多在咽后、扁桃体窝、舌根，咀嚼、吞咽常诱发疼痛发作。

2. 喉上神经痛　喉上神经乃迷走神经的分支。该神经疼痛可单独存在，也可与 GN 伴发。疼痛发作常起自一侧的喉部，该处常有显著压痛，可放射到耳区和牙龈，说话和吞咽可以诱发，在舌骨大角间有压痛点，用 1% 丁卡因卷棉片涂抹梨状窝区及舌骨大角处，或用 2% 普鲁卡因神经封闭，均能完全制止，可相鉴别。

3. 膝状神经节痛　耳和乳突区深部痛常伴有同侧面瘫、耳鸣、耳聋和眩晕。发作后耳屏前、乳突区及咽前柱等处可出现疱疹，疼痛呈持续性。膝状神经节痛者，在咀嚼、说话及吞咽时不诱发咽部疼痛，但在叩击面神经时可诱起疼痛发作，无"扳机点"。

4. 蝶腭神经节痛　此病的临床表现主要是在鼻根、眶周、牙齿、颜面下部及颞部阵发性剧烈疼痛，其性质似刀割、烧灼及针刺样，并向颌、枕及耳部等放射。每日发作数次至数十次，每次持续数分钟至数小时不等。疼痛发作时多伴有流泪，流涕、畏光、眩晕和鼻塞等，有时舌前 1/3 味觉减退，上肢运动无力。疼痛发作无明显诱因，也无"扳机点"。用 1% 丁卡因棉片麻醉中鼻甲后上蝶腭神经节处，5~10 分钟后疼痛即可消失。

5. 颈肌部炎性疼痛　发病前有感冒发热史，单块或多块颈肌发炎，引起颈部或咽部痛，运动受限，局部有压痛，有时可放射到外耳，用丁卡因喷雾咽部黏膜不能止痛。

6. 其他疾病　继发性 GN：颅底、鼻咽部及小脑脑桥角肿物或炎症等病变均可引起 GN，但多呈持续性痛伴有其他脑神经障碍或其他的神经系局限体征。X 线颅底片、头颅 CT 扫描及 MRI 等检查有助于病因诊断。

## 【治疗】

### （一）药物治疗

使用卡马西平、苯妥英（苯妥英钠）、司替巴脒通常可有效缓解疼痛。卡马西平与苯妥英（苯妥英钠）联合应用，效果较单药应用好。

1. 卡马西平　每次 0.1g，每日 2 次，无效时可增大剂量，每日增加 0.1g，最大量为每日 0.9g。无效时换用其他药物。其副作用为眩晕、嗜睡、恶心、行走不稳等，在服药数日后可消失。若有皮疹、白细胞减少则需停药。

2. 苯妥英钠　开始每次 0.1g，每日 3 次，无效时增加剂量，每日最大量不超过 0.6g，0.15~0.3g/d 作为维持剂量，不宜长期服用。

3. 司替巴脒　0.15g 溶于蒸馏水中，再加 5% 葡萄糖液至 100ml，静脉滴注，每日 1 次，连续 2 周，可使疼痛缓解。

### （二）封闭治疗

疼痛发作时，可以 4% 的可卡因或 1% 的丁卡因喷射到舌根部和扁桃体可立即缓解疼痛。

### （三）经皮穿刺舌咽神经射频热凝术

原理是应用定向穿刺和射频热凝技术破坏位于颈静脉孔处的舌咽神经和迷走神经。在患侧口角外 2.5cm 处进针，进针过程中用连续 X 线透视监测的方法，引导电极针进入颈静脉孔，继用 0.1~0.3V 的脉冲电流刺激以精确定位，待患者在刺激后出现咽痛、耳痛、咳嗽等，说明针尖裸区位于神经附近，接通射频电流，逐渐加温热凝，破坏神经。也有一些研究将脉冲射频技术应用于舌咽神经痛的治疗，初步显示出了一定的疗效，但目前仍缺乏高等级循证医学证据的支持。

**（四）微血管减压手术和舌咽神经根及迷走神经根选择性部分切断术**

日前认为，治疗 GN 的最有效方法应为微血管减压手术（MVD）、舌咽神经根及迷走神经根选择性部分切断术（partial rhizotomy，PR）以及二者合用。手术方式的选择应根据术中探查具体情况而定：①如有明确责任血管压迫 REZ 时应行 MVD；②如无责任血管压迫 REZ 时应行 PR；③如果责任血管压迫不明确或虽有明确血管压迫但由于各种原因无法做到满意充分减压时，则行 MVD+PR。

手术适应证和手术禁忌证同三叉神经痛。

1. MVD 术 术中 GN 主要责任血管依次为小脑后下动脉及其分支、小脑前下动脉及其分支、椎动脉、岩下静脉属支。以下诸多因素决定了在舌咽神经和迷走神经 REZ 减压过程中容易遇到责任动脉无法被满意推移的情况：①舌咽神经根和迷走神经根在解剖位置上邻近颅底，局部操作空间小，REZ 不易充分显露；在某些严重颅底凹陷、后颅窝容积狭小的病例中，甚至根本无法显露REZ；②责任血管多为迂曲硬化的小脑后下动脉主干和椎动脉，且穿动脉较多；③责任血管多隐藏于延髓后外侧沟内；④后组脑神经比较纤细，排列紧密，更易受到损伤。当咽部喷涂丁卡因也无法准确区分 GN 或三叉神经痛时，MVD 术中同时探查三叉神经根和舌咽、迷走神经根可能是唯一明智的选择。

2. 舌咽神经根 PR 术 有颅外和颅内手术两种入路。前者手术方法简单，但疗效不持久，后者可获得较持久的止痛效果，但需开颅，患者以坐位为例。①颅外手术入路：自乳突尖沿胸锁乳突肌前缘向下切开约 10cm，分离胸锁乳突肌乳突端附着处，将茎突舌骨肌、二腹肌后腹向前牵开，并将腮腺分离后向上牵开，在颅底颈静脉孔处显露第Ⅸ、Ⅹ、Ⅺ脑神经及迷走神经咽支、颈上交感神经节，确认位于迷走神经内侧、横跨颈内动脉、随茎突咽肌而行的舌咽神经，将颈内、颈外动脉之间及舌下神经前方走行的舌咽神经切断。②颅内手术入路：自颅后窝入路，在桥小脑角下方显露舌咽神经和迷走神经根丝，切断舌咽神经根丝的同时，进一步切断迷走神经上部的 1~2 根丝，这有助于提高手术效果。术后立即止痛者达 90%，术后复发率不高，极少数术后复发者可行第二次手术。

## 【预后】

本病疼痛可有长时间的缓解，在缓解期间，敏感区消失，但除非应用药物进行预防性治疗，或经手术切断神经，疼痛几乎总会复发。本病不会缩短寿命，但受累患者因担心进食诱发疼痛发作而变得消瘦。

经皮穿刺舌咽神经射频热凝术在热凝破坏神经中感觉纤维的同时，常会破坏运动纤维，术后会引起吞咽困难、饮水呛咳和声音嘶哑、声带麻痹等并发症，故不适合于原发性舌咽神经痛，仅适用于已造成声带麻痹的头颈部恶性肿瘤所引起的继发性 GN 患者。疼痛复发率为 23%~54%。

舌咽神经痛 MVD 术后疗效评价标准：①疗效佳：在不服药的情况下疼痛完全消失或缓解程度大于 95%；②疗效一般：在服药或不服药的情况下疼痛缓解程度大于 50%；③疗效差：疼痛无缓解。因舌咽神经痛 MVD 术后延迟治愈者罕见，故疗效评估可在术后立刻进行。无效或复发的患者可考虑二次 MVD，建议在松解粘连、血管减压的同时行舌咽神经根迷走神经根上部根丝部分切除术。

（杨岸超　罗　芳）

推荐阅读 ● ● ●

［1］中华医学会神经外科学分会功能神经外科学组，中国医师协会神经外科医师分会功能神经外科专家委员会，北京医学会神经外科学分会，等. 中国显微血管减压术治疗三叉神经痛和舌咽神经痛专家共识（2015）［J］. 中华神经外科杂志，2015，31（3）：217-220.

［2］RICHARD W H. Youmans and Winn Neurological Surgery［M］. 7th ed. Philadelphia：Elsevier，2017.

［3］Headache Classification Committee of the International Headache Society（IHS）. The International Classification of Headache Disorders，3rd edition［J］. Cephalalgia，2018，38（1）：1-211.

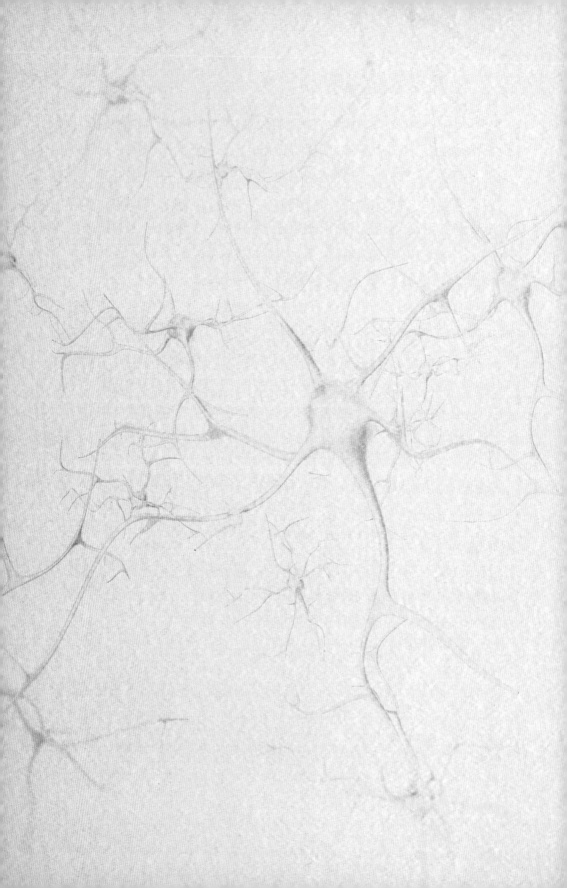

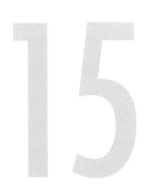

第十五章

卡压性周围神经病

15

　　卡压性周围神经病是由各种因素和原因导致局部神经受压迫。异常的纤维束带、增生的骨质、迷走的肌肉或局部新生物，以及局部的创伤或劳损引起的组织反应及继发的纤维化均是引起卡压的因素。神经卡压和牵拉对血供的影响和引起的神经传导变化目前相对明确，但对神经卡压引起具体的损伤机制目前尚不清楚，推测可能与外膜通透性变化，引起内膜水肿，引起微循环改变等有关。

　　神经卡压后可使神经传导功能发生障碍，严重者可变成永久性神经功能损伤。临床常见的上肢周围神经卡压综合征主要包括：腕管综合征、尺管（Cuyons管）综合征、旋前圆肌综合征、胸廓出口综合征、肘管综合征、桡管综合征、肩胛上神经卡压综合征以及其他一些少见神经卡压综合征，主要表现为颈肩部不适、手部麻木、上肢无力，以及逐渐出现手部及上肢的肌肉萎缩。常见的下肢周围神经卡压综合征主要包括：腓总神经压迫症、梨状肌综合征、股外侧皮神经卡压综合征、踝管综合征、趾底总神经卡压综合征及一些少见下肢神经卡压，主要表现为腰腿疼痛不适、无力、脚麻木等。

# 第一节　腕管综合征

## 【概述】

　　腕管综合征又称迟发性正中神经麻痹，由正中神经在腕管受压引起，一般人群发病率为 1%~10%，以中年人多发，占患者总数的 82%，其中女性占 65%~75%，女性多发与女性腕管较小而肌腱直径相对较大有关。腕管位于掌根部，底部和两侧由腕骨构成，腕横韧带横跨其上，形成骨纤维通道。手和腕长期过度使用（如敲键盘、弹钢琴等手腕与桌面接触、挤压前臂和腕管内神经和血管）可引起慢性损伤，腕横韧带及内容肌腱均可发生慢性损伤性炎症，这是腕管管腔狭窄的最常见原因；其次是腕部急性损伤、桡骨远端骨折、月骨脱位，引起的正中神经急性或继发性受压；某些全身性疾病（痛风、类风湿关节等炎症、引起全身及周围组织水肿等体液平衡改变的疾病）

可通过腕管内容物增大，引起自发性正中神经损伤。故腕管综合征病因可归为 3 点：外源性压迫、管腔本身变小、管腔内容物增多及体积增大。同时，腕管综合征有急性和慢性之分：急性腕管综合征是腕管内压迅速升高导致的，常见于腕部桡骨远端骨折，腕部极度屈曲固定时，也可见于创伤性腕管内急性出血、注射损伤、烧伤、化脓性感染等。慢性腕管综合征可分早期、中期或进展期，早期症状较轻，间歇性，持续时间短，常于夜间或活动时出现，无正中神经病理形态改变；中期麻木和感觉障碍持续存在，神经潜伏期延长，但并未有大鱼际肌萎缩或可见轻度萎缩，正中神经出现神经外膜和束膜水肿，此时进行正中神经减压，症状多可缓解恢复；进展期运动感觉减弱，肌电图出现纤颤电位，内膜水肿，神经内纤维化，部分脱髓鞘和轴突退行性病变，神经发生不可逆损害，肌肉萎缩明显。腕管内压力长期增高可影响神经内血液供应和轴浆运输，导致局部缺血和促成纤维细胞活化增生，最终导致神经内外膜瘢痕化。

【临床表现】

正中神经支配区——拇指、示指、中指和环指桡侧半的 3 个半指掌侧感觉异常和 / 或麻木；夜间手指麻木、反复屈伸腕关节后症状加重多为腕管综合征的首发症状；随着病情加重，患者可出现明确的手指感觉减退或丧失，拇短展肌和拇对掌肌萎缩或力弱。患者常以腕痛、指无力、捏握物品障碍等为主诉，查体可见大鱼际最桡侧肌肉萎缩，拇指不灵活，与其他手指对捏的力量下降甚至不能完成对捏动作。

【辅助检查】

（一）物理检查

临床症状和特征性物理检查是最有诊断价值的。物理检查包括感觉检查、大鱼际肌力检查和萎缩程度、抓握力检查、腕部触痛检查及激发试验等。

1. Tinel 征 又称正中神经叩击试验，沿正中神经走行，从前臂向远端叩击，如果在腕管区域叩击时出现正中神经支配区域的麻木不适感，为阳性。

2. 腕掌屈实验（Phalen test） 双手背紧贴，手指下垂前臂于胸前呈一直线，1 分钟内桡侧三个半手指麻木疼痛为强阳性，3 分钟内麻木疼痛为阳性。66%~88% 的腕管综合征患者可出现 Phalen 试验阳性，但 10%~20% 的正常人也会出现 Phalen 试验阳性。

（二）影像学检查

X 线和 CT 检查结果多为阴性，多用于与手腕部骨折、脱位、肿瘤及风湿性关节炎、腕管狭窄等疾病的鉴别诊断；磁共振成像（MRI）可以观察到正中神经形态及压迫情况，确定腕部关节周围组织结构是否正常，可作为病变部位和鉴别诊断的有效方法；B 超检查可以观察正中神经粗细、压迫情况，确定腕部关节周围组织结构是否正常。

（三）肌电图检查

腕管综合征的肌电图典型表现为腕部以下正中神经感觉和运动传导减慢甚至波形幅度变小。

【诊断和鉴别诊断】

依据典型临床表现：拇指、示指、中指和环指桡侧半的 3 个半指掌侧感觉异常和 / 或麻木，以及物理检查 Tinel 征阳性、Phalen 试验阳性；影像学检查：MRI 或 B 超检查示正中神经压迫结构相；肌电图检查：正中神经传导异常等综合判断即可诊断为腕管综合征。

腕管综合征主要与颈椎病、胸廓出口综合征、旋前圆肌综合征相鉴别。①颈椎病患者手臂及手掌部局部疼痛、感觉丧失或肌无力表现，辅助检查 X 线和 CT、MRI 可见椎间孔狭窄、神经根压迫，肌电图显示神经根损伤，屈腕及 Tinel 征阴性。②胸廓出口综合征是由于颈神经根受到肋骨、前斜角肌或锁骨下血管压迫所致。典型胸廓出口综合征较易鉴别，下颈椎处血管杂音和 X 线检查有助于诊断。③旋前圆肌综合征为前臂近端疼痛伴桡侧指麻木，通过激发试验有利于鉴别诊断。由屈肘位抗阻力伸直旋前诱发疼痛，桡侧手指麻木，可定位旋前圆肌二头间卡压；中指抗阻力屈曲诱发，可定位屈指浅肌腱弓卡压；抗阻力屈肘旋后诱发，可定位与肱二头肌肌腱膜卡压。

## 【治疗】

### （一）治疗前评估

通过临床症状和辅助检查综合评估和判断疾病发病程度、轻重缓急，需要保守治疗还是手术干预，同时判断是否需要治疗原发疾病。对于有基础疾病的患者首先要治疗原发疾病，如糖尿病、甲状腺功能减退、类风湿关节炎等。

### （二）治疗方式选择

治疗方式有保守治疗（支具固定、局部理疗、局部封闭治疗、药物治疗等）、急性期治疗、有手术指征可行手术治疗。

1. 保守治疗　对于症状较轻、病程较短常采用封闭治疗和夹板固定方法。药物治疗可以口服药物或局部封闭治疗。口服非甾体抗炎药、神经营养药物有助于减轻局部水肿，消炎止痛，供给神经营养。对因代谢因素引起的腕管综合征，可口服维生素 $B_1$、维生素 $B_6$ 等。中医治疗包括针灸、推拿、中药熏洗等方法，实现温通经络，活血化瘀祛风除湿效果等。

2. 急性期治疗　对于起病急，疼痛较重患者注意休息，减少腕部活动。可用前臂支托，将腕关节支具固定，进行局部理疗，缓解症状。腕管内可注射醋酸泼尼松龙进行局部封闭治疗。有腕管内囊肿、病程较长滑膜炎、良性肿瘤应手术切除。对于腕管壁增厚，腕管狭窄患者可进行腕横韧带切开减压术。

3. 手术治疗　主要手术指征为骨折、脱位或占位性病变导致正中神经卡压；大鱼际肌萎缩明显，正中神经分布区感觉明显异常，神经电生理检查阳性；保守治疗无效者。

常见手术包括开放性腕管神经减压术和内镜下腕管神经减压术。

开放性腕管神经减压术常选择臂丛神经阻滞局部麻醉，沿大鱼际纹或稍偏内侧至腕横纹，锐角越过腕横纹后向前臂尺侧延长切口，将部分腕横韧带切除或沿腕横韧带尺侧将其切断以达到增加腕管容积或减少腕管内容物目的，术后中立位石膏或夹板固定 7~14 日，抬高患肢，指导患者进行肩肘部康复训练。

内镜下腕管神经减压术相对于创伤性较大的开放性手术，术后恢复期短。常用双切口内镜腕管松解、近端单切口腕管松解、远端单切口腕管松解等。双切口内镜腕管松解，一个切口在前臂远端手腕处，另一切口在手掌部，腕部横切口约 1cm，切开筋膜显露屈腱肌。腕部背伸，套针插入腕管并向远端推进，在近钩骨钩部，近一半向远端推进至皮层，再切一口，套针穿出，内镜由近端通过套管插入，进行腕横韧带切断。单口近端内镜松解取腕部腕横纹横切口 2cm，位于桡、尺屈腕肌间，到达腱滑膜处插入探针，至前臂筋膜后，紧靠钩骨钩部，确认至腕部腕横韧带远端时进行切断。单切口远端内镜松解取掌部 1.5cm 切口，此处位于腕横韧带远端，将封闭套管装置插入腕横韧带下，向腕管推进，到腕横纹，留置套管，将内镜插入观察，套管槽内插入袖状刀，切除腕横韧带。

【预后】

通过规范化治疗，绝大部分患者治疗效果较好。对于轻度卡压性周围神经病患者经保守治疗，可以有明显的改善。对于手术治疗患者，术后要进行康复训练，神经变性不严重可通过肢体功能康复训练得到很好的改善。对于神经变性严重患者，术后可能只能恢复部分的神经功能。

建议保守治疗患者积极配合进行随访治疗至症状明显改善或治愈，手术治疗患者术后尽早进行抗阻力康复训练，每隔 3 个月进行复查。

# 第二节　肘管综合征

【概述】

肘管综合征由 Feindel 和 Stratford（1958）首次提出，主要指尺神经在肘管处因其他因素受到压迫而出现的尺神经感觉甚至运动功能障碍为主的临床症状和体征。

　　肘管位于肘关节的内后方，是一个椭圆形的骨性纤维管道，其延展性较差。尺侧返动脉、静脉，尺侧上、下副动脉、静脉和尺神经通过此管，管内有少量结缔组织填充。肘管的前壁由肘关节的尺侧副韧带、肱骨滑车、尺骨鹰嘴、肘关节囊及冠突内侧缘组成；后壁由横跨于尺侧腕屈肌尺骨头与肱骨头之间的腱膜组成，又称为 Osborne's 韧带或三角弓状韧带；外侧壁是尺侧腕屈肌的尺骨头；内侧壁是肱骨内上髁和尺侧腕屈肌的肱骨头。肘管的上口由尺侧副韧带的起点、肱骨内上髁的顶点、弓状韧带的近侧缘、尺骨鹰嘴顶点及冠突的内侧结节围成；下口由尺侧腕屈肌、指浅屈肌、尺侧副韧带的止点围成。其管中通过的尺神起自臂丛内侧束，含有 $C_8$、$T_1$ 神经根的神经纤维，在腋窝和上臂上段走行于肱动脉内侧、肱静脉下方，于上臂中段离开神经血管束，向后走行于内侧肌间隔浅面，在肘部经肘管下行到达前臂。肘管部尺神经的营养血管是伴行的尺侧上、下副动脉和尺侧返动脉，这些动脉互相吻合成网来保证尺神经的营养供应。

　　在各种病理因素与解剖因素的共同作用下，肘管内的尺神经可被机械性卡压和磨损出现慢性缺血缺氧，从而导致肘管综合征的发生。局部创伤和劳损是最常见的发病原因：肘后内侧各种急性、亚急性损伤和慢性劳损均可引起局部软组织充血水肿、血肿机化、神经粘连、骨痂和纤维瘢痕组织增生等病理变化，使肘管进一步狭窄而压迫磨损尺神经。其相关创伤和劳损包括：①有移位的肱骨髁上骨折、肱骨内上髁骨折、肘关节脱位、局部软组织挫裂伤；②肱骨髁上骨折、外髁骨折复位不良所引起的肘外翻畸形；③职业劳损，如运动员、司机、体力劳动者、长期伏案工作的办公人员等；④睡眠习惯不良，展肩、屈肘、手垫于枕下长期压迫肘部；⑤术中肘关节摆放位置不当所造成的医源性损伤等；⑥慢性骨、关节软组织炎症如继发于肘关节骨性关节炎；⑦局部占位病变包括骨、关节及软组织肿瘤和肿瘤样病变；⑧其他自身原因如肘管部位组织薄弱等。

## 【临床表现】

多见于成年人，患者可以出现尺侧一个半指感觉迟钝、刺痛，手尺侧缘麻木；小鱼际肌麻痹、萎缩无力、拇示指捏夹试验（Froment test）阳性，系扣困难、肘部 Tinel 征阳性；另外在展肩、屈肘、屈腕、前臂旋前时以上症状加重。除尺神经一般损伤的表现外，还可见肘后内侧局部饱满、肿胀、疼痛、压痛或有硬结、肿物，该部尺神经呈条索状变硬或有（半）脱位；少数患者伴有肘外翻畸形。

## 【辅助检查】

### （一）物理检查

感觉功能检查具有重要意义，手部尺侧 1 个半手指、小鱼际以及尺侧手背部感觉障碍；屈肘试验：上肢自然下垂，前臂屈肘 120°，持续 3 分钟，出现手部尺侧感觉异常为阳性。

### （二）影像学检查

B 超较其他影像检查更为便捷，可初步判断肘管内是否积液、管腔狭窄或实性病变。而 MRI 成像清晰，更容易辨识尺神经和肘管内组织及周围情况，以及判断卡压部位以及卡压程度，便于后期针对性治疗。

### （三）肌电图检查

对肘管综合征诊断与鉴别诊断，有一定参考价值，大部分存在神经传导异常，尤其经肘部的尺神经传导减慢具有重要意义，但对卡压精确定位比较困难。

## 【诊断和鉴别诊断】

根据典型临床表现，并结合影像学和神经传导检查诊断肘管综合征并不难。不典型者需要与下列疾病鉴别。

1. 肘部其他部位的迟发性尺神经炎 / 麻痹（tardy ulnar nerve neuritis/palsy） 肘部其他部位包括髁上横韧带、肱骨内上髁、Struthers 韧带及弓形组织、内侧肌间隔（medial intermuscular septum）等。各种原因导致这些部位的肥厚增生引起的迟发性尺神经炎，与肘管综合征不易区别，多数需要通过肌电图检查和术中探查明确诊断；但很多文献报道和学者笼统地将它们都称为肘管综合征，混淆了肘管综合征的概念；因此，有些学者主张将发生在肘部其他部位的迟发性尺神经炎统一命名为肱骨内上髁综合征（medial epicondylus syndrome），以便与肘管综合征相鉴别。

2. 腕尺管综合征（Guyon's canal syndrome）　仅有尺侧1个半指掌侧、手尺侧缘掌侧麻木，而背侧感觉和尺侧腕屈肌、环小指的指深屈肌功能正常。

3. 颈椎病（cervical spondylopathy）和颈神经根病变　通过影像学检查不难与肘管综合征鉴别。

4. 其他　如脊髓空洞症、肌萎缩侧索硬化、多发性硬化和各种肿瘤等。①脊髓空洞症（syringomyelia）：病变的范围超过单一神经支配区，有感觉分离的现象，轻触觉存在，痛温觉消失，上臂的深反射消失，可合并神经性关节炎（charcot's arthritis），MRI可发现病灶；②肌萎缩侧索硬化（amyotrophic lateral sclerosis）：仅有运动功能障碍，无感觉异常，属于运动神经元病；③多发性硬化（multiple sclerosis）：感觉异常超越单一神经支配区，有严重的感觉性运动失调和深感觉障碍；④肿瘤，包括神经纤维瘤（neurofibroma）、脑/脊髓膜瘤（meningioma）。

## 【治疗】

### （一）非手术治疗

适用于轻中度患者，一般采取局部减少活动，多使手臂处于伸肘位，减少屈肘甚至旋肘以避免尺神经过度牵拉或肘管内空间狭窄及管内压力升高。另外局部应用激素，控制神经炎症，服用神经营养药物如甲钴胺，维生素$B_1$等。

### （二）手术治疗

1. 手术指征　适用于重度患者，非手术治疗效果不佳，手部肌肉萎缩，出现爪形手等严重症状。手术的主要目的是解除尺神经的受压情况，达到神经松解的目的。

2. 手术方式

（1）尺神经松解术及神经探查术：针对神经周围瘢痕及占位性病变进行局部梳理切除，必要时可切开局部神经外膜，充分松解神经。

（2）肘管切开减压术：该术式将尺侧腕屈肌肱骨头和尺侧鹰嘴头间的纤维筋膜组织切开，并松解尺神经外膜，此类术式较为简单，可以缓解患者的症状，一般针对症状较轻的患者，且局部肘管解剖清晰，有些存在局部占位性病变患者也会采取此术式，但不能解决屈肘时肘管内压力过高导致内容物再次压迫尺神经，现已少用该术式。

（3）尺神经前置术：此类术式一般不做外膜及束膜松解，可减少尺神经外膜血管损伤，充分的血供有助于神经后期的功能恢复。该术式有 3 种：即皮下、肌下、肌内前置术。

1）尺神经皮下前置术：将尺神经游离移至肘前区皮下，放在尺侧屈肌肌群和旋前圆肌上方，用筋膜将其悬吊，防止神经滑脱。但由于前置后，尺神经位置过于表浅，存在再度损伤的可能。

2）尺神经肌下前置术：此术式需要将屈肌以及旋前圆肌起点切断，神经移至尺侧屈肌和旋前圆肌之下，部分学者认为该术式减压最为彻底。

3）尺神经肌内前置术：此术式须切开部分尺侧屈肌以及旋前圆肌，游离尺神经后将其移至尺侧屈肌群和旋前圆肌内，但术后瘢痕产生较多，疗效相较皮下和肌下稍差。

【预后】

大多数患者的麻木以及感觉障碍会得到缓解，运动功能须待患者进行自主康复。另外，因患者个体身体差异等因素，其恢复及预后存在差异。尤其术后可能发生瘢痕、组织粘连的情况，会二次导致肘管狭窄或尺神经周围组织粘连，从而再次出现肘管综合征表现，不排除个别患者存在二次手术的可能。

# 第三节　胸廓出口综合征

## 【概述】

胸廓出口综合征（thoracic outlet syndrome，TOS）是锁骨下动、静脉和臂丛神经在胸廓上口受压迫而产生的一系列症状。其病因包括：①骨性异常和软组织异常，骨性异常如颈肋、第7颈椎横突过长，第1肋骨或锁骨两叉畸形，外生骨疣，锁骨或第1肋骨骨折；软组织异常主要包括先天性束带或韧带形成、先天及后天性斜角肌变化，肌肉组织增生及萎缩导致肌肉力量失衡解剖位置改变牵拉及压迫血管神经束。②颈肩部创伤，引起的胸廓出口综合征最为常见。③炎症和肿瘤，较少见。胸廓出口综合征一般发病率为0.3%~0.7%，多数患者在20~40岁，女性多发，肥胖者居多。

## 【临床表现】

大多数患者有颈肩痛病史，主要表现为颈肩部酸痛和不适可向肩肘部放射，患侧无力，患者睡觉时患肢无法摆放，伴有头晕耳鸣等神经受压症状，手指和手部尺神经分布区疼痛、感觉异常和麻木，也可有上肢、肩胛带和同侧肩背部疼痛并向上肢放射，晚期有感觉丧失、运动无力、鱼际肌和骨间肌萎缩、4~5指伸肌麻痹，形成爪形手。血管受压症状：当病变刺激血管时，可出现上肢套状感觉异常，患肢上举时发冷，颜色苍白，桡动脉搏动减弱，当锁骨下静脉严重受压时，则出现患肢远端浮肿、发绀，血管严重受压时，可出现锁骨下血管血栓形成，肢体远端血运障碍。

## 【辅助检查】

### （一）物理检查

1. 上肢外展试验　上肢外展90°、135°、180°，手外旋，颈取伸展位，感到颈肩部和上肢疼痛或疼痛加剧，桡动脉搏动减弱或消失，血压下降到15mmHg，锁骨下动脉区听到收缩区杂音。

2. 斜角肌试验（Adson征）　在扪及桡动脉搏动下进行监测。患者深吸气、伸颈，并将下颌转向受检测，如桡动脉搏动减弱或消失则为阳性。

3. 过度外展试验（Wright test） 患者取坐位，检查者一手触摸患者桡动脉，同时将患者上臂过度外展，如桡动脉搏动减弱或消失、腋下出现杂音为阳性。

4. 上臂缺血试验（Roos test） 双上臂抬起，前臂屈曲 90°、肩外展外旋，交替握拳与松开，3 分钟内若一侧产生疼痛或者不适而被迫下垂则为阳性。

（二）影像学检查

X 线颈椎片和胸椎片可以排除颈肋，第 7 颈椎横突过长，锁骨、第 1 肋骨畸形或其他骨性病；CT 和 MRI 检查对 TOS 诊断敏感且无伤害性，有助于明确诊断；多普勒超声检查可以发现血管受压狭窄，血管造影可以确定狭窄和受压部位。

（三）肌电图检查

在胸廓出口综合征早期无特殊价值，可能会有 F 波延长。晚期分别测定尺神经在胸廓出口、肘部、前臂处的运动传导速度，在锁骨处减慢具有较大诊断价值。

【诊断和鉴别诊断】

根据临床表现，特殊物理试验阳性，肌电图检查尺神经锁骨段神经传导减慢，X 线、多普勒检查及血管造影均可明确诊断。

胸廓出口综合征鉴别诊断主要与颈椎病、肘管综合征、腕尺管综合征进行鉴别。颈椎病亦可出现上肢疼痛、无力，感觉异常，但颈椎病患者常伴有颈部压痛压头试验及臂丛神经牵拉试验阳性，X 线有颈椎骨刺增生、椎间隙狭窄、钩椎关节改变等退行性病变，CT、MRI 可见椎间盘变性，神经根、脊髓压迫。肘管综合征、腕尺管综合征鉴别点在于病变体征局限于肘部以下，Adson 征、Wright 试验、Roos 试验等特殊试验阴性。

【治疗】

（一）非手术治疗

首先要纠正患者不良姿势，避免做加重症状动作如持重或上肢上举等。

对症状轻微，无神经损害的表现可采用非手术治疗方法，包括悬吊上肢，适当休息，局部理疗，前斜角肌局部封闭，药物治疗，口服止痛药及非甾体抗炎药，加强肩胛带周围肌肉康复训练，提高肌肉持久力。

（二）手术治疗

TOS 症状严重无法忍受，保守治疗无效，有手术指征可行手术松解，解除对血管神经束的骨性剪刀样压迫。手术方式包括前中斜角肌切断术，经腋入路第 1 肋切除术，有颈肋者行颈肋切除术。

【预后】

通过规范化治疗，绝大部分患者治疗效果较好。

# 第四节 腓总神经卡压综合征

【概述】

腓总神经卡压综合征系腓总神经在行经腘窝、绕过腓骨颈进入腓骨长肌后受到各种因素的卡压而出现一系列腓总神经损伤的症状。由于此段腓总神经位置表浅，而且其四周的解剖关系是以肌腱、韧带、骨骼等坚硬组织为邻，临床上发生卡压的病例也较多。

造成腓总神经压迫的病因主要有：

1. 解剖因素　腓总神经进入腘窝后，容易发生神经卡压的解剖结构，即腘窝外侧沟、腓管、股二头肌下方滑囊。

2. 牵引不当　股骨下段、股骨髁骨折时常采用胫骨结节牵引；胫腓骨骨折时行跟骨牵引；小腿肢体延长时采用胫骨截骨牵引。由于医务人员对患者的伤情与体质了解不够对牵引的重量与牵引时间掌握不准确，致使腓总神经本身的牵拉张力增加；同时将腓骨长肌纤维拉长，腓管压力上升，因而出现卡压症状。

3. 局部压迫　有下列几种因素：①骨折，如外伤性胫骨平台腓骨头颈骨折时，骨折片对神经的直接压迫；②石膏固定，胫骨下段及足踝部骨折采用小腿石膏固定时，石膏上缘过紧，压迫腓管上或腓管内的腓总神经；③肿块，如腓骨小头骨巨细胞瘤、腓骨颈外生骨疣等疾患，均可增加腓管内压力，使腓总神经血供障碍，引起充血水肿，神经脱髓鞘等系列变化。

【临床表现】

腓总神经压迫出现小腿及足背麻木、知觉减退，少汗或无汗，足下垂，足趾背伸无力。腓浅神经的感觉支配范围是足背及第 2 至第 5 趾背侧皮肤；腓深神经的感觉支配范围是第 1 趾背侧及第 1 趾蹼皮肤。第 5 趾外侧皮肤感觉由腓长神经支配。检查时应注意痛觉、触觉及两点辨别觉；运动功能：腓浅神经支配腓骨长、短肌，腓深神经支配胫前肌、趾长伸肌。所以腓浅神经的运动功能主要是使踝关节外翻，腓深神经的运动功能主要是背伸踝关节。

【辅助检查】

物理检查：检查腓总神经支配区痛觉、触觉及两点辨别觉。

影像学检查：膝关节 X 线片可发现或排除骨骼的病变。CT 或磁共振可以发现肿瘤或腱鞘囊肿，对鉴别诊断有重要意义。

肌电图检查：腓总神经传导速度减慢，潜伏期延长，可了解损伤的部位及程度同时可排除其他疾病。

【诊断和鉴别诊断】

根据典型临床表现，结合影像学检查和肌电图检查诊断腓总神经卡压综合征并不难。

主要应与脊髓灰质炎后遗症足下垂和腰椎间盘突出症进行鉴别诊断：

1. 脊髓灰质炎后遗症足下垂　此病为脊髓灰质炎病毒侵犯脊髓前角细胞引起支配的肌肉不同程度地瘫痪。胫骨前肌瘫痪在临床上最为常见，因而亦可引起足下垂跨越步态。但此病患者很小就发病，病史长，感觉功能正常。

2. 腰椎间盘突出症　中年人好发，主要表现为腰痛伴下肢放射性痛。此病亦可表现为小腿外侧及足背感觉障碍，但足下垂少见，腰椎 CT 或椎管造影检查可鉴别。

【治疗】

（一）非手术治疗

因骨折、肿瘤、腱鞘囊肿所致者应首先去除原发原因；适当予消炎镇痛药物、局部封闭等对症治疗，矫正支具固定踝关节于外翻位可防止踝关节扭伤，同时辅以电刺激及神经营养药物治疗以利神经功能恢复。

（二）手术治疗

神经卡压系因小腿骨筋膜室综合征所致，则应行紧急切开减压，并作神经探查减压手术。如无紧急情况，经保守治疗4周左右皮肤感觉障碍有一定恢复，运动功能有恢复迹象者，可继续行保守治疗。否则，应行神经探查术。

体位：侧俯卧位。

切口：从腘窝上端起沿股二头肌腱内侧缘斜向腓骨颈下方。

探查：重点探查腓总神经在腘窝处是否受筋膜压迫，在腘窝外侧沟内行走是否受股二头肌腱的压迫，在腓管内是否受腓骨长肌拱骨片囊肿、赘生物的挤压。

【预后】

经过规范化治疗，预后相对较好。

# 第五节　梨状肌综合征

【概述】

梨状肌起于第2~4骶骨的骨盆面，出坐骨-大孔后肌纤维变为肌腱，止于股骨大粗隆上方。其上缘有臀上动脉及臀上神经穿出，下缘有臀下动脉、臀下神经、坐骨神经、股后皮神经等血管神经下行。常因梨状肌及其周围软组织的急、慢性损伤、无菌性炎症等因素，使坐骨神经、股后皮神经受卡压而引起臀部及大腿后侧疼痛，称为梨状肌综合征。

引起此综合征主要原因：

1. **外伤与劳损**　臀部、骨盆及髋关节等部位的直接外伤，或体力劳动者经常肩扛重物、负重行走致腰部扭伤、闪伤，或下蹲起立频繁，髋关节外旋外展过度等因素使梨状肌猛烈收缩或过度牵拉而造成急性损伤；更常见的是经常性、重复式的劳动，使梨状肌慢性劳损。以上种种情况都会引起梨状肌、孖肌及其筋膜水肿、肥厚或肌肉内血肿、纤维化而压迫坐骨神经。

2. **寒冷、潮湿**　长期在寒冷、潮湿环境生活、工作，或已患肌肉风湿者，梨状肌常受累发生痉挛、肿胀充血、增厚，与周围组织发生粘连，引起坐骨神经的牵拉与压迫。

3. **解剖变异**　坐骨神经与梨状肌的变异，易使坐骨神经总干或其分支受卡压，尤其是坐骨神经穿过梨状肌腹或肌腱者更易受压。

4. **滑囊炎**　梨状肌腱止点与髋关节的关节囊之间有大小不等的滑膜囊。滑膜囊发炎时，炎性渗出物质可直接波及神经或刺激梨状肌痉挛，引起坐骨神经痛。

5. **盆腔疾患**　骶髂关节炎以及女性卵巢炎输卵管炎等疾患均可累及梨状肌引起梨状肌充血、水肿、增厚，致梨状肌下孔狭窄。

### 【临床表现】

主要是臀部、大腿后侧、外侧以及小腿内侧的疼痛，亦可放射至足底，伴有麻木、触觉减退。疼痛程度与病变轻重、患者耐痛阈有关。重者疼痛难忍，一般止痛药难以奏效。臀部压痛以股骨大转子顶端至骶骨缘的中 1/3 较为明显。有时可触及梨状肌轮廓，或触及痛性、条索状梨状肌束。

### 【辅助检查】

#### （一）物理检查

1. **梨状肌紧张试验**　患者仰卧位，将患肢伸直作髋关节内收、内旋动作，使梨状肌处于紧张状态，如患者出现坐骨神经痛，再迅速将患肢外展、外旋，疼痛旋即缓解，即为阳性。

2. **直腿抬高试验**　患者仰卧伸髋伸膝位，检查者将患肢足跟部托起，逐渐上抬，患者即感到臀部酸痛放射至小腿后侧，抬高至 60° 时疼痛最明显，超过 60° 后疼痛减轻。

3. Thiele 试验　患者仰卧位，将患肢伸直做内收、内旋动作，并交叉于对侧肢体上，如引发患肢疼痛或加重疼痛者，即为阳性。

4. 髋外展、外旋对抗试验　患者仰卧位，屈髋屈膝 90°，嘱患者用力做髋外展、外旋动作，检查者双手置于患者双膝外侧并施以对抗力量，如患者髋外展外旋的力量减弱，并出现疼痛，即为阳性。

（二）影像学检查

超声波检查，可显示梨状肌增厚、增宽，表面不平，表明梨状肌有炎性水肿。X 线有助于诊断。

（三）肌电图检查

坐骨神经传递速度减慢，潜伏期延长，重者可有神经损伤电位。

【诊断和鉴别诊断】

根据患者临床表现，结合物理检查，并借助影像和电生理检查可确诊。

梨状肌综合征主要与腰椎间盘突出症、腰椎椎管狭窄症、腰椎管内神经鞘膜瘤进行鉴别诊断。①腰椎间盘突出症：有明显的患病诱因，典型的坐骨神经放射痛及神经根压迫的定位体征。②腰椎椎管狭窄症：常伴椎间盘突出症，典型的间歇性跛行。X 线片及 CT 均可明确诊断。③腰椎管内神经鞘膜瘤：尤其是侵犯腰 $L_4$~$L_5$、$L_5$~$S_1$ 神经根的鞘膜瘤，疼痛较剧烈，通常为持续性，与腰椎间盘脱出症颇为相似。CT 及 MRI 检查可资鉴别。

【治疗】

（一）非手术治疗

其目的在缓解梨状肌痉挛，促进炎症吸收，解除神经压迫，改善血液循环。

1. 物理治疗　急性期可行紫外线或超短波直流电等治疗。

2. 超声治疗　亦有较好效果。据介绍，由外伤引起疼痛者采用脉冲式超声治疗为好。

3. 局部封闭　可采用曲安奈德 40mg 局部封闭，每周 1 次，连续封闭

3~4 次。注射部位：髂后上棘至尾骨尖中点与股骨大转子顶端连线的中内 1/3、压痛最明显处。

### （二）手术治疗

非手术治疗 4 周以上效果不佳者应考虑手术治疗。手术采取侧俯卧位或俯卧位，连续硬膜外麻醉下进行。

1. 切口　由髂后上棘下方 3~5cm 起至股骨大转子上方，然后弯向臀下皱襞中点。

2. 显露梨状肌及坐骨神经　沿切口切开臀筋膜，从臀大肌边缘分离，至大转子处将臀大肌止点切断，将该肌向上方翻开，便可充分显露坐骨神经及梨状肌。

3. 探查梨状肌、松解坐骨神经　首先探查梨状肌是否肿胀、变异，与坐骨神经关系是属何种类型；其次探查坐骨神经受卡压的关键部位，卡压的主要因素（瘢痕粘连、腱性卡压或滑囊压迫）。针对不同的卡压因素，采取相应的措施，如梨状肌肥厚变异或腱性卡压时，即切该肌腱；如系瘢痕粘连则松解除瘢痕；如发现坐骨神经鞘膜肥厚、质地较硬时，应按显微外科原则进行神经松解，松解后在周围注射曲安奈德 40mg。

### 【预后】

通过规范化治疗，绝大部分患者治疗效果较好。

# 第六节　踝管综合征

### 【概述】

踝管综合征（tarsal tunnel syndrome）是指胫后神经或其分支、终末支在内踝后下方的踝管内受到挤压而产生的局部或足底放射性疼痛、麻木的神经症候群。踝管容量相对固定，在正常情况下被肌腱、神经和血管填满。

可造成踝管综合征的具体原因：①任何造成踝管容量减少和内容物体积增大的原因，均可造成胫后神经受压。胫后神经受压后可生脱髓鞘与沃勒变性。②神经长期受压与周围组织的粘连，使神经干随关节活动的滑动度减少或消失，从而导致神经的牵拉伤及局部血液供应障碍。神经卡压通常发生在神经通过坚韧组织所形成的管道内，因此对骨性纤维管的任何压迫均可挤压胫后神经，引起症状。③管道内有限的空间限制了管内组织的活动，异常的纤维束带、肌肉可压迫经过其下的神经，如占位性结构或病变［如肿瘤、囊肿、骨折（解剖复位欠佳）、副舟骨、外生骨疣］。④瘢痕、炎症等更易引起神经卡压。⑤类风湿关节炎、骨性骨关节炎。⑥先天足部畸形。

【临床表现】

主要症状：小腿及足背部麻木，少汗或者无汗，踇趾及其他足趾背伸无力。

主要体征：足底感觉障碍（如内踝足底麻木疼痛，疼痛为阵发针刺样疼痛，部分患者以足底内侧脚趾麻木和直觉减退为著亦伴有足跟的麻木以及疼痛），可根据感觉异常部位判断神经损伤或者病变区域；Tinel 征（＋），局部出现肿块，触之不消失。

【辅助检查】

（一）物理检查

叩诊胫神经或其踝管内的分支可诱发感觉异常。直接压迫胫神经在踝管内的节段可诱发足底症状。通常应持续加压 30 秒或更久才能诱发患者症状。站立和行走姿势可能会发现扁平外翻足或前足外展，两者都可增加踝管内胫神经压力。沿着整个踝管触诊有无占位性病变，如腱鞘囊肿。

（二）影像学检查

踝足部 X 线片可发现主要的骨骼病变，如骨赘或跗骨联合；CT 检查有助于进一步评估可疑的骨骼病变；MRI 可以发现踝管内占位性病变。

（三）肌电图检查

感觉诱发电位潜伏期延长或消失，踝管传导时间延长 >0.7 秒。

【诊断和鉴别诊断】

根据病史、物理检查、影像学检查、肌电图检查可以明确诊断和病因。

因症状表现相似，常需要与跖痛、糖尿病足周围神经病变、足部痛风性关节炎进行鉴别诊断。

1. 跖痛  常见于 30 岁左右女性，以穿尖头高跟鞋者好发，最早症状是前足掌部疼痛，灼痛或束紧感，严重者可累及足趾或小腿，检查时跖骨外侧有压痛，可伴胼胝，足趾可呈屈曲畸形。

2. 糖尿病足  表现为足趾缺血性疼痛，以小趾为多见，足部振动觉、痛温觉消失，足内在肌萎缩，近跖间关节背侧（蚓蚓肌）中跖趾关节骨间肌障碍，可形成爪状畸形，严重出现小跖骨坏死感染。

3. 足部痛风性关节炎  发病急，疼痛剧烈，压痛明显，局部皮肤红肿，发作时疼痛可持续几日到几周，常反复发作，间歇期无任何症状，发作期血尿酸可增高。

【治疗】

1. 非手术治疗  解除局部外力导致的卡压，如牵拉、制动器具、身体姿势等；局部激素治疗，缓解局部炎症，减少渗出，减少神经压迫症状；减少足部负重；采取中医或者电疗等物理手段控制症状；服用神经营养药物如甲钴胺、维生素 $B_1$ 等。

2. 手术治疗  踝管附近存在占位性病变、骨痂骨赘形成以及踝部畸形等为主要的卡压因素，适合采用手术治疗。一般采用神经松解术或探查术，对踝管内胫神经以及其分支进行梳理，对周围组织及瘢痕进行清理，对占位性病变进行切除，消除病灶，手术后局部应用激素以保护神经，促进生长，减少炎症反应避免组织粘连等。

【预后】

根据患者情况选择合适的治疗方法，改善患者局部卡压症状为首要，重点提醒患者治疗后的保护以及预防再次发生的必要措施如减少踝部旋扭等。

（孙圣乔  刘松）

**推荐阅读** ● ● ●

［1］朱家恺，罗永湘，陈统一.现代周围神经外科学［M］.上海：上海科学技术出版社，2007：102-167.

［2］艾兴龙，沈福成.腓总神经卡压综合征的显微外科治疗［J］.中华显微外科杂志，2002，25（2）：155-156.

［3］汪洋，仲津漫，任芳，等.MR成像在梨状肌综合征诊治中的价值［J］.中华放射学杂志，2019，53（8）：717-720.

［4］侯巍，冯世庆，郑永发，等.肘管综合征的解剖和病因学探讨［J］.中国矫形外科志，2007，15（7）：534-537.

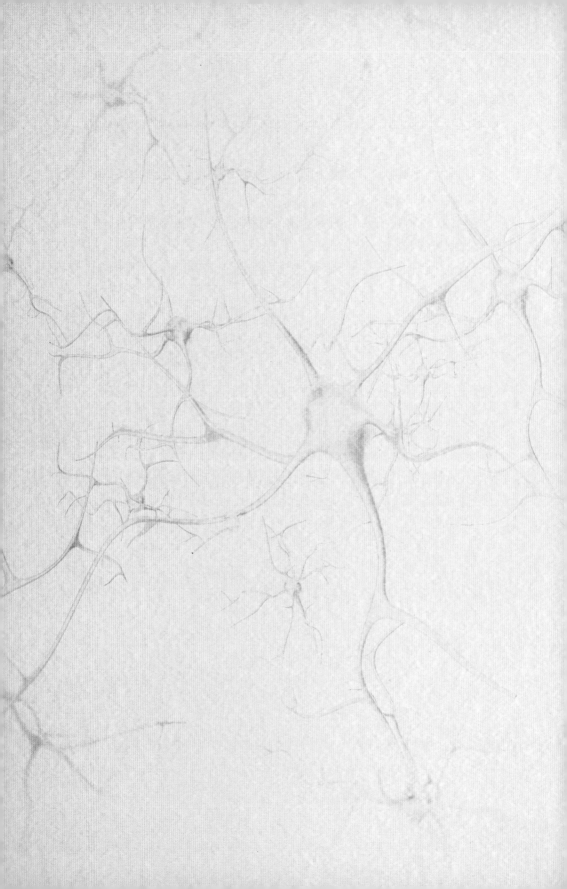

第十六章

神经病理性疼痛

16

## 【概述】

1988 年国际疼痛研究协会（the International Association for the Study of Pain，IASP）提出：持续性或间歇性疼痛超过正常的组织愈合时间（一般为3 个月），即定为慢性疼痛。1990 年慢性疼痛定义为："疼痛持续 1 个月超过急性疾病的一般进程；或者超过损伤愈合所需的正常时间；或与引起持续疼痛的慢性病理过程有关；或者经数月或数年的间隔时间又疼痛复发"。成人的慢性疼痛发生率从 3%~17% 不等。慢性疼痛是一种疾病状态，不仅造成躯体本身的疼痛不适和功能障碍，还会同时伴发抑郁症、焦虑症等心理精神障碍。研究显示在慢性疼痛患者中的抑郁症发生率为 19.8%，且随着疼痛程度的加重而呈线性上升，加重患者的功能障碍。疼痛可分为两大类，即生理性疼痛（physiological pain）和病理性疼痛（pathological pain）。生理性疼痛是由于实际或潜在的组织损伤刺激激活初级伤害性神经传入所致，属于身体的报警系统，其功能是使人或动物反射性地或主动地脱离危险环境，免受进一步伤害。病理性疼痛包括炎症性疼痛（inflammatory pain）和神经病理性疼痛（neuropathic pain）。

1994 年国际疼痛研究协会将神经病理性疼痛定义为"由于神经系统原发性病变或功能障碍启动或引起的疼痛"，这一定义有助于区别神经病理性疼痛和其他类型的疼痛，但是缺乏诊断的特异性和解剖部位的精确性。2008 年 Treede 小组对神经病理性疼痛进行了再定义——"疼痛是累及体感系统的病变或疾病所产生的直接后果"，该定义有两个显著的改变：①用"疾病"替代"功能障碍"，"功能障碍"具有误导性，可能将伤害性感觉系统的正常性神经重塑（如炎症性疼痛，局部炎症导致伤害性感觉系统的神经重塑）纳入神经病理性疼痛。"疾病"特指可明确病因的疾病过程，如炎症性、自身免疫性，肿瘤，或离子通道病等；"病变"特指可以肉眼或显微镜下确定的神经损害。②用"体感系统"替代"神经系统"，因为神经系统的其他部分疾病和病变可引起其他类型的疼痛，其不同于神经病理性疼痛，如肌痉挛和肌强直相关的疼痛。为临床和研究需要，Treede 小组提出了神经病理性疼痛的分级系统，分为明确、疑诊和可能诊断的神经痛。

从世界范围估算神经病理性疼痛见于 1.5%~3% 的人群，其发生率依病因不同存在较大的差异。不同病因神经痛的年患病率分别为：糖尿病神经病（15.3~72.3）/100 万、疱疹后神经痛（3.9~42.0）/100 万、三叉神经痛（12.6~28.9）/100 万、舌下神经痛（0.2~0.4）/10 万，幻肢痛 1.5/100 万。对于糖尿病病程长、年龄大的患者容易发生痛性周围神经病。

神经病理性疼痛的机制主要包括：异位神经冲动的形成，异位神经传导，中枢致敏，下行抑制系统功能降低，神经免疫机制，神经结构改变等。内在的分子如钠、钾、钙离子通道及 NMDA 等受体，5- 羟色胺和去甲肾上腺素等神经递质均发生不良适应性变化，对神经痛的产生和维持发挥关键作用。

【临床表现】

如果周围神经病变同时累及皮肤分支和中枢体感神经通路，常常在一定区域感觉异常和疼痛共存，这是诊断神经病理性疼痛的关键特征。感觉功能缺失称为阴性体感体征，疼痛和感觉异常（蚁爬感和刺麻感）则称为阳性体征。神经病理性疼痛常包括自发性疼痛（非刺激诱导的疼痛）和诱发性疼痛（刺激诱导性疼痛、感觉过敏）。

神经病理性疼痛的阴性体征和症状包括：①感觉减退（hypoesthesia），对非疼痛性刺激的感觉减低。检查方法：使用小毛刷，棉头拭子或纱布触及皮肤。②振动觉减退，对振动感觉减低。检查方法：将音叉置于骨或关节突起。③痛觉减退（hypoalgesia），对疼痛刺激的感觉减低。检查方法：使用单针刺激皮肤。④温度觉减退，对冷 / 热刺激的感觉减低，检查方法：使用 10℃ 物品（金属滚子、盛水玻璃管、丙酮等冷冻剂）或使用 45℃ 物品（金属滚子、盛水玻璃管）。

神经病理性疼痛阳性症状和体征包括自发性感觉 / 疼痛和诱发性疼痛。

（一）自发性感觉 / 疼痛

1. 感觉异常（paraesthesia）　非疼痛的自发性感觉（蚁爬感），强度分级（0~10 级），面积以平方厘米计。

2. 阵发性疼痛（paroxysmal pain）　持续数秒的电击样发作，以单位时间内发作次数为强度分级（0~10 级）。

3. 表浅性疼痛（superficial pain）　自发的疼痛感，常常为烧灼样性质，强度分级（0~10 级），面积以平方厘米计。

### （二）诱发性疼痛

1. 机械性动态痛觉超敏（mechanical dynamic allodynia）　给予皮肤正常情况下不引起疼痛的轻微移动性刺激，诱发出疼痛感。检查方法：使用小毛刷、棉头拭子或纱布触及皮肤，可产生尖锐烧灼性表浅疼痛，疼痛可在原发病变区开始，逐渐扩展至非病变神经支配区域。

2. 机械性静态痛觉超敏（mechanical static allodynia）　给予皮肤正常情况下不引起疼痛的轻轻静态性压力刺激，诱发出疼痛。检查方法：轻轻机械性压迫皮肤，产生钝痛。

3. 机械性针刺痛觉过度（mechanical pinprick hyperalgesia）　正常针刺皮肤但不产生疼痛的刺激，诱发出疼痛。检查方法：使用大头针、尖棉签或硬 von Frey 毛刺激皮肤，可产生尖锐烧灼性表浅疼痛，疼痛可在原发病变区开始，逐渐扩展至非病变神经支配区域。

4. 时间总和现象（temporal summation）　重复采用同一伤害性刺激可使疼痛感觉递增。检查方法：使用大头针以间隔时间小于 3 秒，持续 30 秒刺激皮肤，可产生越来越强的尖锐表浅性疼痛。

5. 冷感觉倒错（cold allodynia）　正常情况下不引起疼痛的冷刺激，诱发出疼痛。检查方法：使用 20℃ 物品（金属滚子、盛水玻璃管，丙酮样冷冻剂）接触皮肤，对照为使用皮肤温度的物品接触皮肤。

6. 热感觉倒错（heat allodynia）　正常情况下不引起疼痛的热刺激，诱发出疼痛。检查方法：使用 40℃ 物品（金属滚子、盛水玻璃管）接触皮肤，对照为使用皮肤温度的物品接触皮肤。

7. 机械性深部躯体感觉倒错（Mechanical deep somatic allodynia）　正常情况下不引起疼痛的对深部组织压迫的刺激，诱发出疼痛。检查方法：轻轻压迫关节或肌肉。

【辅助检查】

1. 神经病理性疼痛的问卷筛查量表 对于正在发生的疼痛、阵发性疼痛和诱发性疼痛，疼痛的强度可通过视觉模拟评分（VAS）、数字等级评分（numerical rating scales，NRS）和口述言词评分（verbal rating scales，VRS）进行测量。VAS 是最为简易有效的评估方法，而 NRS 的 11 点评分（0= 无疼痛，10= 最剧烈的疼痛）在近年的神经痛研究中被广泛采用。VRS 可用来评估患者疼痛的强度和不舒适的感觉。McGill 疼痛问卷（MPQ）及其简短版 SF-MPQ 常常被用作患者的自评工具和药物疗效评价。Leeds 神经痛症状和体征量表（LANSS 量表）和神经病理性疼痛问卷（NPQ）可较好地区别神经病理性疼痛与伤害性疼痛，但不能作为定量评价工具。

2. 标准神经电生理检查 如神经传导检测和体感诱发电位可用来对周围神经和中枢感觉通路上的病变进行定位和定性，但不能评估伤害感受神经通路的功能，对小神经纤维的病变不能有效评价。

3. 感受伤害性反射（nociceptive reflexes） 包括股二头肌 RⅢ屈曲反射和角膜反射属于纯感受伤害性反射，手部肌肉的皮肤静默期（CSP）也可能是感受伤害性反射。这些检查很少作为诊断工具，但股二头肌 RⅢ屈曲反射常常被用于评价药物疗效。

4. 感觉定量检查（quantitative sensory testing，QST） QST 可用来评价神经痛的阳性和阴性症状和体征，可判断神经痛的机制，如中枢和周围神经致敏，大小神经纤维去传入。德国神经病理性疼痛研究网提出了标准的 QST 检测方案，利用 7 个感觉测试步骤 13 项参数来分析神经病理性疼痛的准确体感系统表现。

5. 激光诱发电位（laser-evoked potentials，LEP） 激光刺激器选择性兴奋表皮层的自由神经末端（Aδ 和 C 纤维），因此，激光诱发电位是一种感受伤害性反应、晚 LEP 反映 Aδ 纤维活动，对周围性和中枢性神经病理性疼痛具有诊断价值。超晚 LEP 为无髓伤害性神经通路活动。

6. 神经皮肤活检　皮肤活检的优点是可多点、多次取材，伤害性小，便于动态观察神经纤维的变化。蛋白基因产物 9.5（protein gene product 9.5，PGP9.5）是一种神经元泛素水解酶，可作为全轴索标志物（pan-axonal marker）。活检的皮片经过 PGP9.5 抗体免疫染色，可显示表皮和皮下神经纤维，主要为 C 型纤维、支配皮肤汗腺的交感神经纤维、有髓鞘的 Aβ 和 Aδ 纤维。近年来该方法被用来评价周围神经疾病表皮神经纤维的动态变化，药物治疗的疗效评定等。

7. 神经影像学　MRI 技术可显示神经通路上的病变，对诊断炎性神经病、带状疱疹、神经鞘瘤和外伤后神经瘤具有重要价值。

**【诊断和鉴别诊断】**

神经病理性疼痛的临床诊断需要根据临床表现、各种辅助检查来评估回答以下问题：①是否是神经病理性疼痛；②产生神经病理性疼痛的病因；③是否存在疼痛相关的共病，如焦虑、抑郁、睡眠障碍、疲劳综合征等。目前神经病理性疼痛采用 IASP 有关神经病理性疼痛的分级诊断标准（表 16-1）。

表 16-1　神经病理性疼痛的分级诊断系统

| 评估标准 |
| --- |
| 1. 具有明确的符合神经解剖分布的疼痛：疼痛区域符合周围神经支配区或符合 CNS 某部分的定位代表区 |
| 2. 病史提示存在累及周围或中枢体感系统的相关病变或疾病：相关的病变或疾病伴有疼痛 |
| 3. 通过至少一种确证试验，证实疼痛符合神经解剖分布：这些试验证实存在阴性或阳性的神经系统体征，并与神经痛分布一致。实验室和客观试验可以发现临床下异常病变 |
| 4. 通过至少一种确证试验，证实存在相关的病变或疾病 |
| **诊断** |
| 确诊的（definite）神经病理性疼痛：满足所有 1~4 项 |
| 疑诊的（probable）神经病理性疼痛：满足 1 和 2 项，加上 3 或 4 项 |
| 可能的（possible）神经病理性疼痛：满足 1 和 2 项，没有 3 或 4 的确证证据 |

根据病变或疾病的定位，可以将神经病理性疼痛分为周围性和中枢性，表 16-2 列举了神经病理性疼痛不同分类的常见疾病原因和神经病变。

表 16-2　以疾病和解剖部位分类的神经病理性疼痛

**1. 周围性神经痛**

（1）局灶性，多灶性神经病

幻肢痛、残肢痛、神经离断痛（部分或完全性）

神经瘤（外伤后或术后）

外伤后神经痛（posttraumatic neuralgia）

神经卡压综合征

乳腺切除术（mastectomy）

Morton 神经痛

带状疱疹和疱疹后神经痛

糖尿病单神经病、糖尿病肌萎缩

缺血性神经病

莱姆病

结缔组织病（血管炎）

神经痛性肌萎缩

周围神经肿瘤

放射性神经丛病

神经丛炎（特发性或遗传性）

三叉神经或舌咽神经痛

（2）多发性神经病

代谢性或营养不良性

糖尿病，常常为"烧灼足综合征"

酒精中毒

淀粉样变性

甲状腺功能减退

维生素 $B_1$ 缺乏症，糙皮病（pellagra）

药物中毒：如抗反转录病毒药，顺铂，双硫仑，乙胺丁醇，异烟肼，沙利度胺，呋喃妥因，硫尿嘧啶，长春新碱等

遗传性：淀粉样神经病，Fabry 病，腓骨肌萎缩症 5 型和 2B 型，遗传性感觉和自主神经病 1 型

恶性肿瘤：癌性神经病、副肿瘤神经病、骨髓瘤

感染性或感染后、免疫性：GBS、CIDP、莱姆病、HIV

红斑性肢痛病（erythromelalgia）

特发性小纤维神经病

**2. 中枢疼痛综合征**

脑（特别是脑干和丘脑）和脊髓的血管病变：梗死、出血、血管畸形

多发性硬化

外伤性脊髓损害

外伤性脑损害

脊髓空洞症和延髓空洞症

肿瘤

脓肿

脑脊髓炎症；病毒和梅毒性脊髓炎

癫痫

帕金森病

**3. 复杂性痛性神经病综合征**

复杂性区域疼痛综合征Ⅰ和Ⅱ型（反射性交感营养不良，灼痛）

**4. 混合性疼痛综合征**

慢性后背痛伴有神经根病

癌痛伴有恶性神经丛浸润

复杂性区域疼痛综合征

## 【治疗】

准确的诊断和评估是成功治疗神经病理性疼痛的关键。神经病理性疼痛评估的重点包括：确定病变的病因和部位（周围和中枢性）、对以前所应用的治疗的反应、合并的疾病（特别是抑郁、焦虑和睡眠障碍）、神经病理性疼痛对健康相关生活质量的负性影响。患者教育和支持也是神经病理性疼痛成功治疗的重要组成部分，内容应包括：神经病理性疼痛病因和治疗计划的详细解释，了解和探讨患者和家属有关疼痛治疗疗效和耐受性的预期；与患者建立现实的治疗目标；非药物治疗方法包括压力解除、良好的睡眠卫生、

物理治疗和其他潜在有用的干预措施等。

（一）药物治疗

药物的选择应该考虑下列因素：①药物潜在的副作用；②药物之间潜在的相互作用；③合并疾病可能由于当前治疗的非止痛效应所减轻（如睡眠障碍、抑郁和焦虑）；④治疗花费；⑤药物滥用的潜在危险；⑥药物有意和无意过量的风险。

神经病理性疼痛的药物选择应该个体化，考虑潜在优点、副作用和是否能够迅速解除疼痛。目前存在多个版本的神经病理性疼痛的治疗管理指南和共识，其基本原则达成一致，分为一线、二线、三线药物，下面分别阐述。

1. 一线药物　包括三环类抗抑郁药、选择性 5- 羟色胺 / 去甲肾上腺素再摄取抑制剂、钙通道 α2δ 配基和局部利多卡因贴片（A 级推荐）。

（1）三环类抗抑郁药（tricyclic antidepressant，TCA）：包括阿米替林、去甲替林和去甲丙米嗪。系统综述结论为：安慰剂对照试验证实 TCA 可有效治疗 NP，特别是疱疹后神经痛和痛性糖尿病神经病，约有不足 40%~60% 患者的疼痛获得部分改善。对于 HIV 神经病、脊髓损伤、顺铂中毒神经病、癌性神经病理性疼痛和慢性腰神经根痛，TCA 与安慰剂相比无显著差异。TCA 类药物的主要副作用包括：嗜睡、抗胆碱能效应（口干、便秘和尿潴留）、直立性低血压、心脏毒性（可出现窦性心动过缓、异位心脏搏动，可能增加心肌梗死和猝死的风险），引起或加重认知障碍，老年患者应避免使用阿米替林。对于所有 NP 患者，提出使用最小有效剂量，开始剂量应该小，40 岁以上患者使用 TCA 前推荐常规心电图检查。

（2）选择性 5- 羟色胺 / 去甲肾上腺素再摄取抑制剂（SSNRI）：多个 RCT 研究显示，度洛西汀（duloxetine）可用于痛性糖尿病神经病。治疗以 30mg/d 开始，一周后增加到 60mg/d，疼痛可在一周内得到缓解。恶心是最常见的副作用，meta 分析显示可中度增高糖尿病神经病患者的空腹血糖水平。

文拉法辛在低剂量时抑制 5- 羟色胺再摄取，高剂量时抑制 5- 羟色胺和去甲肾上腺素再摄取。RCT 研究显示对痛性糖尿病神经病和各种类型的痛性多发性神经病有效，有效剂量为 150~225mg/d。5% 接受文拉法辛治疗的患者可能出现心电图改变，因此对于存在心血管危险因素的患者，推荐监测心电图。应该逐渐减量后停药，避免发生停药综合征。

（3）钙通道 α2δ 配基：加巴喷丁和普瑞巴林均可与电压门控性钙通道的 α2δ 亚单位结合，减少谷氨酸、去甲肾上腺素和 P 物质的释放。RCT 研究显示：与安慰剂相对比，在罹患疱疹后神经痛、痛性糖尿病神经病、幻肢痛、多种周围性神经病理性疼痛状况、吉兰 - 巴雷综合征、癌性神经病理性疼痛和急慢性脊髓损伤疼痛的患者中，加巴喷丁可显著减轻疼痛，还可改善睡眠、情绪和生活质量。加巴喷丁的主要剂量相关的副作用有：嗜睡、头晕、水肿和认知障碍。一般需要数周达到有效剂量，通常在 1 800~3 600mg/d（分 3 次给药，优先增加夜间剂量），肾功能不全者应减少剂量。

普瑞巴林对疱疹后神经痛、痛性糖尿病神经病有效，可显著缓解脊髓损伤后神经病理性疼痛。普瑞巴林具有一定的抗焦虑作用，存在剂量相关的副作用，肾功能不全者也需要减量。初始剂量为 150mg/d（分 2 次或 3 次），老年患者可为 75mg/d，可在 1~2 周内增加到 300mg/d，最大效应出现在治疗 2 周后，靶剂量达到 300~600mg/d。普瑞巴林和加巴喷丁的总体疗效和耐受性相似，普瑞巴林缓解疼痛的速度可能快于加巴喷丁。

（4）局部应用利多卡因（topical lidocaine）：临床研究显示：较之药物控释贴片，5% 利多卡因贴片对于疱疹后神经痛和感觉倒错具有明显缓解疼痛的作用。作为局部用制剂，5% 利多卡因贴片推荐用于局限性周围型神经病理性疼痛，而不能用于中枢性神经病理性疼痛。唯一的副作用为轻微的皮肤反应（红斑或皮疹）。

2. 二线药物  多个 RCT 研究显示，阿片类镇痛剂和曲马朵对神经病理性疼痛有效。当一线药物单个或联合应用不能获得满意疗效时，阿片受体激动剂作为二线药物可单独或与一线药物联合应用。在一些特殊的临床情况阿片类镇痛剂和曲马朵可考虑作为一线药物，这些情况包括：一线药物达到有效剂量的滴定期，需要迅速缓解疼痛；剧烈疼痛发作性加剧；急性神经病理性疼痛；癌性神经病理性疼痛。

（1）阿片类镇痛剂（opioid analgesics）：口服阿片类镇痛剂对多种周围性和中枢性神经病理性疼痛有效，包括痛性糖尿病神经病、疱疹后神经痛和幻肢痛。

尽管多个 RCT 研究证实阿片类镇痛剂是神经病理性疼痛治疗的有效药物，但是由于下列原因其只能作为二线药物：①较之 TCA 和加巴喷丁，阿片类镇痛剂的副作用更加常见而且持久；②长期使用阿片类镇痛剂治疗的安全性缺乏系统性研究，而且长期使用可产生免疫功能改变和性功能减退；③实验数据提示阿片类镇痛剂治疗可能导致痛觉过敏（阿片类诱导性痛觉过敏）；④近期多个研究显示：阿片类镇痛剂误用或成瘾的频率从 5% 到 50%不等。

（2）曲马朵（tramadol）：曲马朵为弱 μ- 阿片受体激动剂，也可抑制去甲肾上腺素和 5- 羟色胺的再摄取。RCT 结果显示：对于疱疹后神经痛、痛性糖尿病神经病、不同原因的痛性多发性神经病和截肢后疼痛，曲马朵均可减轻疼痛，改善生活质量。最常见的副作用为嗜睡、便秘、头晕、恶心和直立性低血压，在使用剂量迅速增加时更容易出现。曲马朵可使老年患者的认知损害和步态异常进一步加重，可能使既往存在痫性发作的患者癫痫加重。同时使用其他 5- 羟色胺能药物（包括 SSRI 和 SSNRI）可增加 5- 羟色胺综合征的风险。

3. 三线药物　包括某些抗癫痫药物（卡马西平、拉莫三嗪、奥卡西平、托吡酯和丙戊酸）、一些抗抑郁药物（西酞普兰、帕罗西汀）、美西律、NMDA 受体拮抗剂和局部用辣椒辣素。

（1）抗癫痫药物：卡马西平对三叉神经痛有效，拉莫三嗪针对卒中后神经病理性疼痛有效，作为一线药物推荐使用。但是治疗其他类型神经病理性疼痛的 RCT 研究结论不一致。丙戊酸、奥卡西平、托吡酯治疗神经病理性疼痛的临床研究结论不一致，可在一、二线药物无效时考虑使用。

（2）抗抑郁药物：西酞普兰和帕罗西汀治疗神经病理性疼痛的证据有

限，在 TCA 或 SSNRI 无效而需要镇痛和抗抑郁效应时，可考虑使用。

（3）美西律、NMDA 受体拮抗剂和局部用辣椒辣素：关于美西律治疗痛性糖尿病神经病和其他类型神经病理性疼痛的有效性，RCT 研究结论不一致，且在相关试验中发现美西律达到镇痛效应的剂量较高，耐受性差。右美沙芬和美金刚可阻断 NMDA 受体，数个早期 RCT 研究显示有效，但是后续的试验未显示有效。

4. 中枢性神经病理性疼痛的治疗推荐　下列药物可考虑用于中枢性神经病理性疼痛：三环类抗抑郁药物、拉莫三嗪、加巴喷丁、普瑞巴林和大麻素等。

## （二）微创介入治疗

1. 神经毁损　分为化学毁损和物理毁损两种方式，在影像引导下定位穿刺到需要治疗的神经周围，通过物理（主要是射频热凝）或化学（神经破坏药物）的方法阻断痛觉传导。无论使用哪一种毁损方法，都应尽量避免损坏患者的生活功能，保障治疗安全。

2. 射频调控　脉冲射频是近些年发展起来的一种治疗或改善周围神经病变的一种介入手段，其机制为脉冲射频激发疼痛信号传入通路的可塑性改变，产生疼痛的抑制作用。使用 2Hz、20 毫秒的脉冲式射频电流，产生的温度低于 42℃，对神经纤维解剖结构无破坏作用。脉冲射频可以减轻神经损伤后的神经病理性疼痛，对脊柱疾病引起的根性疼痛、带状疱疹后神经痛、枕神经痛有效；治疗三叉神经痛的持续时间较短，疗效比射频热凝术弱，但安全性优于传统射频治疗。脉冲射频有两种治疗模式一种是标准脉冲模式，另一种是手动脉冲模式，在采用手动模式时各治疗参数均可调节，主要是控制温度，避免神经感觉传导受到不可逆的损伤。

3. 神经阻滞　神经阻滞可用于带状疱疹后神经痛，复杂区域疼痛综合征、痛性糖尿病神经病以及创伤性和手术性神经损伤。神经阻滞治疗用药包括局部麻醉药、糖皮质激素、阿片类药物、神经毁损药等。神经阻滞应做好充分的患者病情评估，把握适应证，熟悉阻滞部位的解剖结构以及阻滞用药的作用机制、不良反应和联合用药的利弊，规范穿刺及操作技术，准确进行效果评价，了解可能的并发症并采取相应预防措施。

（三）神经调控治疗

神经电刺激术是微创外科镇痛术式，通过体内植入刺激电极和脉冲发生器，采用电刺激的形式对疼痛感觉的传导、呈递、形成等环节进行调制，达到减轻或消除疼痛的效果。神经电刺激术不仅具有手术微创的优点，不破坏神经，而且还具有可程控、可测试、可逆转等优点。

1. 外周神经电刺激　外周神经电刺激的镇痛机制与闸门控制机制激活有关，刺激外周神经纤维抑制了 C 纤维的活性，从而降低了脊髓后角神经元对伤害性刺激的反应。此外，研究还发现外周神经电刺激影响了由 5- 羟色胺、脑啡肽、γ- 氨基丁酸和谷氨酸等介导的脊髓下行调制系统。外周神经电刺激主要适用于单个外周神经损伤或病变所致的慢性顽固性疼痛，疼痛应局限于某根外周神经支配的区域，如外伤、复杂性区域疼痛综合征、枕神经痛、带状疱疹后神经痛等。部分偏头痛患者适合枕神经刺激治疗。外周神经电刺激常选择刺激的外周神经有枕神经、脊神经背根、尺神经、正中神经、桡神经、胫后神经、腓总神经等。在植入电极时，应将电极植入神经损伤部位的近端。若使用穿刺电极，应在皮下脂肪内穿刺植入电极，使电极与所刺激的神经相交叉。

2. 脊髓电刺激　脊髓电刺激是将刺激电极植入脊髓硬膜外腔，通过电流刺激脊髓后柱的传导束和后角感觉神经元达到镇痛的效果。镇痛的主要理论依据是疼痛的闸门控制学说，低电流刺激脊髓背柱可以活化疼痛抑制神经纤维，关闭疼痛信息的传递，进而缓解和阻断疼痛感觉。

脊髓电刺激主要适用于腰椎术后疼痛综合征、复杂性区域疼痛综合征、周围神经损伤后疼痛、交感神经功能失调和周围缺血性病变引起的疼痛、带状疱疹后神经痛、残肢痛、功能性心绞痛等。脊髓电刺激电极包括经皮穿刺针状电极和外科植入片状电极，穿刺电极又分为测试电极和植入电极，前者用于临床筛选试验，不能永久植入；后者可永久植入。穿刺电极的优点是易于植入，通过经皮穿刺硬膜外腔即可植入，操作简单，但是较易移位，且耗电量高。外科电极需要通过切开部分椎板进行植入，操作过程相对复杂，优点是不易移位，耗电量低。术者可根据患者的疼痛范围选择不同型号的电极，外科电极可选择的长短、宽窄、触点数量和触点组合模式更多，可以达到更为精确的镇痛覆盖范围，根据疼痛的部位确定电极植入的脊髓节段。

脊髓电刺激的并发症包括与手术相关和机械相关的并发症，总发生率约为 5%~10%。与手术相关的并发症有脊髓损伤、脑脊液漏、感染、排异反应等；与机械相关的并发症有电极移位、电极断裂、失连接、刺激器工作不正常等。其中并发症中最常见的是电极移位，其次是局部感染。

3. 鞘内药物输注系统　鞘内药物输注系统是通过埋藏在患者体内的药物输注泵，将泵内的药物输注到患者的蛛网膜下隙，作用于脊髓或中枢相应的位点，阻断疼痛信号向中枢传递，使疼痛信号无法达到大脑皮质，从而达到控制疼痛的目的，适用于保守治疗失败的躯干四肢疼痛以及顽固性疼痛，包括带状疱疹后神经痛、开胸术后疼痛、化疗相关的癌痛、复杂性区域疼痛综合征等。

国内常见的鞘内泵配置的药物包括阿片类药物、局部麻醉药、钙通道阻滞剂、α2 受体激动剂及 NMDA 受体拮抗剂等，其中吗啡的临床应用最广，被视为一线药物。常用于连续注射的吗啡剂量的预试验（剂量滴定），一般初次剂量从胃肠外剂量的 1% 开始，根据镇痛效果与患者一般情况逐渐调整，以达到最好的镇痛效果和最小的不良反应。

【预后】

神经病理性疼痛是一个持续的过程，病情可能出现反复，需要长期治疗。但目前的治疗现状不尽如人意，约 50% 的神经病理性疼痛患者不能充分缓解疼痛。对于单药治疗效果不佳者建议作用机制不同的药物联合治疗，或药物治疗联合微创介入或神经调控，以最大程度地减轻患者痛苦。

（张在强　杨岸超）

**推荐阅读** ● ● ●

［1］TREEDE R D，JENSEN T S，CAMPBELL J N，et al. Neuropathic pain：Redefinition and a grading system for clinical and research purposes［J］. Neurology，2008，70（18）：1630-1635.

［2］KANKOWSKI S，GROTHE C，HAASTERT-TALINI K. Neuropathic pain：Spotlighting anatomy，experimental models，mechanisms，and therapeutic aspects［J］. Eur J Neurosci，2021，54（2）：4475-4496.

［3］BARON R，BINDER A，WASNER G. Neuropathic pain：diagnosis，pathophysiological mechanisms，and treatment［J］. Lancet Neurol，2010，9（8）：807-819.

［4］FINNERUP N B，KUNER R，JENSEN T S. Neuropathic Pain：From mechanisms to Treatment［J］. Physiol Rev，2021，101（1）：259-301.

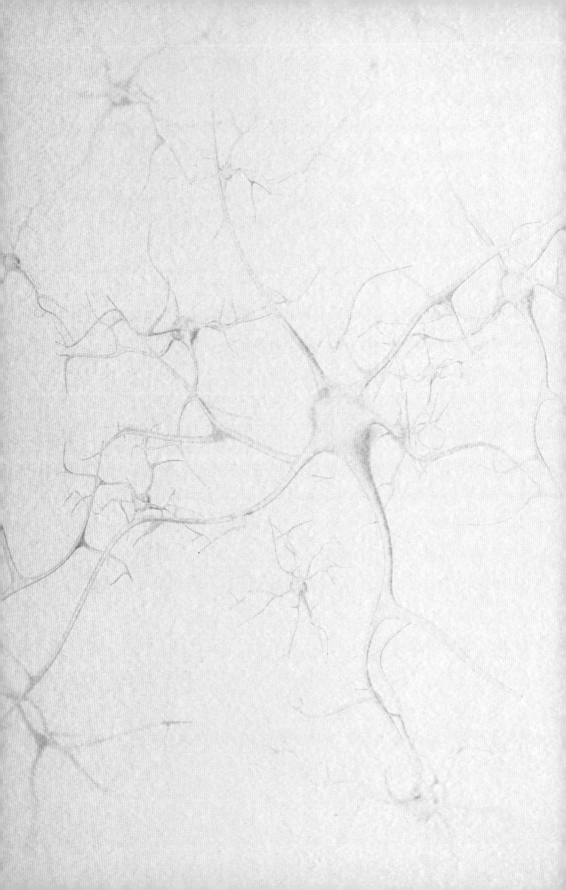

第十七章

遗传性痉挛性截瘫

17

## 【概述】

遗传性痉挛性截瘫（hereditary spastic paraplegia，HSP）又称施特林佩尔-洛兰病（Strumpell-Lorrain disease），最早于19世纪由Strumpell（1880）和Lorrain（1898）报道，是一组较罕见的具有高度临床和遗传异质性的神经系统遗传性疾病。临床上以下肢缓慢进行性肌无力和弛缓性痉挛性截瘫为主要症状。其发病率约为1.8/10万。目前已发现HSP致病基因位点超过80个，58个致病基因被克隆。HSP虽一般不会影响患者的生存，但其进行性加重的特点会严重影响患者的劳动能力和生活自理能力，并且目前尚无治愈方法。

HSP主要病理改变为轴索变性，合并或不合并脱髓鞘和神经元脱失等，病变主要累及脊髓内长的下行纤维束远端末梢（皮质脊髓束和胸段脊髓受累最重），上行纤维束远端末梢（薄束和颈段脊髓受累最重）。双侧脊髓小脑束也有不同程度病变，此外，脊髓前角细胞、巨锥体细胞、基底节、胼胝体、小脑、脑干、大脑皮质和视神经也可累及。目前，HSP的发病机制尚不明确，且不同类型HSP的发病机制不同，同一类型可有多种发病机制。但在HSP发病中已经明确了几个普遍认可的主要原因：膜转运功能或内质网形态异常；轴浆运输异常；髓鞘形成异常；线粒体蛋白质异常；脂质代谢紊乱。微管动力学、轴突转运和线粒体功能的改变被认为是导致HSP远端神经退行性变的机制（表17-1）。虽然HSP被认为是一种上运动神经元病变，但有研究表明，HSP患者运动和感觉神经束在中枢和周围神经系统中的病变更为广泛。电生理异常的分布模式与不同的HSP基因型相关，可以反映不同的潜在病理机制。

## 【临床表现】

HSP是一类具有显著临床异质性的神经退行性疾病，主要临床表现为缓慢进展的双下肢肌无力和痉挛所致的步态异常或步行障碍，通常伴有肢体肌张力增高、神经反射亢进、病理征阳性等锥体束受累的体征。

表 17-1 遗传性痉挛性截瘫的发病机制及类型

| 发病机制 | 遗传性痉挛性截瘫的类型 |
|---|---|
| 线粒体功能异常 | SPG7、SPG13、SPG20、SPG31、SPG55、ATPsyn6、OPA3 |
| 内质网形态异常 | SPG3A、SPG4、SPG12、SPG17、SPG31、SPG33、SPG61、SPG69、SPG72 |
| 轴索运输障碍 | PG3A、SPG4、SPG10、SPG30、SPG42、SPG58 |
| 膜转运异常 | SPG3A、SPG4、SPG6、SPG8、SPG10、SPG11、SPG15、SPG17、SPG20、SPG21、SPG22、SPG31 |
| 囊泡与内体转运异常 | SPG3A、SPG4、SPG6、SPG8、SPG10、SPG11、SPG15、SPG20、SPG21、SPG30、SPG47、SPG48、SPG50、SPG51、SPG52、SPG53、SPG57、SPG58 |
| 脂肪代谢异常 | SPG5A、SPG11、SPG17、SPG26、SPG28、SPG35、SPG39、SPG46、SPG54、SPG56、SPG66、SPG67 |
| 脱氧核糖核苷酸修复与核苷酸代谢异常 | SPG45、SPG48、SPG63、SPG64、SPG65、SPG70 |
| 骨形态发生蛋白信号通路异常 | SPG3A、SPG4、SPG6、SPG20 |
| 内质网介导的降解途径 | SPG18、SPG62 |
| 蛋白质折叠异常 | SPG6、SPG8、SPG17、CCT5 |
| 髓鞘形成障碍 | SPG1、SPG2、SPG17、SPG35、SPG39、SPG42、SPG44、SPG67、MAG |
| 氧化应激 | SPG4、SPG7、SPG13、SPG31 |
| 自噬功能异常 | SPG15、SPG47、SPG49、SPG50、SPG51、SPG52 |

注：SPG，spastic paraplegia，痉挛性截瘫；ATPsyn6，adenosine triphosphate synthase6，腺嘌呤核苷三磷酸合成酶亚基 6；OPA3，optic atrophy 3，眼萎缩 3；CCT5，chaperonin containing T-complex protein 1，伴侣素包含 T 复合蛋白 1；MAG，myelin associated glyco protein，缩髓磷脂相关糖蛋白。

根据遗传方式，HSP 分为常染色体显性遗传（autosomal dominant，AD）、常染色体隐性遗传（autosomal recessive，AR）、X 连锁遗传（X-linked inheritance，XL）和线粒体遗传（mitochondria，Mit），其中 AD 最常见，占 70%~80%。在 AD-HSP 中，SPG4、SPG3A 和 SPG31 型最常见，分别占 40%、10% 和 6.5%。在

AR-HSP 中，SPG11、SPG15 和 SPG7 型最常见，分别占 20%、15% 和 1.5%~7%。在 XL-HSP 中，SPG1 和 SPG2 型多见。线粒体遗传只包括一个基因位点 MT-ATP6（表 17-2）。在所有 HSP 患者中，具有家族史的患者占 66.2%，散发性患者占 33.8%。在具有家族史的 HSP 患者中，最常见的致病基因为 *SPAST*，占 37.6%。在散发性 HSP 患者中，*SPAST* 依然是最常见的致病基因，占 18.8%。

表 17-2　遗传性痉挛性截瘫的遗传类型

| 基因型 | 位置 | 致病基因 | 临床表现 | 遗传方式 | 表型 MIM 编号 |
|---|---|---|---|---|---|
| SPG1 | Xq28 | *L1CAM* | 复杂型 | X 连锁遗传 | 303350 |
| SPG2 | Xq22.2 | *PLP1* | 复杂型 | X 连锁遗传 | 312920 |
| SPG3A | 14q22.1 | *ATL1* | 单纯型 | 常染色体显性遗传 | 182600 |
| SPG4 | 2p22.3 | *SPAST* | 单纯型 | 常染色体显性遗传 | 182601 |
| SPG5A | 8q12.3 | *CYP7B* | 单纯型 | 常染色体隐性遗传 | 270800 |
| SPG6 | 15q11.2 | *NIPA1* | 单纯型 | 常染色体显性遗传 | 600363 |
| SPG7 | 16q24 | *SPG7* | 单纯型或复杂型 | 常染色体显性和隐性遗传 | 607259 |
| SPG8 | 8q24.13 | *KIAA0196* | 单纯型 | 常染色体显性遗传 | 603563 |
| SPG9 | 10q23.3-q24.1 | *SPG9* | 复杂型 | 常染色体显性遗传 | 601162 |
| SPG10 | 12q13.3 | *KIF5A* | 单纯型 | 常染色体显性遗传 | 604187 |
| SPG11 | 15q21.1 | *SPG11* | 复杂型 | 常染色体隐性遗传 | 604360 |
| SPG12 | 19q13.32 | *RTN2* | 单纯型 | 常染色体显性遗传 | 604805 |
| SPG13 | 2q33.1 | *HSPD1* | 单纯型 | 常染色体显性遗传 | 605280 |
| SPG14 | 3q27-q28 | *SPG14* | 复杂型 | 常染色体隐性遗传 | 605229 |
| SPG15 | 14q24.1 | *ZFYVE26* | 复杂型 | 常染色体隐性遗传 | 270700 |
| SPG16 | Xq11.2 | *SPG16* | 复杂型 | X 连锁遗传 | 300266 |
| SPG17 | 11q12.3 | *BSCL2* | 复杂型 | 常染色体显性遗传 | 270685 |
| SPG18 | 8p1123 | *ERLIN2* | 复杂型 | 常染色体隐性遗传 | 611225 |
| SPG19 | 9q | – | 单纯型 | 常染色体显性遗传 | 607152 |
| SPG20 | 13q13.3 | *SPG20* | 复杂型 | 常染色体隐性遗传 | 275900 |

续表

| 基因型 | 位置 | 致病基因 | 临床表现 | 遗传方式 | 表型 MIM 编号 |
|---|---|---|---|---|---|
| SPG21 | 15q22.31 | ACP33 | 复杂型 | 常染色体隐性遗传 | 248900 |
| SPG22 | Xql3.2 | SLCl6A2 | 复杂型 | X 连锁遗传 | 300523 |
| SPG23 | 1q24-q32 | – | 复杂型 | 常染色体隐性遗传 | 270750 |
| SPG24 | 13q14 | SPG24 | 单纯型 | 常染色体隐性遗传 | 607584 |
| SPG25 | 6q23-q24.1 | SPG25 | 复杂型 | 常染色体隐性遗传 | 608220 |
| SPG26 | 12q11.1-q14 | B4GALNT1 | 复杂型 | 常染色体隐性遗传 | 609195 |
| SPG27 | 10q22.1-q24.1 | – | 复杂型 | 常染色体隐性遗传 | 609041 |
| SPG28 | 14q22.1 | DDHD1 | 简单型 | 常染色体隐性遗传 | 609340 |
| SPG29 | 1p31.1-p21.1 | – | 复杂型 | 常染色体显性遗传 | 609727 |
| SPG30 | 2q37.3 | KIF1A | 简单型 | 常染色体隐性遗传 | 610357 |
| SPG31 | 2p11 | REEP1 | 简单型 | 常染色体显性遗传 | 609139 |
| SPG32 | 14q12-q21 | – | 复杂型 | 常染色体隐性遗传 | 611252 |
| SPG33 | 10q24.2 | ZFYVE27 | 简单型 | 常染色体显性遗传 | 610244 |
| SPG34 | Xq24-q25 | – | 简单型 | X 连锁遗传 | 300750 |
| SPG35 | 16q23.1 | FA2H | 复杂型 | 常染色体隐性遗传 | 612319 |
| SPG36 | 12q23-q24 | – | 复杂型 | 常染色体显性遗传 | 613096 |
| SPG37 | 8p21.1-q13.3 | SPG37 | 简单型 | 常染色体显性遗传 | 611945 |
| SPG38 | 4p16-p15 | SPG38 | 复杂型 | 常染色体显性遗传 | 612335 |
| SPG39 | 19p13.2 | PNPLA6 | 复杂型 | 常染色体隐性遗传 | 612020 |
| SPG41 | 11p14.1-p11.2 | SPG41 | 单纯型 | 常染色体显性遗传 | 613364 |
| SPG42 | 3q25.31 | SLC33A1 | 单纯型 | 常染色体显性遗传 | 612539 |
| SPG43 | 19q12 | C19ORG12 | 复杂型 | 常染色体隐性遗传 | 615043 |
| SPG44 | 1q42.13 | GJC2 | 复杂型 | 常染色体隐性遗传 | 613206 |
| SPG45 | 10q24.3-q25.1 | NT5C2 | 复杂型 | 常染色体隐性遗传 | 613162 |
| SPG46 | 9p13.3 | GBA2 | 复杂型 | 常染色体隐性遗传 | 614409 |
| SPG47 | 1p13.2 | AP4B1 | 复杂型 | 常染色体隐性遗传 | 614066 |
| SPG48 | 7p22.1 | AP5Z1 | 单纯型 | 常染色体隐性遗传 | 613647 |
| SPG49 | 14q32.31 | TECPR2 | 复杂型 | 常染色体隐性遗传 | 615031 |
| SPG50 | 7q22.1 | AP4M1 | 复杂型 | 常染色体隐性遗传 | 612936 |
| SPG51 | 15q21.2 | AP4E1 | 复杂型 | 常染色体隐性遗传 | 613744 |

续表

| 基因型 | 位置 | 致病基因 | 临床表现 | 遗传方式 | 表型 MIM 编号 |
|---|---|---|---|---|---|
| SPG52 | 14q12 | AP4S1 | 复杂型 | 常染色体隐性遗传 | 614067 |
| SPG53 | 8p22 | VPS37A | 复杂型 | 常染色体隐性遗传 | 614898 |
| SPG54 | 8p11.23 | DDHD2 | 复杂型 | 常染色体隐性遗传 | 615033 |
| SPG55 | 12q24.31 | C12ORF65 | 复杂型 | 常染色体隐性遗传 | 615035 |
| SPG56 | 4q25 | CYP2U1 | 复杂型 | 常染色体隐性遗传 | 615030 |
| SPG57 | 3q12.2 | TFG | 复杂型 | 常染色体隐性遗传 | 615658 |
| SPG58 | 17p13.2 | KIF1C | 复杂型 | 常染色体显性和隐性遗传 | 611302 |
| SPG59 | 15q21.2 | USP8 | 复杂型 | 常染色体隐性遗传 | – |
| SPG60 | 3p22.2 | WDR48 | 复杂型 | 常染色体隐性遗传 | – |
| SPG61 | 16p12.3 | ARL6IP1 | 复杂型 | 常染色体隐性遗传 | 615685 |
| SPG62 | 10q24.1 | ERLIN1 | 复杂型 | 常染色体隐性遗传 | 615681 |
| SPG63 | 1p13.3 | AMPD2 | 复杂型 | 常染色体隐性遗传 | 615686 |
| SPG64 | 10q24.1 | ENTPD1 | 复杂型 | 常染色体隐性遗传 | 615683 |
| SPG66 | 5q32 | ARSI | 复杂型 | 常染色体隐性遗传 | – |
| SPG67 | 2q33.1 | PGAP1 | 复杂型 | 常染色体隐性遗传 | – |
| SPG68 | 11q13.1 | FLRT1 | 复杂型 | 常染色体隐性遗传 | – |
| SPG69 | 1q41 | RAB3GAP2 | 复杂型 | 常染色体隐性遗传 | – |
| SPG70 | 12q13.3 | MARS | 复杂型 | 常染色体隐性遗传 | – |
| SPG71 | 5p13.3 | ZFR | 复杂型 | 常染色体隐性遗传 | – |
| SPG72 | 5q31.2 | REEP2 | 单纯型 | 常染色体隐性或显性遗传 | 615625 |
| SPG73 | 19q13.33 | CPT1C | 单纯型 | 常染色体显性遗传 | 616282 |
| SPG74 | 1q42.1 | IBA57 | 复杂型 | 常染色体隐性遗传 | 616451 |
| SPG75 | 19q13.1 | MAG | 复杂型 | 常染色体隐性遗传 | 616680 |
| SPG76 | 11q13.1 | CAPN1 | 复杂型 | 常染色体隐性遗传 | 616907 |
| SPG77 | 6p25.1 | FARS2 | 单纯型 | 常染色体隐性遗传 | 617046 |
| SPG78 | 1p36.1 | ATP13A2 | 复杂型 | 常染色体隐性遗传 | 617225 |
| SPG79 | 4p13 | UCHL1 | 复杂型 | 常染色体隐性遗传 | 615491 |

注：SPG，spastic paraplegia，痉挛性截瘫。

根据是否伴有其他特殊临床症状，HSP可分为单纯型和复杂型。单纯型多为常染色体显性遗传，发病年龄较晚。单纯型以下肢缓慢进行性肌无力和弛缓性痉挛性截瘫为主要临床表现，合并脊髓损害者，可伴膀胱括约肌功能障碍（尿频、尿急）和下肢感觉障碍（踝关节位置觉和振动觉减退或消失）、弓形足等。根据发病年龄，单纯型又可分为Ⅰ型和Ⅱ型。Ⅰ型：35岁前发病，病情进展缓慢；Ⅱ型：35岁后发病，病情严重且进展快。

复杂型常为常染色体隐性遗传，且发病年龄较早，其临床表现除包括以上症状外，还伴神经或非神经系统损害症状，如出现智力下降、共济失调、周围神经病变、耳聋、白内障或肌肉萎缩等症状。根据伴发临床表现，可构成不同的综合征，如Troyer综合征（伴远端肌肉萎缩）、Kjellin综合征（伴视网膜变性）、Allan-Herndon-Dudley综合征（伴甲状腺功能异常）和Silver综合征（伴双手肌肉萎缩）等。

## 【辅助检查】

### （一）头颅和脊髓MRI

可发现结构性、脱髓鞘性和退行性CNS病变，包括存在显著痉挛的脊髓小脑性共济失调时的小脑变性。在HSP中，脊髓横断面积可能减小，特别是在颈段和胸段。此外，一些复杂型HSP伴有脑部异常，例如胼胝体较薄（特别是SPG11、SPG15、SPG32和SPG21）或脑积水（SPG1）。另外，通过脊髓MR血管造影或CT血管造影，以寻找硬脊膜动静脉瘘。

### （二）脑脊液检查

以排除慢性感染（如神经梅毒和神经疏螺旋体病）和脱髓鞘性疾病（如原发进展型多发性硬化或非典型表现的视神经脊髓炎）。

### （三）电生理检查

包括神经传导检查和肌电图，有助于排除运动神经元病，在伴有前角细胞受累或周围神经病的复杂型HSP中，此类检查结果可能异常。

### （四）其他检查

如抗水通道蛋白-4抗体，以排除视神经脊髓炎非典型表现；C22-26长链脂肪酸水平，以排除肾上腺脑白质营养不良症；血清维生素 $B_{12}$ 和铜水平，以排除维生素 $B_{12}$ 或铜缺乏症；人嗜 T 细胞病毒 I 型（human T-lymphotropic virus 1，HTLV-1）抗体和人类免疫缺陷病毒（HIV）检测以除外感染性脊髓病变。

### （五）基因检测

基因检测是诊断的金标准（基因测序基因组定位系统、下一代测序全外显子组测序和全基因组测序），但是基因检测发现 HSP 致病基因无突变并不能排除诊断，因为基因检测并不包括引起 HSP 的所有基因。

## 【诊断和鉴别诊断】

HSP 的初步诊断主要依靠典型临床症状、阳性家族史，根据患者的起病年龄、首发症状、病情进展等，结合完整和规范的神经系统查体。

临床诊断通常参照 Haring 的诊断标准：①临床表现主要是双下肢无力、肌张力增高等上运动神经元受累症状，逐渐出现步态异常，进行性发展为双下肢痉挛性截瘫，部分患者可伴有尿频、尿急、认知障碍、癫痫发作、视力下降、锥体外系症状等；②神经系统检查主要为锥体束征，下肢较明显；③脑和脊髓 CT 或 MRI 检查多正常，但有部分患者可出现脊髓和 / 或小脑萎缩，还可伴有胼胝体萎缩；④多有家族史，符合常染色体显性遗传、常染色体隐性遗传、X 连锁隐性遗传或线粒体遗传，偶有散发病例；⑤排除其他疾病所致的痉挛性截瘫，如脑瘫、多发性硬化症、肾上腺脑白质营养不良、运动神经元病等。

HSP 的确诊必须依靠基因检测，但由于 HSP 的显著异质性并且很多亚型仍未被检测出，所以基因检测对于明确诊断也不总是可行的。

需与 HSP 相鉴别的疾病有：

1. 运动神经元病　特别是缓慢进展性肌萎缩侧索硬化（ALS）或原发性侧索硬化。当 ALS 累及双下肢且没有显著的肌萎缩和肌束颤动时，ALS 可类似于 HSP。然而，ALS 的进展通常比 HSP 更迅速。由于缺乏下运动神经元表现，原发性侧索硬化比 ALS 更可能类似于 HSP。然而，与 HSP 不同的是，原发性侧索硬化通常还累及延髓肌和手臂。ALS 和原发性侧索硬化中振动觉均不受累，但在 HSP 中常见振动觉异常。

2. 遗传性共济失调 伴显著痉挛的遗传性共济失调，如果共济失调仅限于痉挛的双下肢，则可表现为 HSP 样发病。例如某些脊髓小脑性共济失调、Friedreich 共济失调、常染色体隐性遗传性 Charlevoix-Saguenay 型痉挛性共济失调。

3. 脑白质营养不良和脱髓鞘性疾病 如进展型多发性硬化、视神经脊髓炎、肾上腺脊髓神经病、Krabbe 病、Pelizaeus-Merzbacher 病、异染性脑白质营养不良等，如果以锥体束受累为主，则可表现为痉挛性截瘫。

4. 其他疾病 如脊髓拴系综合征和脊髓压迫症，硬脊膜动静脉瘘，维生素 $B_{12}$ 缺乏症和铜缺乏症，HTLV-1 所致热带痉挛性截瘫等。

【治疗】

HSP 一般不会影响患者的生存，但其进行性加重的特点会严重影响患者的劳动能力和生活自理能力，然而目前尚无有效的方法预防、终止或逆转该病，只能通过药物治疗、物理治疗或手术治疗来缓解患者症状。

（一）药物治疗

有数种药物治疗方法可以改善痉挛，包括巴氯芬、替扎尼定以及向痉挛肌肉注射肉毒毒素。苯二氮䓬类药物也有助于减轻痉挛，但由于副作用，其应用目前受限。抗痉挛药物以小剂量开始使用，并缓慢逐步调高剂量，以提高耐受性。这些药物最常见的副作用是镇静。鞘内注射巴氯芬可用于更严重的病例。痉挛性膀胱及其相关的尿急症状，可以采用抗胆碱能药进行治疗，例如奥昔布宁。A 型肉毒毒素注射治疗已被证明可针对性缓解靶肌肉痉挛，缓解疼痛，改善患者步行速度，但患者步行速度达不到正常人最大速度，并且该方法对功能性运动改善效果不明确。

（二）手术治疗

若保守治疗效果不佳，可考虑行选择性腰骶段脊神经后根部分切断术（SPR），通过电刺激确定责任神经根后，选择性切断肌梭传入的 Ⅰa 类纤维，

阻断脊髓反射中的 γ- 环路，降低过强的肌张力，从而解除肢体痉挛。

长期痉挛造成的足部固定畸形严重影响患者的正常步行、生活质量和美观，跟腱延长术和肌腱转移术可纠正患者马蹄内翻足、弓形足畸形。

脊髓刺激器植入（SCS）在治疗脊髓损伤时被发现缓解痉挛效果明显，对痉挛性截瘫的治疗尚在研究中。

（三）康复治疗

应鼓励患者在物理治疗师、作业治疗师和康复医生的指导下进行锻炼，并参与着重于拉伸、减轻痉挛以及改善平衡和力量的治疗。一些患者会获益于辅助装置，例如踝足矫形器、助行器或轮椅。

（四）重复经颅磁刺激（rTMS）

已有研究表明，rTMS 在脑卒中、肌萎缩性侧索硬化和多发性硬化等疾病中对改善患者无力、痉挛和步态障碍有积极作用。rTMS 可通过一系列的重复磁脉冲使靶神经元除极，引起受刺激皮质区的神经活动性和兴奋性改变，诱导对应的特异性皮质区域的可塑性；高频（>5Hz）的磁脉冲产生兴奋作用，而低频（<1Hz）产生抑制作用。最近研究表明，高频 rTMS 刺激双下肢肌肉初级运动区可改善 HSP 患者的步行、肌肉力量，并缓解痉挛，同时发现位于对应皮质位置较为浅表的下肢近端肌肉对 rTMS 治疗效果反应更好。

【遗传咨询】

与任何遗传病一样，遗传咨询有助于患者了解疾病传递和基因突变传递给子女的风险，特别是计划组建家庭的患者。然而，传递方式不明显或外显率不定的情况下，遗传咨询会比较困难。特别是，造成常染色体显性遗传性 HSP 的新生突变的发生频率尚不明确，许多类型 HSP 的完整表型谱和遗传外显率仍然未知。对 SPG7 进行咨询时，应该考虑到以下观察结果，即 SPG7 与常染色体显性遗传方式和常染色体隐性遗传方式均相关。产前基因检测只适用于已在受累家庭成员中识别出致病突变的某些 HSP 类型。

（栗伟杰　张幸楠　刘　松）

**推荐阅读** ● ● ●

［1］杨迪，高正玉，王强，等 . 遗传性痉挛性截瘫的综合性认识与治疗现状［J］. 青岛大学学报（医学版），2020，207（4）：127-131.

［2］林鹏飞，龚瑶琴，焉传祝 . 遗传性痉挛性截瘫的分子遗传学研究进展［J］. 中华神经科杂志，2015，48（11）：1030-1038.

［3］曹丽荣，赵澎，蔡春泉 . 遗传性痉挛性截瘫的研究进展［J］. 国际神经病学神经外科学杂志，2018，45（5）：86-90.

［4］FINK J K. Hereditary spastic paraplegia: clinico-pathologic features and emerging molecular mechanisms［J］. Acta Neuropathol，2013，126（3）：307-328.

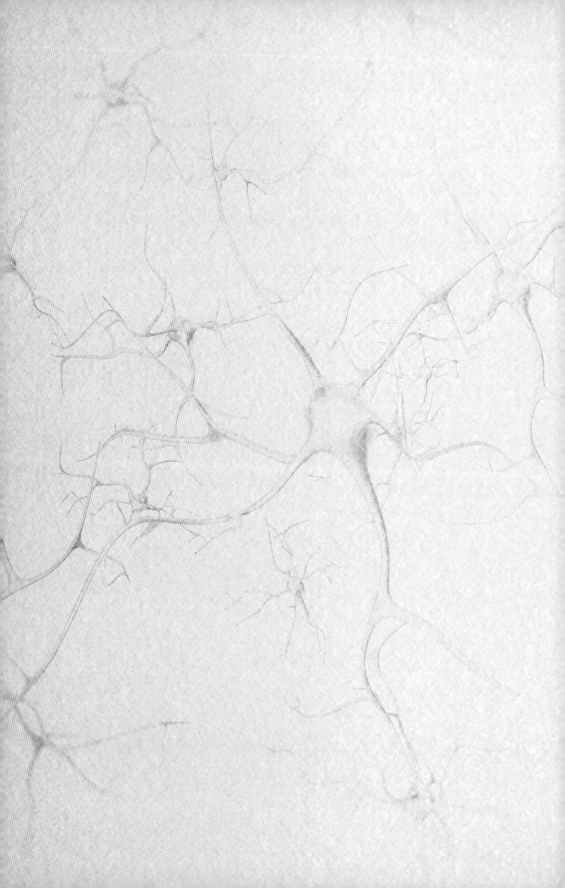

# 第十八章 周围神经肿瘤

18

# 第一节 概 论

## 【概述】

周围神经系统是指脑和脊髓以外的所有神经结构，包括神经节、神经干、神经丛及神经终末装置。周围神经肿瘤指起源于周围神经的肿瘤，广义的周围神经肿瘤可分为神经鞘来源的肿瘤和非神经鞘来源的肿瘤，前者如施万细胞瘤、神经纤维瘤、神经束膜瘤等，后者如硬纤维瘤、腱鞘囊肿、脂肪瘤、表皮样囊肿等。

周围神经肿瘤的病理学分类比较复杂，尚无广泛认可的、普遍适用的分类系统。目前第 5 版 WHO 软组织与骨肿瘤病理分类中对周围神经鞘膜肿瘤的分类（表 18-1）与中枢神经系统病理分类中对颅和椎旁神经肿瘤的分类（表 18-2）就存在着一些不同。北京天坛医院目前采用的是 2016 年 WHO 中枢神经系统肿瘤病理分类（表 18-3），主要将周围神经肿瘤分为：神经鞘

表 18-1 2020 年 WHO 软组织与骨肿瘤病理分类——周围神经鞘膜肿瘤
（peripheral nerve sheath tumours）

| |
|---|
| 神经鞘瘤（Schwannoma） |
| 神经纤维瘤（neurofibroma） |
| 神经束膜瘤（perineurioma） |
| 颗粒细胞瘤（granular cell tumour） |
| 真皮神经鞘膜黏液瘤（dermal nerve sheath myxoma） |
| 孤立性局限性神经瘤（solitary circumscribed neuroma） |
| 异位脑膜瘤和脑膜瘤性错构瘤（ectopic meningioma and meningothelial hamartoma） |
| 良性蝾螈瘤 / 神经肌肉迷芽瘤（benign triton tumour/neuromuscular choristoma） |
| 混杂型神经鞘膜瘤（hybrid nerve sheath tumour） |
| 恶性外周神经鞘膜肿瘤（malignant peripheral nerve sheath tumour） |
| 恶性黑色素神经鞘膜肿瘤（malignant melanotic nerve sheath tumour） |

表 18-2 　2021 年 WHO 中枢神经系统肿瘤病理分类——颅和椎旁神经肿瘤
（cranial and paraspinal nerve tumors）

| |
| --- |
| 神经鞘瘤（Schwannoma） |
| 神经纤维瘤（neurofibroma） |
| 神经束膜瘤（perineurioma） |
| 混杂型神经鞘膜瘤（hybrid nerve sheath tumour） |
| 恶性黑色素神经鞘膜肿瘤（malignant melanotic nerve sheath tumour） |
| 恶性外周神经鞘膜肿瘤（malignant peripheral nerve sheath tumour） |
| 副神经节瘤（paraganglioma） |

表 18-3 　2016 年 WHO 中枢神经系统肿瘤分类——颅和椎旁神经肿瘤
（cranial and paraspinal nerve tumors）

| |
| --- |
| 神经鞘瘤（Schwannoma） |
| 　　细胞型（cellular） |
| 　　丛状（plexiform） |
| 　　黑色素型神经鞘瘤（melanotic） |
| 神经纤维瘤（neurofibroma） |
| 　　非典型型（atypical） |
| 　　丛状（plexiform） |
| 神经束膜瘤（perineurioma） |
| 混杂型神经鞘膜瘤（hybrid nerve sheath tumour） |
| 恶性外周神经鞘膜肿瘤［malignant peripheral nerve sheath tumour（MPNST）］ |
| 　　上皮样（epithelioid MPNST） |
| 　　神经束膜分化（MPNST with perineurial differentiation） |

瘤、神经纤维瘤、神经束膜瘤、混杂型神经鞘膜瘤和恶性外周神经鞘膜肿瘤。在 2021 年第 5 版 WHO 中枢神经系统肿瘤病理分类中对颅和椎旁神经肿瘤做了一些调整。副神经节瘤涉及交感神经和副交感神经系统的特化神经内分泌细胞，现在成为周围神经肿瘤中的一类。原分类中"黑色素神经鞘瘤"是一种非常独特且经常具有侵袭性的肿瘤类型，具有独特的遗传基础，

现在归为新分类的肿瘤，名称已更改为恶性黑色素神经鞘膜肿瘤。

但在临床工作中周围神经肿瘤分类就简单多了，因为周围神经肿瘤少见，脑神经和椎旁神经肿瘤（包括神经鞘瘤、神经纤维瘤和恶性外周神经鞘瘤）发病率为 0.19/10 万人·年。根据临床表现和病理检查，将周围神经肿瘤分为散发的（大多单发）和遗传的（大多多发）两种。散发的在临床多见，主要是神经鞘瘤、神经纤维瘤和恶性外周神经鞘膜肿瘤。遗传的多是神经纤维瘤病（neurofibromatosis，NF），其中最常见的是 1 型神经纤维瘤病（neurofibromatosis type 1，NF1）。上述四种疾病是本章的主要内容。

【临床表现】

周围神经肿瘤的症状和体征由肿瘤导致的直接神经侵犯、周围组织受累或占位效应所致。主要表现为全身软组织神经走行上单个或多发椭圆形包块；可以有疼痛、肢体麻木或无力等症状。大多数周围神经肿瘤病史较长，生长缓慢。除了 1 型神经纤维瘤病（neurofibromatosis type 1，NF1）和 2 型神经纤维瘤病（neurofibromatosis type 2，NF2）外，其他神经肿瘤没有特异性的临床表现。

查体可以发现周围神经肿瘤可以横向推动，在侧方有一定的活动度，但不能沿神经方向纵向推移，压迫肿瘤可以引起相应神经区域出现疼痛或电击感。但疼痛并不具备足够的特异性来提示具体累及的神经。

恶性周围神经肿瘤罕见，往往表现为快速增大的软组织肿块。当软组织肿块快速增大、质地改变、出现疼痛或神经功能障碍加重时应高度怀疑其为恶性周围神经鞘膜肿瘤（malignant peripheral nerve sheath tumor，MPNST）。

【辅助检查】

（一）影像学检查

影像学检查是评估周围神经肿瘤最重要的工具，影像学检查有助于定位肿块、判断病变范围和确定神经外组织的受累情况。

1. MRI　MRI 可以清楚地显示肿块的存在、数量、识别肿块位于神经内还是神经外以及显示邻近结构受累情况，对周围神经肿瘤的诊断最有价值。肿瘤在 $T_1$ 加权像呈类似于肌肉的中等信号，肿瘤上下两极与神经干相连（图 18-1）。$T_2$ 加权像呈高信号，可以表现为靶征（图 18-2），即高信号的肿瘤中央为低信号灶。而增强扫描显示均匀增强伴低信号边界（与肿瘤包膜相符）（图 18-3）。对于瘤体较大者，MRI 扫描可见肿瘤囊变区，增强后通常呈不均匀显著强化（图 18-4）。肿瘤伴出血，增强后见多处斑片低强化区。MRI 还能显示肿瘤与周围组织界限以及与大血管的关系。MRI 检查显示超过5cm 的大型肿瘤、肿物内出血、坏死、边界不清、侵犯脂肪层面、肿瘤不均匀增强以及肿瘤周围水肿均提示肿瘤为恶性的可能性（图 18-5）。

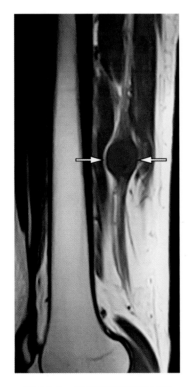

**图 18-1　坐骨神经鞘瘤 MRI**

$T_1$ 加权像呈类似于肌肉低信号肿物（箭头所示），其长轴与神经干走行一致，与周围组织界限清晰。

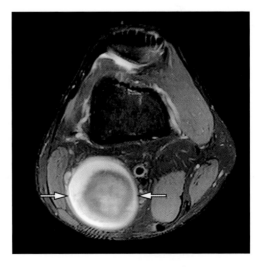

**图 18-2　腘窝神经纤维瘤 MRI**

$T_2$ 加权像表现为靶征：高信号的肿瘤中央为低信号灶（箭头所示）。

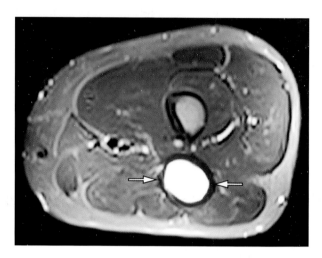

图 18-3  坐骨神经鞘瘤 MRI 增强扫描

显示均匀增强伴低信号边界，提示肿瘤包膜（箭头所示）。

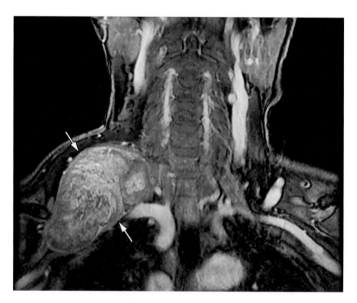

图 18-4  左侧臂丛巨大神经鞘瘤 MRI 增强扫描

MRI 增强扫描呈不均匀强化（箭头所示）。

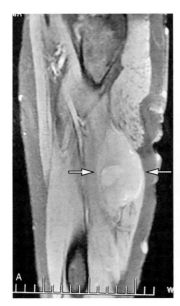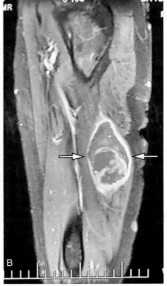

图 18-5　右大腿坐骨神经恶性神经鞘膜肿瘤

A. T₂ 加权像呈高信号，边界不清，肿物内坏死、肿瘤周围水肿（箭头所示）；B. MRI 增强显示肿瘤不均匀增强（箭头所示）。

2. CT 扫描　神经肿瘤 CT 表现为在神经走行区与肌肉具有相似密度的低密度病变，对比增强扫描后会出现增强，显示不如 MRI 清楚（图 18-6）。但 CT 的优点是可以显示肿瘤周围的骨性结构关系，例如脊柱椎间孔（图 18-7）。

3. 高频超声影像学检查　与 CT、MRI 相比，高频超声（6~11MHz）检查具有无创、直观、方便、价廉、可重复、实时、动态等优点，是浅表较小肿物检查的首选。对于神经肿瘤常可以看到边界清晰、不同程度回声增强，典型的病例可以看到"鼠尾征"，肿块两端与之相连的细长低回声带，较粗大神经两端相连的部分可见典型"筛网样"的神经束结构（图 18-8）。高频超声可以了解肿瘤大小、形态、内部结构，也可以判断肿瘤与血管的关系及肿瘤的血运。术中超声应用，可以明确肿瘤与周边神经、血管的关系，了解肿瘤切除程度。

4. 正电子发射计算机断层扫描（positron emission tomography，PET）　在鉴别 MPNST 与良性肿瘤方面具有一定意义。

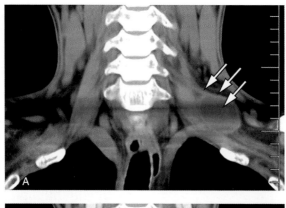

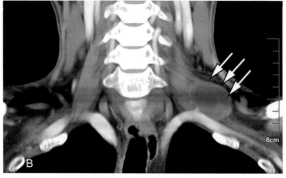

**图 18-6　左侧臂丛神经鞘瘤 CT 扫描**

显示肿物低密度，稍低于肌肉（A），对比增强扫描示轻度不均匀增强（B）。

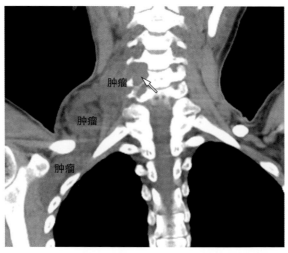

**图 18-7　右侧臂丛巨大丛状神经纤维瘤 CT 扫描**

相应右侧颈椎椎间孔扩大（箭头所示）。

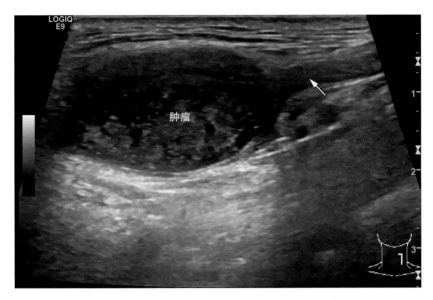

图 18-8　神经鞘瘤高频超声

显示边界清晰的椭圆形的肿块，可见"鼠尾征"（箭头所示）；与肿块相连的细长低回声带（神经束）。

### （二）电生理检查

神经肿瘤最常见的表现是出现神经传导速度减慢、潜伏期延长。采用肌电图和神经传导检查的电诊断检查可帮助定位受累神经，提供特定神经功能状况的提示信息，可帮助患者和外科医生决定是否手术。术中电生理学监测具有更大价值，可协助外科医生识别有功能的神经组织，为外科手术提供帮助，让外科医生切除肿瘤变得更容易。术前神经电生理检查可确定是否存在神经损害，并为鉴别术后医源性神经损伤提供参照。

### （三）活检

手术活检对肿瘤评估很重要，尤其是对于位置较深或被认为是恶性的肿瘤，因为病理学诊断将决定进一步的手术选择。所有出现疼痛、软组织肿块增大、质地改变或神经功能障碍加重的患者都应接受活检以评估恶性肿瘤的可能。活检包括开放活检和穿刺活检。对于深部肿瘤，B 超引导下穿刺可以提高穿刺成功率，降低穿刺风险。

## 【诊断】

### （一）定性诊断

患者通常因软组织肿块、疼痛或局灶性神经系统表现而就诊，影像学检查是诊断周围神经肿瘤最有价值的工具。许多周围神经肿瘤是因为疼痛、感觉缺失或无力等症状而行影像学检查被诊断出来的。

症状或体征的持续时间和进展情况很重要，大多数良性肿瘤都会持续较长时间且进展速度较慢，而恶性肿瘤在大小、疼痛程度和神经功能障碍方面往往会迅速进展。临床特征出现变化的任何肿块都应被认真关注，特别是，快速扩展的软组织肿块，应高度怀疑其为恶性周围神经鞘膜肿瘤（malignant peripheral nerve sheath tumor，MPNST），应立即进行评估。

### （二）定位诊断

感觉和运动功能方面的神经功能障碍对应肿瘤起源的神经或压迫的神经，这些功能障碍在定位肿瘤时价值很大。引出神经或肿瘤的 Tinel 征可能也有助于定位到某一具体神经。

### （三）活检

对于位置较深的肿瘤或出现疼痛、软组织肿块增大、质地改变或神经功能障碍加重的、可能为恶性的肿瘤，可以在 B 超引导下穿刺活检。

### （四）家族史和基因检测

对于有 NF1 和 NF2 表现的患者来说，详尽的家族史很重要。而基因检测对一些表现不典型、临床表现难以确诊的，可以帮助医生确诊；另外，基因检测用于帮助患者直系亲属明确是否患有同样的疾病，更早诊断和医疗干预，也有助于开展优生优育和遗传咨询工作。

## 【治疗】

### （一）保守观察

许多良性周围神经肿瘤患者可以接受保守观察，如无症状的神经鞘瘤或其他无可疑恶变特征的肿瘤患者；恶变可能性较低的皮下神经纤维瘤、皮肤神经纤维瘤、丛状神经纤维瘤患者；肿瘤所致症状极轻的老年、虚弱或伴有其他手术禁忌证的患者。

（二）手术治疗

手术切除是治疗周围神经肿瘤的主要手段。

1. 手术指征和手术目标　病变影响患者外观、出血、疼痛、神经功能障碍和恶变倾向是手术切除的主要指征。手术原则是微创，在保留神经功能的基础上最大程度地切除肿瘤。治疗目标是尽可能全切肿瘤，降低复发率，减轻疼痛、感觉异常等症状及肿瘤占位效应，同时获得病理诊断，指导进一步的治疗。

2. 手术方法与技巧

1）术前明确诊断和完善影像学检查、电生理检查，可以帮助识别肿块位于神经内还是神经外以及显示邻近结构受累情况，对手术取得成功至关重要。

2）根据肿瘤大小和部位，选择气管插管静脉复合麻醉或静脉基础麻醉联合局部麻醉，术中避免使用肌松剂，有利于术中神经功能的保护。

3）术中电生理学监测能为医生提供即时反馈，能协助外科医生识别有功能的神经组织，避免对正常神经结构过度操作，为外科手术提供帮助，让外科医生切除肿瘤变得更容易。

4）术中超声具有无创、直观、方便、实时、动态等优点，可以帮助外科医生实时地判断肿瘤与周边神经、血管的关系，了解肿瘤切除程度。

5）微创原则：显微镜下操作，充分放大，无损伤操作技术，尽可能减少解剖、牵拉及剥离肿瘤时对神经的损伤。

6）手术入路：根据受累神经部位、程度、肿瘤大小及累及血管、周围组织结构来确定。如臂丛肿瘤可根据肿瘤部位采用锁骨上入路或锁骨下、腋下入路，四肢神经肿瘤采用与肢体纵轴平行切口，要用长切口，切口长度大于肿瘤长径。

7）充分暴露原则：术中充分暴露肿瘤远近端的神经及邻近正常神

经血管肌肉组织，将相邻的神经、血管和其他组织分离开，并妥善保护（图 18-9）。

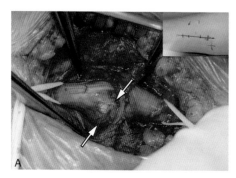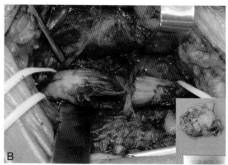

图 18-9　左股部坐骨神经鞘瘤手术

A. 术前 B 超定位确定手术切口，术中标记并保护肿瘤远近端坐骨神经（箭头所示）；B. 分离肿瘤包膜及神经束，剥除肿瘤。

8）仔细确认肿瘤与神经干的关系，标记并保护肿瘤远近端正常神经。

9）在肿瘤表面无神经束区沿神经纵向切开肿瘤包膜。

10）分离肿瘤包膜及神经束，逐步暴露分离瘤体，寻及进出肿瘤两端的神经束，电生理证实载瘤神经束无功能，然后切断神经束，完整切除肿瘤（图 18-10）。

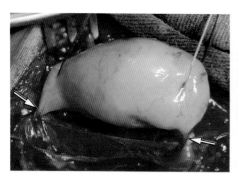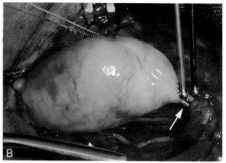

图 18-10　左股部神经纤维瘤术中所见

A. 可见进出肿瘤两端的神经束（箭头所示）；B. 电生理证实载瘤神经无功能（箭头所示）。

11）对于大肿瘤，切开包膜后，先采用吸引、锐性切割、电凝、超吸等方法瘤内分块切除肿瘤，减小肿瘤体积后，再沿肿瘤边界分离肿瘤，通过牵拉肿瘤包膜，减轻肿瘤表面神经束的张力，分离牵开暴露肿瘤表面神经束；确定进出肿瘤两端的载瘤神经束，通过电生理证实载瘤神经束无功能，然后完整切除肿瘤（图 18-11）。

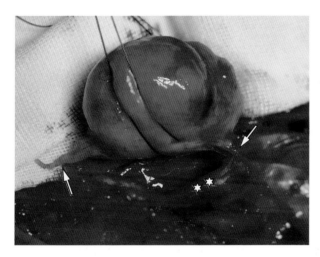

图 18-11　股部神经鞘瘤术中所见

肿瘤剥离后可见进出肿瘤的神经束（箭头所示），可见肿瘤旁正常神经束（星号所示）。

12）有些肿瘤包膜可能存在有功能的神经，因此安全前提下，尽可能分离剥离肿瘤包膜；目前认为，剩余肿瘤包膜不会引起肿瘤复发。

13）神经干丛状神经肿瘤手术很困难，手术的目标是手术切除肿瘤减压，尽最大可能保留神经功能（图 18-12）。

【总结】

周围神经肿瘤病理学分类比较复杂，根据临床表现和病理检查，将周围神经肿瘤分为散发的（大多单发）和遗传的（大多多发）。散发的临床多见的神经鞘瘤、神经纤维瘤、恶性外周神经鞘膜肿瘤。多发的大多属于神经纤维瘤病，大多数是 NF1。

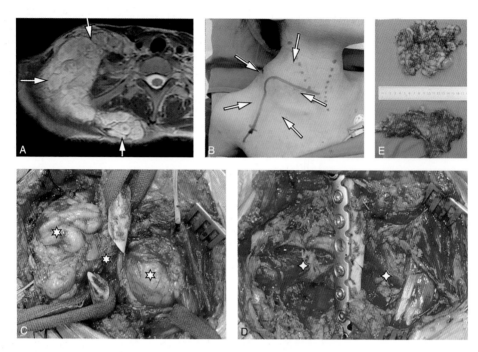

图 18-12　右侧臂丛神经巨大神经纤维瘤

女，28岁，右颈部肿物疼痛4年，肿物逐渐增大、疼痛加重伴右手麻木半年。颈部MRI示右
侧臂丛神经巨大丛状神经纤维瘤（A，箭头所示），右颈部巨大包块（B，箭头所示）。臂丛联
合入路近全切除肿物。术后上肢神经功能稍加重。术中肿瘤（C☆）、术腔（D◇）和部分丛
状神经纤维瘤标本（E）。

　　周围神经肿瘤的症状和体征由直接神经侵犯、周围组织受累或占位效应
所致。除了NF1和NF2的临床征象外，其他神经肿瘤没有独特的或甚至没
有尤其具有提示意义的特异性临床表现。

　　周围神经肿瘤患者的实验室评估目标是确定类型和位置。影像学检查
（尤其是MRI）是最有用的方式。超声波检查具有方便、价廉、无创等优点，
是浅表较小肿物检查的首选。电生理检查可帮助定位受累的具体神经或神经
丛部分，但其结果对鉴别周围神经肿瘤不具特异性。对于位置较深的肿瘤或
可能为恶性的肿瘤，手术活检很重要。

　　针对NF1或NF2的基因检测，对一些表现不典型的病例和遗传咨询有
益。一些无症状、非瘤性和／或良性的肿瘤患者可接受保守治疗。

手术切除是治疗周围神经肿瘤的主要手段。病变影响患者外观、出血、疼痛、神经功能障碍和恶变倾向是手术切除的主要指征。手术原则是微创，在保留神经功能的基础上最大程度地切除肿瘤。

# 第二节　神 经 鞘 瘤

【概述】

神经鞘瘤是最常见的周围神经肿瘤。神经鞘瘤起源于神经鞘膜的施万细胞，故又称施万细胞瘤，是一种完全由肿瘤性施万细胞组成的良性周围神经鞘瘤，起源于脑神经、脊神经根或周围神经。神经鞘瘤是良性肿瘤，通常不会恶变。

绝大多数神经鞘瘤是散发和单发的，也可作为神经纤维瘤病的一部分出现。散发性神经鞘瘤可累及所有年龄人群，20~50 岁是发病高峰，无性别或种族差异。

神经鞘瘤典型的病理特征为显微镜下成束状型（antoni A，致密）和网状型（antoni B，疏松）的双相结构，伴有栅栏状排列的细胞核（verocay 小体）和包含起源神经的纤维囊。肿瘤有包膜，以偏心形式生长，可使神经束移位，但多不累及神经束。瘤体较大者可出现坏死、囊变等改变。丛状神经鞘瘤罕见，通常是沿神经丛出现，表现为多个神经鞘瘤的聚集。

【临床表现】

神经鞘瘤好发于头颈部、四肢屈面，常发生于感觉神经；大多数神经鞘瘤患者没有症状，主要表现为全身软组织神经走行上单个或多发椭圆形包块（图 18-13）；肿瘤长大可以压迫邻近神经表现为疼痛、肢体麻木或无力等症状。查体多可触及圆形或椭圆形的质韧包块，肿瘤表面光滑，与周围组织界清，早期可无症状，病程进展缓慢。随着肿瘤增大可产生局部神经压迫症状：局部酸胀感和／或疼痛。轻压或轻叩包块时受累神经支配的肢体远端可有麻木或疼痛感（Tinel 征阳性）。

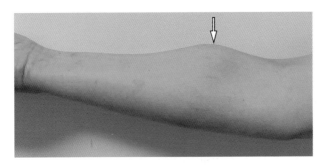

**图 18-13　右前臂神经鞘瘤**

右前臂桡神经浅支走行区皮下椭圆形包块，术后病理示神经鞘瘤。

## 【辅助检查】

### （一）CT

神经鞘瘤 CT 表现为在神经走行区的低密度病变，信号稍低于肌肉，可见肿瘤两端与神经干相连。对比增强扫描后会出现增强（图 18-14）。

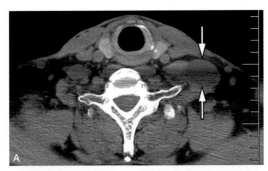

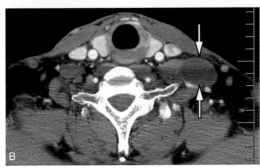

**图 18-14　左臂丛神经鞘瘤 CT 扫描**

A. 示低密度肿物（箭头所示）；B. 增强扫描轻度强化（箭头所示）。

（二）MRI

在 $T_1$ 加权像，神经鞘瘤是类似于肌肉的低信号强度。在 $T_2$ 加权像显示为高亮信号，可以表现为靶征，高信号的肿瘤中央为低信号灶。对比增强扫描肿瘤会显示均匀增强（图 18-15）。对于瘤体较大者增强扫描呈不均匀显著强化（图 18-16）。

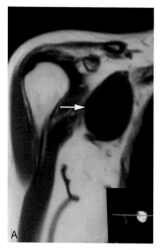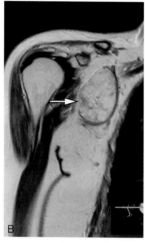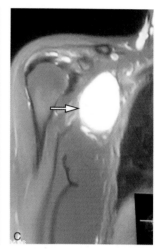

图 18-15　右侧锁骨下臂丛神经鞘瘤 MRI 表现

A. 在 $T_1$ 加权像呈椭圆形低信号（箭头所示），与肌肉相仿；B. 在 $T_2$ 加权像呈高信号（箭头所示）；C. 增强扫描显示均匀增强（箭头所示）。

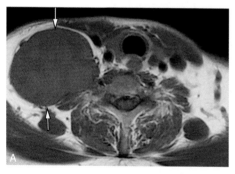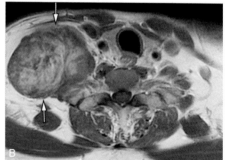

图 18-16　左侧臂丛巨大神经鞘瘤 MRI 表现

A. $T_1$ 加权像呈低信号（箭头所示）；B. MRI 增强扫描呈不均匀强化（箭头所示）。

（三）高频超声检查

表现为与神经相连的椭圆或圆形的肿块，可见"鼠尾征"，与神经干表现为偏心性生长形式（图 18-17）。肿瘤内多表现低回声或中等偏低回声，内部可有无回声的囊变区，也可有钙化。

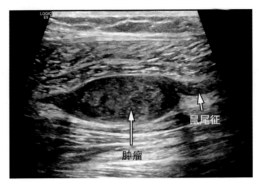

图 18-17　右小腿胫神经神经鞘瘤高频超声表现

显示边界清晰与神经相连的低回声椭圆形的肿块，可见"鼠尾征"，肿瘤表现为偏心性生长。

## 【治疗】

神经鞘瘤需要手术切除的很少。手术指征包括：病变出血、疼痛、影响患者外观或引起神经功能障碍以及恶变倾向。

手术治疗与其他周围神经肿瘤手术治疗的主要原则是相似的，手术入路是根据所涉及的神经和位置而定。充分暴露毗邻病变的近端和远端是至关重要的。还必须解剖并保护邻近的神经，血管或其他附着结构。

神经鞘瘤通常仅有单个且无功能的神经束出入，可连同肿瘤一并切除，不必行神经重建术（图 18-18）。对小到中等大小的鞘瘤，通常可做到整块切除而不损伤神经；对体积较大或位置较深的肿瘤可行瘤内分块切除；对发生囊变的肿瘤可先抽吸囊液，以利暴露肿瘤。

神经鞘瘤大多偏心生长，位于神经束的一侧，从受累神经外周突出表面，容易切除。手术步骤：充分暴露神经鞘瘤及远近两端的神经干，在肿瘤表面无神经束区沿神经纵向切开肿瘤包膜；分离包膜及神经束，逐步暴露瘤体，将肿瘤与神经束分离，剥除肿瘤；神经鞘瘤的载瘤神经常为一至两根感觉神经，完整分离肿瘤后可见肿瘤两端的载瘤神经；可以术中对载瘤神经进行电刺激，如果反应阴性，就可以放心离断载瘤神经，完整切除肿瘤（图 18-19）。

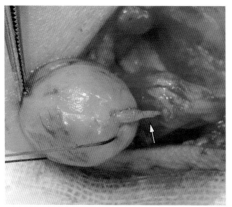
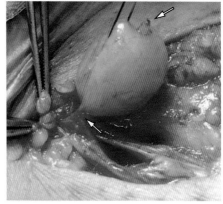

图 18-18　小神经鞘瘤的术中所见

小的神经鞘瘤仅有单个且无功能的神经束（箭头所示）出入，连同肿瘤一并切除。

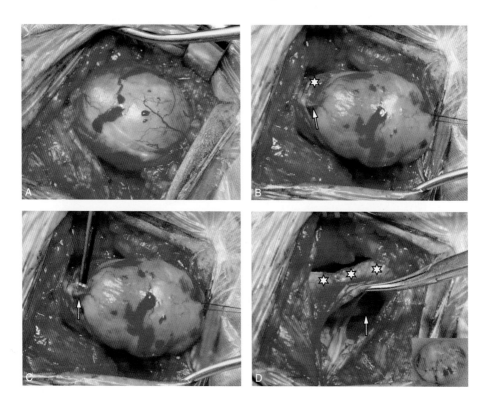

图 18-19　右腘窝坐骨神经鞘瘤

右侧腘窝直径约 5cm 坐骨神经鞘瘤，偏心生长，突出坐骨神经表面（A）；分离肿瘤包膜及神经束，可见进入肿瘤的神经束（箭头所示）和肿瘤旁正常神经束（星号所示）（B）；术中对载瘤神经进行电刺激（C）；完整切除肿瘤（D），显示瘤腔（箭头所示）和正常神经束（星号所示）。

对于生长于神经束内的肿瘤或较大肿瘤，神经束分布在肿瘤周围，肿瘤包膜往往与邻近神经束粘连紧密（图18-20），手术切除非常困难，常需要在显微镜下用显微外科技术锐性切除肿瘤，术后很可能出现神经功能障碍。大肿瘤需要行包膜内肿瘤分块切除，在肿瘤表面无神经束区沿神经纵向切开肿瘤包膜，在肿瘤内采用吸引、切割、超吸等方法将肿瘤分块切除，减小肿瘤体积后，再沿肿瘤边界分离肿瘤，分离保护肿瘤表面神经束，最后全切除肿瘤。

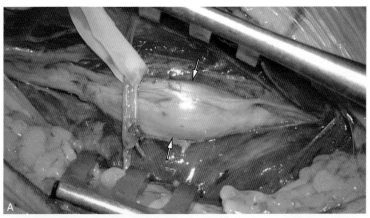

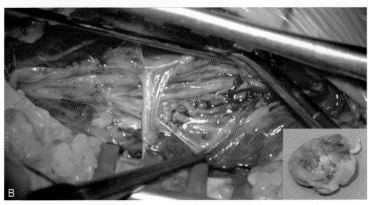

图 18-20　右小腿胫神经神经束内神经鞘瘤

A. 右小腿胫神经神经鞘瘤，肿瘤位于神经束内，与邻近神经束粘连紧密（箭头所示）；B. 在显微镜下用显微外科技术锐性分离肿瘤与周围神经束，完整切除肿瘤。

## 【预后】

切除神经鞘瘤的风险较小，术后很少出现神经功能障碍。良性神经鞘瘤全切后极少复发，预后良好。

北京天坛医院 2018 年 10 月—2021 年 8 月，共手术单发良性神经鞘瘤 29 例，其中男性 15 例，女性 14 例，发病年龄 25~72 岁（平均 47.9 岁）。位于臂丛 11 例（38%），上肢 9 例（31%），下肢 7 例（245），颈部 2 例（7%）。全切除 28 例，近全切除 1 例。神经鞘瘤术后预后良好，术后 27 例（93%）肌力正常，2 例患者麻木疼痛症状缓解。肿瘤部位对预后有较大影响，本组中 2 例臂丛神经鞘瘤术后肌力下降至Ⅲ～Ⅳ级，1 例臂丛神经鞘瘤和 1 例正中神经鞘瘤术后出现上肢麻木。

# 第三节　神经纤维瘤

## 【概述】

神经纤维瘤是由施万细胞（又称神经膜细胞）、神经束膜样细胞和成纤维细胞混合组成的肿瘤，其间散在分布有神经纤维、线状胶原带和黏液样基质。神经纤维瘤起源于鞘内的施万细胞（Schwann cell），可发生于感觉神经、运动神经或交感神经。

一般发生于年轻患者人群（20~30 岁）。该病大多为单发，也可以表现为多发。多发的神经纤维瘤基本可诊断为 NF1。这些肿瘤可累及几乎任何神经或神经丛；单发的神经纤维瘤极少恶变，NF1 中的离散性神经纤维瘤可出现恶变，而丛状神经纤维瘤的恶变风险更高。

神经纤维瘤在病理学上和遗传学上都与神经鞘瘤不同，肿瘤细胞起源是施万细胞。肿瘤内存在神经纤维是主要特征，这是鉴别神经纤维瘤与神经鞘瘤的主要要点之一。但伴和不伴 NF1 的患者中的神经纤维瘤没有病理学差异。

## 【临床表现】

神经纤维瘤表现多样，可以分布在全身各处，可以位于皮肤、皮下组织及身体深部。神经纤维瘤可以表现为单个或多发的局部皮肤小结节、皮下或深部孤立性肿块，或巨大的、弥漫性的皮肤肿物。小的皮肤肿物可表现为局部疼痛或出血，而深部肿物则可伴有局部或神经根疼痛、麻木等感觉异常或无力。

　　神经纤维瘤通常根据位置和外形来分类。常见的类型有：皮肤（或真皮）神经纤维瘤、神经内神经纤维瘤、丛状神经纤维瘤和软组织巨神经纤维瘤（图 18-21）。其中皮肤型和神经内型最常见，占神经纤维瘤的 90%。丛状神经纤维瘤和软组织巨神经纤维瘤常见于 NF1 患者。

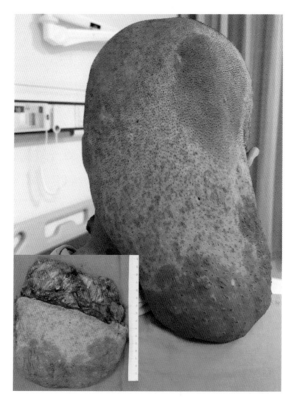

**图 18-21　头皮软组织巨细胞神经纤维瘤**
后枕头皮巨大软组织巨细胞神经纤维瘤，逐渐增大影响日常生活，肿瘤近全切除。

## 【辅助检查】

神经纤维瘤的影像学表现类似神经鞘瘤，两者经常无法区分。在 CT 中，神经纤维瘤是分界清楚的肿块，密度低于肌肉，可见肿瘤上下两极与神经干相连（图 18-22），对比增强不显著。在 MRI 中，神经纤维瘤在 $T_1$ 加权像为低信号强度，在 $T_2$ 加权像为高信号强度，常显示为特征性的中央低信号灶，即靶征。肿瘤常会被增强，且通常不均匀（图 18-23）。丛状神经纤维瘤的 MRI 表现为较大、多叶状、簇集样团块，由许多神经纤维瘤组成，沿神经和神经分支扩展（图 18-24）。

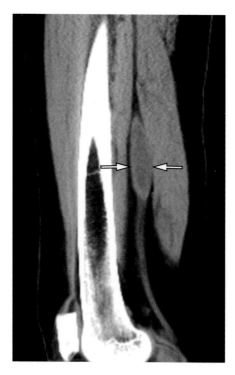

**图 18-22　右股部坐骨神经神经纤维瘤 CT 扫描**
肿瘤为分界清楚的梭形低密度肿块，肿瘤上下两极
与神经干相连（箭头所示）。

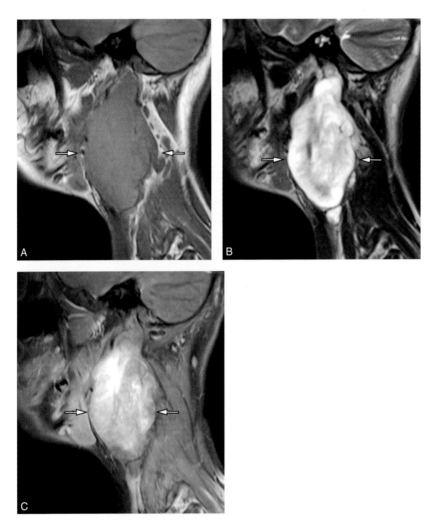

图 18-23　右侧颈部迷走神经神经纤维瘤 MRI 检查

A. 在 $T_1$ 加权像上为梭形低信号肿块（箭头所示）；B. 在 $T_2$ 加权像上为高信号强度，并有中央低信号灶（箭头所示）；C. 增强扫描为不均匀增强（箭头所示）。

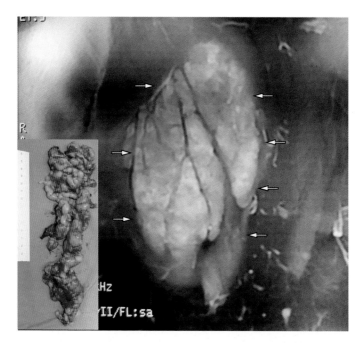

图 18-24　右胸背部皮下丛状神经纤维瘤增强 MRI

表现为多叶状、簇集样高信号团块，肿瘤全切，小图为部分丛状神经
纤维瘤标本（箭头所示）。

## 【治疗】

　　由于无恶变风险，绝大多数皮肤神经纤维瘤不需要手术治疗。有疼痛、出血、影响功能或影像容貌外观的皮肤神经纤维瘤可以被切除。

　　单发神经内神经纤维瘤的治疗取决于其症状和体征。如果患者无症状，单发的神经内神经纤维瘤可观察处理。对于伴有疼痛、进展性神经功能障碍或诊断不明的患者，有必要进行手术切除。疑似恶性的单发神经内神经纤维瘤应被手术切除，或者先行活检，若证实为恶性再行手术切除。

　　对于需要治疗的单发或多发神经纤维瘤或丛状神经纤维瘤患者，手术切除肿瘤同时保留神经功能是治疗的目标。神经内神经纤维瘤患者出现疼痛和神经功能障碍时，或丛状神经纤维瘤增大时，因有恶变风险，而需要尝试完全切除（见本章第四节恶性周围神经鞘膜肿瘤）。丛状神经纤维瘤手术很困难，手术的目标是手术切除肿瘤减压，尽最大可能保留神经功能（图 18-25）。

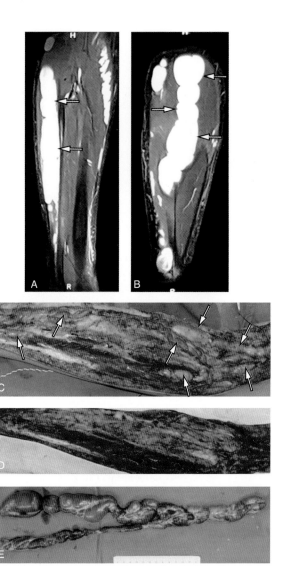

图 18-25　右小腿丛状神经纤维瘤 MRI

示腓浅神经（A，箭头所示）和腓肠神经（B，箭头所示）肿瘤化，术中暴露肿瘤（C，箭头所示），切除肿瘤后术腔（D）和部分丛状神经纤维瘤标本（E）。

## 【预后】

　　相对于神经鞘瘤来说，切除神经纤维瘤导致神经功能丧失的风险较大。神经纤维瘤常常起源于多支神经纤维，肿瘤内的神经纤维束可能仍存在功能（图 18-26）。因此，手术切除神经纤维瘤最好在术中电生理监测的情况下进

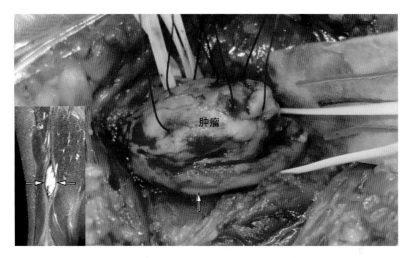

图 18-26　右股部坐骨神经神经纤维瘤

肿瘤起源于多支神经纤维，术中电生理示有功能神经束（箭头所示）嵌入肿瘤，为保护神经功能，肿瘤大部切除。

行。完全切除肿瘤时要对准备切断的神经纤维进行仔细的电生理和临床判断作出决定。错误处理将给患者带来不幸的后果，熟练、经验丰富的显微外科医师能够权衡风险，并相对安全地切除神经纤维瘤。

2018 年 10 月—2021 年 8 月，北京天坛医院共手术治疗良性神经纤维瘤 26 例，其中单发神经纤维瘤 5 例，多发神经纤维瘤 21 例，均为 NF1。男性 15 例，女性 11 例，发病年龄较神经鞘瘤小，7~58 岁（平均 24.9 岁）。其中位于下肢 7 例（27%），头面 7 例（27%），躯干 4 例（15%），上肢 3 例（12%），颈部 3 例（12%），臂丛 2 例（8%）。其中 12 例（46%）病例全切，13 例（50%）近全切除，1 例（4%）部分切除。术后预后良好，术后 1 例臂丛神经丛状神经纤维瘤肌力障碍，1 例患者术后肌力障碍缓解，1 例术后出现麻木症状。1 例颈部神经纤维瘤术后出现声音嘶哑。

一项 121 例非 NF1 患者的病例系列研究中，手术切除了 123 个神经纤维瘤，结果显示，运动功能保持稳定或改善的患者和疼痛明显缓解的患者分别占 90% 和 88%。相同的病例系列研究还报道了 59 例 NF1 患者，手术切除了 80 个肿瘤；运动功能保持稳定或改善的患者和疼痛缓解的患者分别占

83% 和 74%，但新发疼痛或疼痛加重的患者占 16%。

肿瘤位置也对手术结局有较大影响，臂丛神经肿瘤术后并发症发生率相对较高。31 例术前无神经功能障碍的非 NF1 患者在接受累及臂丛神经的神经纤维瘤切除术后，有 8 例患者出现了一定程度的术后肌无力。类似的是，11 例术前无肌无力的 NF1 患者中，有 3 例出现了显著的术后肌无力。

# 第四节　恶性周围神经鞘膜肿瘤

## 【概述】

恶性周围神经鞘膜肿瘤（malignant peripheral nerve sheath tumor，MPNST）是一种少见但具破坏性的周围神经肿瘤，也称为神经纤维肉瘤或神经源性肉瘤。

MPNST 被归类为恶性软组织肉瘤，可起源于既已存在的丛状神经纤维瘤或神经束膜瘤，也可起源于正常神经。MPNST 占全部软组织肉瘤的 3%~10%，一般人群中 MPNST 的发病率为 0.001%。在 NF1 患者中 MPNST 较为多见，患病率为 0.1%，NF1 患者发生该病的终生累积风险约为 8%~13%。NF1 患者发生 MPNST 的年龄往往更早（20~40 岁），非 NF1 患者发生 MPNST 的年龄为 60~70 岁。

## 【临床表现】

局部发现肿块为 MPNST 的常见症状，常发生于原已存在皮下肿块，并在短期内迅速增大（图 18-27）。可无痛，也可表现为疼痛性肿块，或肿物压迫症状及远处肢体麻木感及放射痛。肿块相对更加固定、坚硬，牵拉、敲击可造成严重的疼痛和感觉异常。肿瘤可局部侵犯，也可发生远处淋巴结及血液循环转移。

MPNST 最常发生于四肢和躯干，较少发生于头部和颈部。主要神经干（如臂丛）是常见受累部位。该病的临床特征是病情快速变化，尤其是既已存在周围神经肿瘤的患者，表现为近期出现疼痛、肿块增大或 / 和神经功能障碍进展。特别要注意的是，肿瘤体积的快速变化往往预测为恶性肿瘤。

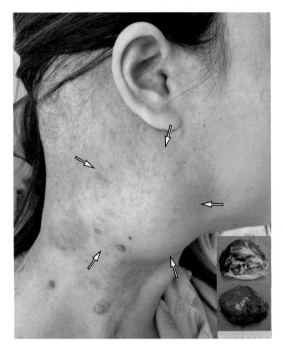

图 18-27　右颈部恶性周围神经鞘膜肿瘤

女性，25 岁，NF1 患者，右颈部肿物增大（箭头所示）、疼痛 3 个月，病理诊断为恶性外周神经鞘瘤。

## 【辅助检查】

常规放射影像学检查可以确诊肿瘤，但往往不能鉴别良性与恶性；MRI 有助于确定肿瘤的位置和大小，但无法鉴别肿瘤的良性与恶性；当 MRI 检查显示较大（>5cm）的肿瘤、异质性、边缘不清、侵犯脂肪层以及周围水肿均提示 MPNST（图 18-28）。CT 扫描常表现为巨大肿块，内部信号不均，不均匀强化（图 18-29）。超声检查常可见肿块内部回声不均，周边及肿瘤内部可及丰富血流信号。PET 检查对发现恶性周围神经鞘膜瘤也具有较高的灵敏度和特异度。

同时，放射影像学检查还可作为转移灶评估的重要部分，通常可行胸部成像检查，以评估是否有肺转移（图 18-30）。

良性与恶性的诊断需要进行活检，活检应为开放式，且包括多个不同的肿瘤部位。PET/CT 引导下的经皮活检为一种侵袭性更小的诊断方法提供了可能。

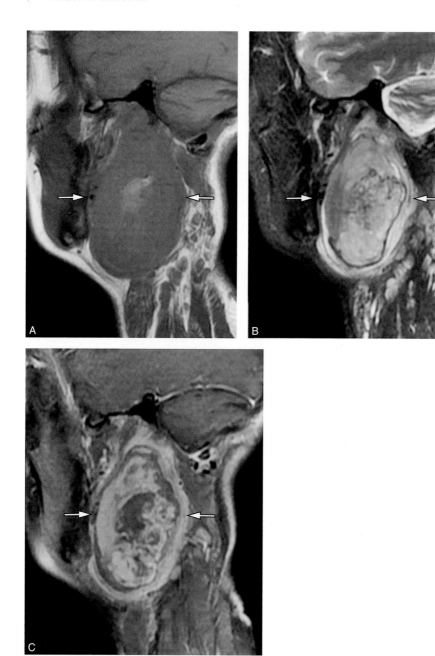

图 18-28　恶性周围神经鞘膜肿瘤 MRI 表现

患者 MRI 检查示右颈部巨大占位病变。A. 矢状位 $T_1$ 加权像呈低信号（箭头所示）；B. $T_2$ 加权像呈不均匀的高信号，肿物边界不清、周围水肿（箭头所示）；C. 增强扫描显示肿瘤内有坏死，呈不均匀强化（箭头所示）。

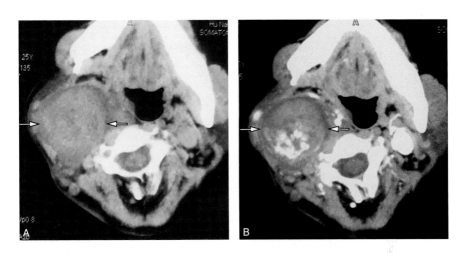

图 18-29　恶性周围神经鞘膜肿瘤 CT 表现

同一患者 CT 检查示右颈部巨大肿块，内部信号不均（A，箭头所示），不均匀强化（B，箭头所示）。

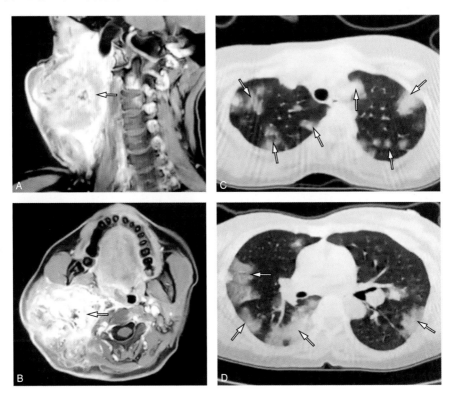

图 18-30　恶性周围神经鞘膜肿瘤复发及转移灶表现

同一患者术后 72 天，颈部 MR 示肿瘤复发（A、B，箭头所示），胸部 CT 检查发现肺部多发转移灶（C、D，箭头所示）。

## 【治疗】

MPNST 是按照恶性软组织肉瘤的标准进行分期和治疗的。MPNST 需要多学科的治疗，患者应接受包括神经病学医师、放射学医师、外科医师、肿瘤医师和肿瘤放疗医师在内的多学科治疗团队的评估和管理。

完全切除恶性周围神经鞘瘤是最有效的治疗方法，切除范围应该包括：起源神经、周围软组织、相邻正常神经段。术中应在肿瘤切除边缘做冷冻切片检查。低度恶性的表浅肿瘤行广泛切除可达到治愈；高度恶性的肿瘤累及较大神经干时，可能牺牲此神经或截肢。对于肢体原发灶，为了实现潜在治愈目的，可能需要截肢，术中具体切除程度需要取得患者及家属的知情同意，有时为了保证患者肢体功能，仅行肿瘤大体全切，术后行放射治疗、化学治疗（图 18-31）。若发病于其他部位（如头部和颈部），广泛切除可能会因局部重要器官的限制而不可行。手术风险很大，很易发生术中血管损伤和术后神经功能丧失。

辅助放疗为保留肢体提供了机会，并且在仅通过手术难以获得广泛的无瘤切缘切除的情况下，辅助放疗也可改善局部控制情况。辅助放疗可在术前或术后使用。据文献报道，尽管放疗可延迟肿瘤复发，但并不能改变患者生存时间。

目前，针对辅助化疗，学界仍有争议，大多建议可对无法手术切除的肿瘤或者术后肿瘤残留或复发者行化疗。

## 【预后】

即使进行了积极手术治疗和放疗，MPNST 预后仍不佳。预后较差的征象包括肿瘤大小超过 5cm、肿瘤级别较高、与 NF1 相关、高龄、诊断时出现远处转移以及手术无法达到无瘤切缘效果。

2018 年 10 月—2021 年 8 月，北京天坛医院共手术治疗恶性周围神经鞘膜肿瘤 10 例，其中男性 4 例，女性 6 例，发病年龄 12~56 岁（平均 30.6 岁）。其中位于臂丛 4 例（40%），下肢 4 例（40%），上肢 1 例（10%），头面 1 例（10%）。其中 6 例（60%）病例局部全切，3 例（30%）近全切

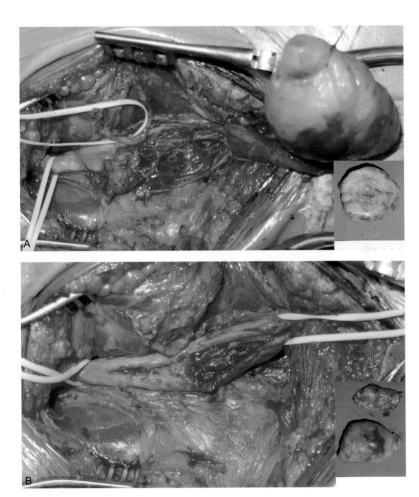

图 18-31　右股坐骨神经恶性周围神经鞘膜肿瘤

患者，男性，41 岁，右足底放射性疼痛 3 个月，发现右股坐骨神经肿瘤，术中冰冻：MPNST。患者及家属要求保留下肢运动功能，术中大体全切除肿瘤（A），近全切除肿瘤包膜（B）。

除，1 例（10%）大部切除。术后 3 例接受放疗和化疗，4 例仅接受放疗。随访 3 个月 ~3 年，死亡 2 例；复发 3 例；平稳 3 例；失访 2 例。死亡 2 例均为全身转移，分别于术后 4 个月、6 个月去世。

评估 MPNST 预后的最大型研究之一是一项单中心回顾性研究，该研究纳入了 25 年期间的 175 例 MPNST 病例。中位年龄为 44 岁，1/3 的

MPNST 为 NF1 相关 MPNST。四肢是最常见的发病部位（45%），其次是躯干（34%）和头颈部（19%）。患者就诊时，84% 为局部区域病变，而 16% 出现远处转移。69% 的患者接受了完全（R0）切除，大多数患者都接受了放疗和 / 或化疗的辅助治疗。中位随访 74 个月时，局部复发率为 22%，5 年和 10 年疾病特异性生存率分别为 60% 和 45%。多变量分析显示，肿瘤级别较高、肿瘤直径≥5cm、躯干发病部位以及局部复发与显著更差的预后有关。NF1 患者与散发性肿瘤患者相比，前者肿瘤更大（直径中位大小 9.9cm vs. 6.6cm）并且 5 年疾病特异性生存率趋于更低（54% vs. 75%，但差异无统计学意义）。

# 第五节　1 型神经纤维瘤病

## 【概述】

神经纤维瘤病（neurofibromatosis，NF）是一种由基因突变导致的神经系统遗传性肿瘤疾病，属于常染色体显性遗传疾病，家族遗传或者基因突变均可引起这种疾病。主要表现为全身多发的神经系统肿瘤。

NF 的临床表现因人而异，即使是遗传案例，孩子的症状也可能与父母不同。在临床和遗传学上有 3 种主要不同类型：1 型神经纤维瘤病（neurofibromatosis type Ⅰ，NF1），2 型神经纤维瘤病（neurofibromatosis type Ⅱ，NF2），神经鞘瘤病（neurofibromatosis type Ⅲ，NF3）。

其中 NF1 在周围神经肿瘤中最常见，又称 von Recklinghausen 病，是一种累及多器官的常染色体显性遗传病，发病率约为 1/（2 600~3 000），占整个 NF 的 90%。约有 50% 的 NF1 患者并无家族史，为自发性基因突变。

NF1 是由位于染色体 17q11.2 的 *NF1* 基因突变所致。*NF1* 基因编码神经纤维瘤蛋白，对 Ras 信号通路发挥负性调节作用，从而起到抑制癌基因的作用。*NF1* 基因突变导致由其编码的神经纤维瘤蛋白减少，进而引起广泛临床表现，包括 NF1 相关肿瘤。

## 【临床表现】

NF1 主要表现为皮肤、皮下的多发肿物、体表皮肤上有 6 个以上浅色至中等棕色的牛奶咖啡斑。还可以有虹膜错构瘤（Lisch 结节），腋窝、腹股沟雀斑；随着病情进展，一些 NF1 患者可出现骨骼的软化、弯曲，产生脊柱侧弯等问题。此外，NF1 还可以引起颅内肿瘤。NF1 产生的肿瘤大部分是良性的，但可由于肿瘤压迫周围正常组织和神经，引起一系列问题。

上述临床表现出现的典型顺序是咖啡牛奶斑、腋窝和 / 或腹股沟雀斑、Lisch 结节和神经纤维瘤。若存在骨病变，则通常出现于患者出生后 1 年内，症状性视路胶质瘤通常到患者 3 岁时出现。其他肿瘤和神经系统并发症通常在患者出生 1 年后开始出现。

### （一）牛奶咖啡斑

牛奶咖啡斑表现为皮肤淡棕色、暗褐色或咖啡色均匀色素过度沉着斑（图 18-32），出现于出生后 1 年内，通常在儿童期早期数量增加。之后咖啡牛奶斑数量随时间推移而稳定，几乎所有成人 NF1 患者都有牛奶咖啡斑。

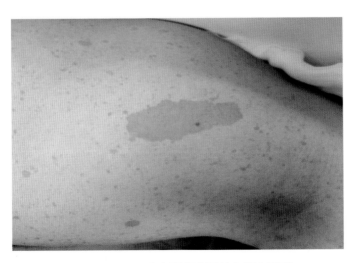

图 18-32　NF1 患者股部典型的牛奶咖啡斑

## （二）雀斑

雀斑比咖啡牛奶斑小，出生时雀斑通常不明显，常到 3~5 岁时出现，常常于皮褶处成群出现，通常首发于腹股沟区。

## （三）Lisch 结节

Lisch 结节（图 18-33）是虹膜凸起的棕褐色错构瘤，是 NF1 的一种特异性表现。Lisch 结节不会影响视力。眼科裂隙灯检查可发现该病变。

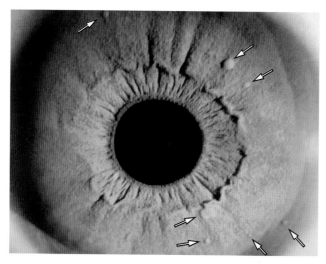

图 18-33　NF1 患者虹膜可见棕褐色的 Lisch 结节（箭头所示）

## （四）多发神经纤维瘤

神经纤维瘤是 NF1 患者中最常见的良性肿瘤类型。神经纤维瘤根据位置和外形来分类。常见的类型有：皮肤（或真皮）神经纤维瘤、神经内神经纤维瘤、丛状神经纤维瘤和软组织巨神经纤维瘤。多发皮肤神经纤维瘤是 NF1 患者最为常见肿瘤（图 18-34），表现为皮肤和皮下组织的小型结节性肿瘤。神经内神经纤维瘤是 NF1 患者中第二常见的神经纤维瘤，一般位于皮下深层组织中局灶性、界限清楚的肿块，伴有局部或神经根疼痛，或者伴有运动神经系统症状和体征。丛状神经纤维瘤尤其是多发丛状神经纤维瘤是 NF1 的典型表现，丛状神经纤维瘤起自多个神经束膜，可沿着神经的长轴生长，还可延伸至周围的神经分支，具有恶性变的风险。另外NF1患者常见软组织巨神经纤维瘤，表现为较大、弥漫性的肿块，可导致区域性或单个肢体肿大（图18-35）。

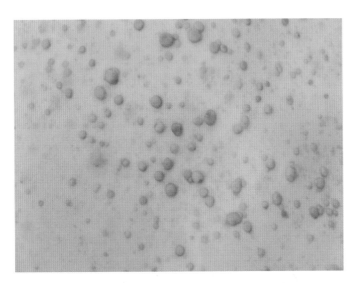

图18-34 NF1患者躯干体表多发皮肤神经纤维瘤

（五）视路胶质瘤

15%的6岁以下NF1儿童可出现视路胶质瘤（optic pathway glioma，OPG），表现为视力或色觉下降、瞳孔功能异常、眼球突出和视神经萎缩。OPG极少发生在年龄更大的儿童和成人中。OPG通常为低级别毛细胞型星形细胞瘤。

（六）骨骼异常

NF1中的骨异常包括假关节和骨发育不良、蝶骨翼发育不良、身材矮小、脊柱侧凸和骨质疏松。

（七）神经系统异常

神经系统障碍包括认知缺陷、学习障碍和癫痫发作。还可见大运动和精细运动发育迟滞。大头畸形是一个常见表现。

（八）其他

高血压和肿瘤恶变可能出现于青春期和成年期。

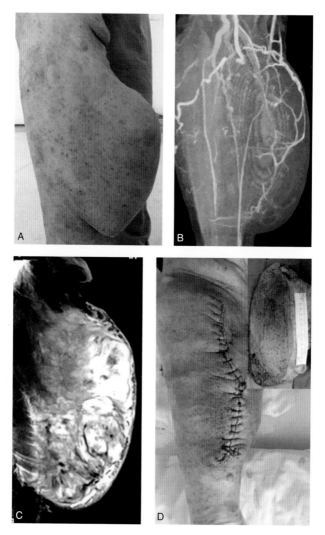

图 18-35　左小腿巨大软组织巨细胞纤维瘤

左小腿巨大软组织巨细胞纤维瘤，逐渐增大形成大的、弥漫性的肿块（A），影响日常生活而接受手术治疗，术前 CTA（B）、MRI（C）、切除肿瘤大体照片（D）。

## 【辅助检查】

### （一）超声检查

超声检查可以发现四肢和躯干内多发实质性肿块，可位于皮下、胸腔、腹腔、盆腔等，超声表现同神经纤维瘤。

（二）眼科检查

通过裂隙灯可见表现为虹膜粟粒状、棕黄色圆形小结节的 Lisch 结节（虹膜错构瘤）。眼底镜可能发现颅内压增高导致的视乳头水肿或视神经萎缩。

（三）CT 和 MRI 检查

躯干、四肢神经纤维瘤 CT、MRI 表现同本章第三节神经纤维瘤所述。对于脊柱内或颅内的神经肿瘤可通过 CT 或 MRI 检查发现。肿瘤在 CT 密度通常较脊髓和脑组织略高，呈圆形或类圆形。MRI 表现：$T_1$ 加权像呈低或等信号，$T_2$ 加权像呈高信号。部分肿瘤伴有囊变。增强扫描后肿瘤多明显强化。

【诊断和鉴别诊断】

（一）诊断

NF1 的诊断基于存在特征性临床表现。通常不需要为了诊断进行基因检测，但对于不满足诊断标准或仅显示有咖啡牛奶斑及腋窝雀斑的儿童，基因检测有助于证实诊断。

美国 NIH 共识会议于 1987 年制定并于 1997 年更新了 NF1 的诊断标准。要作出 NF1 的诊断，必须满足以下至少 2 条临床特征：①6 个或以上的牛奶咖啡斑，青春期前最大直径 5mm 以上，青春期后 15mm 以上；②2 个或以上任意类型神经纤维瘤或 1 个丛状神经纤维瘤；③腋窝或腹股沟褐色雀斑；④视神经胶质瘤；⑤2 个或以上 Lisch 结节，即虹膜错构瘤；⑥特征性骨病变，如蝶骨、长骨发育不良；⑦一级亲属（父母、同胞或子女）中有确诊 NF1 的患者。

（二）鉴别诊断

需与 NF1 鉴别的疾病包括 NF2、Legius 综合征、结构性错配修复缺陷综合征（CMMR-D 综合征）和努南综合征（Noonan 综合征）。

1. NF2　NF1 和 NF2 是由编码不同功能蛋白、不同染色体上的基因突变所致。这两种遗传性疾病临床表现的部分重叠偶尔可导致混淆。NF1 和 NF2

关键区别包括：NF2 中咖啡牛奶斑明显更少见，且无 Lisch 结节（Lisch 结节是 NF1 的特征性表现）；NF2 相关性神经鞘瘤很少恶变为 MPNST；两者均可出现脊神经根肿瘤，但在 NF2 中为神经鞘瘤，在 NF1 中为神经纤维瘤；NF2 患者不存在 NF1 患者常见的认知功能障碍；在 NF2 患者中双侧听神经鞘瘤患病率极高。

2. Legius 综合征　Legius 综合征是一种 NF1 样的常染色体显性疾病，临床特点包括 NF1 的部分表现（多发咖啡牛奶斑、腋窝雀斑、大头畸形），但重要的是该病不存在神经纤维瘤和 CNS 肿瘤。

3. CMMR-D 综合征　CMMR-D 综合征是一种罕见的常染色体隐性遗传病，与 NF1 共同的主要临床表现是咖啡牛奶斑。两种疾病的主要临床差异是并发的恶性肿瘤类型不同。在 CMMR-D 综合征中，血液系统恶性肿瘤通常发生于婴儿期至儿童期早期，脑肿瘤（主要是胶质母细胞瘤）发生于儿童期中期，结直肠癌发生于青春期至年轻成人期。多种其他肿瘤，如横纹肌肉瘤（rhabdomyosarcoma，RMS）和 OPG，在 CMMR-D 综合征中不太常见。

4. Noonan 综合征　Noonan 综合征是 Ras 信号通路中的基因发生突变所致，主要临床特征为患者身材矮小、蹼颈、特殊面容和肺动脉口狭窄。患者可能有咖啡牛奶斑，有时超过 6 个且直径大于 5mm，这符合儿童 NF1 的诊断标准。此外，Noonan 综合征的特殊面容有时也见于 NF1 患者中。

【治疗】

当前 NF1 治疗的目的是延缓疾病进展，改善患者生活质量。

NF1 的神经纤维瘤的治疗方法以手术为主，但不同种类有所不同：皮肤神经纤维瘤一般不需要治疗，除非影响美观；局限的神经纤维瘤可完整切除；巨大的软组织巨神经纤维瘤可全部或部分切除；浅表的丛状神经纤维瘤可以近全切除（图 18-36）；而深部大神经干的丛状神经纤维瘤手术很困难，手术的目标是手术切除肿瘤减压，尽最大可能保留神经功能（图 18-37）。

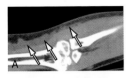
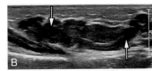
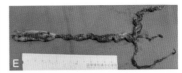
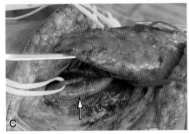
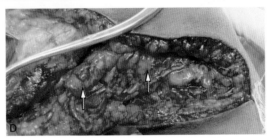

图 18-36　左上肢丛状神经纤维瘤

患者，女，10 岁，左上肢疼痛麻木 1 周，CT（A）和 B 超（B）检查显示左上臂至肘下桡神经走行区丛状神经纤维瘤（箭头所示），显微镜下暴露丛状神经纤维瘤（C、D，箭头所示），在电生理监护下近全切除肿瘤（E）。

对于无法通过手术切除的丛状神经纤维瘤患者，目前尚无有效治疗方法。当前的研究热点为分子靶向治疗药物，希望未来通过分子靶向药物治疗使更多的 NF1 患者受益。

目前，美国食品药品监督管理局（FDA）批准 MEK 抑制剂司美替尼（selumetinib）用于治疗 2 岁及以上的无法手术治疗的丛状神经纤维瘤的 NF1 儿童患者。SPRINT 试验研究结果显示，无法通过手术治疗的丛状神经纤维瘤的 NF1 儿童患者，司美替尼的治疗可使患者的总缓解率（ORR）达到66%，所有患者均达到部分缓解，且有 82% 的受试者持续缓解至少 12 个月。国内研发的 MEK1/2 抑制剂 FCN-159 片，目前国内正在进行临床试验。

【预后】

目前尚无针对 NF 的有效药物和治愈手段。如果发生恶性周围神经鞘瘤，预后较差。NF 可能造成面部大块色斑、体表肿瘤、脊椎变形等一系列症状，导致 NF 群体遭受社会歧视和孤立，如教育不平等、就业歧视等。同时，由于公众认知的缺乏、医疗机构缺少 NF 的诊疗经验，导致 NF 群体容易被误诊或漏诊，错过最佳治疗时间。但可以用科学手段有效避免遗传，有

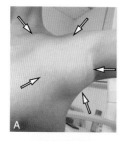
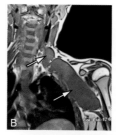
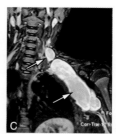
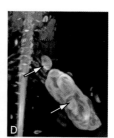
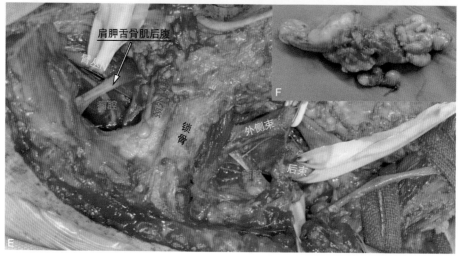

图 18-37　左臂丛丛状神经纤维瘤

患者，男，9 岁，NF1，发现左腋下包块 3 个月（A，箭头所示），按压疼痛，MRI 扫描（B、C、D）示左臂丛神经走行区丛状神经纤维瘤，$T_1$ 加权像低信号，$T_2$ 加权像高信号（箭头所示）。显微镜下近全切除肿瘤，术后患者左上肢肌力障碍轻度加重。切除肿瘤后术腔（E）和部分丛状神经纤维瘤标本（F）。

NF 家族史的群体在生育时，可采用试管婴儿技术等辅助生殖手段；无 NF 家族史的家长也可以采用产前筛查技术，确保胎儿健康。

（李德志　郭　超）

## 推荐阅读 ● ● ●

［1］SCHMIDEK H H，SWEET W H，WILLIAM H，et al. Schmidek & Sweet Operative Neurosurgical Techniques：Indications，Methods，and Results［M］. 6th ed. Philadelphia：

Saunders，2012.

［2］KIM D H，MUROVIC J A，TIEL R L，et al. A series of 397 peripheral neural sheath tumors：30-year experience at louisiana state university health sciences center［J］. J Neurosurg，2005，102（2）：246-255.

［3］李朋，赵赋，刘丕楠. 神经纤维瘤病的治疗进展［J］. 中华神经外科杂志，2015，31（4）：430-432.

［4］KIM D H，MUROVIC J A，TIEL R L，et al. Operative outcomes of 546 Louisiana State University Health Sciences Center peripheral nerve tumors［J］. Neurosurg Clin N Am，2004，15（2）：177-192.

［5］STUCKY C C，JOHNSON K N，GRAY R J，et al. Malignant peripheral nerve sheath tumors（MPNST）：the Mayo Clinic experience［J］. Ann Surg Oncol，2012，19（3）：878-885.

［6］KLINE D G，HUDSON A R，KIM D H. 周围神经外科解剖图谱［M］. 顾立强，陈国奋，郭刚，译. 沈阳：辽宁科学技术出版社，2016：144-150.

［7］LOUIS D N，PERRY A，WESSELING P，et al. The 2021 WHO Classification of Tumors of the Central Nervous System：a summary［J］. Neuro Oncol，2021，23（8）：1231-1251.

［8］LOUIS D N，PERRY A，REIFENBERGER G，et al. The 2016 World Health Organization Classification of Tumors of the Central Nervous System：a summary［J］. Acta Neuropathol，2016，131（6）：803-820.

［9］WHO Classification of Tumours Editorial Board，editor.World Health Organization Classification of Soft Tissue and Bone Tumours［M］. 5th ed. Lyon：IARC Press，2020：226-260.

**图书在版编目（CIP）数据**

周围神经与肌肉疾病 / 张在强，刘松，王新高主编
. — 北京：人民卫生出版社，2023.11
（北京天坛医院神经医学临床工作手册）
ISBN 978-7-117-35355-7

Ⅰ. ①周⋯ Ⅱ. ①张⋯ ②刘⋯ ③王⋯ Ⅲ. ①周围神
经系统疾病 – 诊疗②神经肌肉疾病 – 诊疗 Ⅳ. ①R745
②R746.9

中国国家版本馆 CIP 数据核字（2023）第 187093 号

| 人卫智网 | www.ipmph.com | 医学教育、学术、考试、健康，购书智慧智能综合服务平台 |
| 人卫官网 | www.pmph.com | 人卫官方资讯发布平台 |

北京天坛医院神经医学临床工作手册
周围神经与肌肉疾病
Beijing Tiantan Yiyuan Shenjingyixue Linchuang Gongzuo Shouce
Zhouwei Shenjing yu Jirou Jibing

主　　编：张在强　刘　松　王新高
出版发行：人民卫生出版社（中继线 010-59780011）
地　　址：北京市朝阳区潘家园南里 19 号
邮　　编：100021
E - mail：pmph @ pmph.com
购书热线：010-59787592　010-59787584　010-65264830
印　　刷：三河市宏达印刷有限公司
经　　销：新华书店
开　　本：710 × 1000　1/16　　印张：19.5
字　　数：278 千字
版　　次：2023 年 11 月第 1 版
印　　次：2023 年 11 月第 1 次印刷
标准书号：ISBN 978-7-117-35355-7
定　　价：108.00 元
打击盗版举报电话：010-59787491　E-mail：WQ @ pmph.com
质量问题联系电话：010-59787234　E-mail：zhiliang @ pmph.com
数字融合服务电话：4001118166　　E-mail：zengzhi @ pmph.com